高等医学院校研究生教材

基础医学实验技术与方法指南

主　审　阿古拉　崔成立

主　编　苏　燕　宋　芳

副主编　薛永志　张学明　李冯锐　刘锦龙

编　委（以姓氏笔画为序）

丁海麦	于　慧	马　强	马宝慧	马海英
王步云	孔凡青	白慧敏	刘　友	刘　佳
刘　冶	刘锦龙	苏　燕	李　斌	李冯锐
李晓晶	李嘉欣	杨　静	杨占君	杨美霞
吴　涤	邹　博	宋　芳	初　明	张学明
杨文杰	陈　晶	岳淑芬	金　晶	周成江
周劲松	居红格	赵利美	胡　海	贾小娥
贾建新	栾兆进	席海燕	韩晓敏	薛永志
魏春华				

科　学　出　版　社

北　京

内 容 简 介

本书根据医学研究生开展课题研究的实际需要编写而成,全书分为两篇,共 9 章。上篇是基本科研素养与实验室安全,下篇是基础医学研究常用实验技术。本书特意编排了科研选题、科研诚信、科研伦理和实验室安全相关内容,目的是使读者能够以科学的态度和科学的方法解决医学问题。本书突破传统教材的编写思路,将医学研究常用实验技术归类整合,以形态-机能-分子为主线,帮助读者解决科学研究中遇到的实际问题,注重突出实用性和指导性。

本书主要供医学专业研究生使用,也可作为医学相关专业研究人员的参考用书。

图书在版编目(CIP)数据

基础医学实验技术与方法指南 / 苏燕,宋芳主编. —北京:科学出版社,2023.11

高等医学院校研究生教材

ISBN 978-7-03-076529-1

Ⅰ. ①基… Ⅱ. ①苏… ②宋… Ⅲ. ①基础医学—实验—研究生—教材 Ⅳ. ①R3-33

中国国家版本馆 CIP 数据核字(2023)第 189557 号

责任编辑:周　园 / 责任校对:宁辉彩
责任印制:赵　博 / 封面设计:陈　敬

科 学 出 版 社 出版

北京东黄城根北街 16 号
邮政编码:100717
http://www.sciencep.com

固安县铭成印刷有限公司印刷
科学出版社发行　各地新华书店经销

*

2023 年 11 月第 一 版　开本:787×1092　1/16
2024 年 11 月第二次印刷　印张:16 1/2
字数:416 000

定价:98.00 元
(如有印装质量问题,我社负责调换)

前　　言

　　基础医学是研究人体生命现象和疾病发生、进展及其规律的科学，是临床医学乃至整个现代医学发展的基石，是攻克疾病的重要基础，也是医疗卫生事业发展和服务健康中国的重要保障。生命科学是基于实验发展起来的科学，实验技术在生命科学的发展历程中起着极其重要的作用。

　　研究生教育肩负着高层次人才培养和创新创造的重要使命，为了能够适应新时代研究生教育改革发展的要求，需要加强学术学位研究生的系统科研训练和创新能力培养。本书将医学学术型研究生学习阶段应掌握的基本科研方法和实验技术进行整合、优化，注重学科间的相互渗透、融合，建立独立的基础医学实验课程体系。全书分为上、下两篇。上篇是基本科研素养与实验室安全，分为四章，主要介绍医学科研选题和实验研究设计基本知识、科研诚信与学术不端、科研伦理和实验室安全。下篇是基础医学研究常用实验技术，这是本书的重点，又分为五章，详细介绍了形态学实验技术、医学动物实验及其相关技术、分子生物学实验技术、微生物感染与免疫和医学组学实验技术。本书紧密结合研究生教学和科研需要，选择与科研工作密切相关的实验技术理论和原理，并配套精选实验项目，重点培养研究生的科学思维能力和创新精神。

　　本书的编排以医学研究生开展课题研究的实际需要为依据，遵循实用性、适用性、科学性、先进性和启发性的原则，在介绍各种实验技术相关基本理论知识的基础上，以实验项目为载体，具体介绍实验目的、实验原理、实验用品、实验方法及注意事项，使本书更具有指导性和操作性，可供基础医学、临床医学、生物学、公共卫生与预防医学、药学等专业研究生使用。

　　本书由包头医学院教师结合多年研究生教学经验编写完成，在编写过程中得到周劲松（西安交通大学）、马海英（大连医科大学）、初明（北京大学）三位老师的大力支持，在此深表感谢！由于编者水平有限，书中难免会有疏漏和不妥之处，敬请同行专家和广大师生提出宝贵意见和建议，以便及时修订和改进。

编　者

2023 年 2 月

目　　录

上篇　基本科研素养与实验室安全

下篇　基础医学研究常用实验技术

上篇　基本科研素养与实验室安全

医学的进步与变革离不开医学研究的创新与突破，对于从事医学研究的科研人员来说，应当具备一定的科研素养，主要包括科研意识、科研方法和科研精神，三者相互依存，相互促进。科研意识是开展科研工作的前提，是指科学研究者积极探究、认识未知的主动性；科研方法是指包括确定选题、搜集资料、实验研究、统计学处理、总结实验结果、撰写研究报告等的方法和经验；科研精神是指勇于探索、实事求是、刻苦钻研、团结协作、不断创新等精神动力。本篇重点围绕医学科研选题和实验研究设计、科研诚信与学术不端、科研伦理、实验室安全等进行阐述，目的是使医学研究人员能够以科学的态度，用科学知识和科学方法处理和解决医学问题。

第一章　医学科研选题和实验研究设计基本知识

科学研究是通过科学的理论知识、方法技术揭示未知或知之不全的事物的本质及其规律，或根据科学理论知识，采用科学先进的方法和技术探索解决实践问题，或为了验证、发展有关知识而进行的调查研究、实验或试验等系统实践活动，是提出假说、验证假说、得出结论的过程，基本要素是实践观察和理论思维，最本质的特征是创新性。

第一节　医学科研选题基本知识

医学科学研究简称医学科研，主要是揭示尚未研究或尚未深入研究的人类生命活动和健康相关事物或现象的本质与规律、生命周期演变、健康与疾病的转化规律，探索人类各种疾病发生、发展及其转归的机制，寻找疾病预防、诊断、治疗和康复以及健康保健的有效方法，从而比较客观、正确地提出新观点、新理论或新技术，并对其进行评价的研究活动。广义的医学科研主要包括以人为研究对象的医学科学研究，以及以动物疾病模型和基于细胞的疾病模型为研究对象的生物医学研究；狭义的医学科研特指以人为研究对象的医学科学研究。医学科研是提高对疾病、健康的认识和比较各种医疗保健方法效果的重要途径，基本任务与目的是为改进医疗和保健措施等提供科学依据，服务生命全过程，以增进人类的身心健康。

一、医学科研选题的内涵

医学科研选题的内涵是科学工作者在工作或科研实践中提出科学问题，并以医学和相关学科科学知识理论和科学事实为依据对提出的科学问题进行分析、推理和评价，进而形成、选择和确定所要研究的科研课题的科学活动。其关键任务是明确为实现某特定的研究目标而需要探索研究的一个或一组科学问题。

科学问题是一定时代的科学家或科学工作者，在现有的科学知识和理论背景下，提出的关于科学认识和科学实践中需要解决而尚未解决的矛盾或问题，它包含着一定的预期求解目标和应答域，但尚无确定的答案。在对提出的科学问题进行初步的逻辑分解、定位和分析、评价之后，就能够总结和提炼出研究课题，即完成科研项目的选题或立题。根据科学问题预期的求解目标和研究深度的不同，可将基于所提科学问题确定的包括医学在内的所有科学研究课题或项目分为发现驱动的研究和假说驱动的研究。

发现驱动的研究是指从背景知识出发，根据问题的指向和预期的应答域，利用已知的医学和相关学科知识直接设计相应的观察、调查、实验或试验等科学研究方案，从而获得所需要的答案，不是必须提出明显假说。例如，直接通过人体解剖学、组织学与病理学、组织化学等形态学观察和实验技术来揭示人体的正常形态结构及病理形态改变的研究活动。此外，随着计算机和生物信息学技术的发展，生物医学的研究不断地向微观深入和向宏观拓展，依赖高通量的技术手段、复杂的仪器设备和生物信息学分析技术，大大推进了发现驱动的研究活动的发展。例如，基于揭示基因序列中解释生命奥秘的所有信息的多种生物基因组学研究，就是在没有任何假说的前提下进行研究并取得丰硕成果。

假说驱动的研究是指从背景知识出发，根据问题的指向和预期的应答域，利用科学思维方法对已知的医学及相关科学现象和规律进行概括总结并建立科学假说，然后根据科学假说进行理论推演和预测，并设计相应的观察、调查、实验或试验等科学研究方案，进而对假说进行检验，最终获得所需要的结果。近代科学经过三百多年的研究积累，许多学科领域的研究都已从对研究对象的表面和现象的观察进入到研究对象的本质研究阶段，假说驱动的研究已经成为主流的科学研究方式。

综上所述，科研选题是医学科研的前提与基础，提出问题是科研选题的生命线。发现驱动的研究是最基本的科学研究方式，主要是为假说驱动的研究提供前提条件和新的线索；而假说驱动的研究是许多学科领域研究的主要形式。显然，建立科学假说是科研选题的灵魂。科学假说是对所提出的科学问题的预期答案的推理性和推测性判断，最核心的要素仍然是创新性。科研选题是决定课题立项与顺利实施的关键，本身也是一个值得研究的科学问题。

二、医学科研选题的意义

英国经验主义科学家和哲学家培根说过："如果你从肯定开始，必将以问题告终；如果从问题开始，则将以肯定结束。"可见，科学研究起源于问题，问题驱动和引导科学研究。而且，科研选题的核心内涵就是凝练并提出科学问题，推理并推测科学问题的预期答案；医学科研选题是在医学科学理论或实践领域凝练并提出迫切需要解决的科学问题，并确定探索解决该科学问题的研究过程。爱因斯坦说过："提出一个问题往往比解决一个问题更重要，因为解决问题也许仅仅是一个数学上或实验上的技能而已，而提出新的问题、新的可能性，从新的角度去看待旧的问题，却需要有创造性的想象力，而且标志着科学的真正进步。"显然，医学科学研究的根本任务是解决问题，但关键是提出问题，正确地提出问题比解决问题更具有难度和挑战。

总而言之，科研选题是开展医学科研工作的第一步，也是整个科研课题顺利实施和取得有价值成果的关键，关系到研究项目的水平和成果的价值以及研究的成败和效率；创新性强、科学性好和应用潜力大的科研选题可作为长远主攻的科研方向，也是开拓科研思路的重要途径。

三、医学科研选题的基本原则

医学科研选题程序包括提出问题、建立假说、设计方案等主要步骤，需要进行充分的准备，要针对提出的问题有效地阅读大量国内外相关文献，在其中整理思路，发现新观点，找到研究空白。在医学科研选题过程中需遵循以下原则。

（一）科学性原则

科学性是科研选题的根本属性。牛顿说过："如果说我看得比别人更远些，那是因为我站在巨人的肩膀上。"科学知识是长期不断增长与积累的成果，科学研究是在继承与发展前人知识和理论的基础上进行的接续研究、跟进开拓和深入探索。科研选题的科学性是指选题要以国内外已有的理论和实践为基础，以现有先进科学技术方法为支撑，通过科学的深入分析和思考来确定。基础理论研究及应用技术研究课题的选择和确立都必须有一定的科学知识或科学理论根据，即具有客观性、真实性、可重复性、可比性。

（二）创新性原则

创新性是科研选题的根本条件。主要是思路要新，即要善于在疾病现象或错综复杂的矛盾中寻找新的切入点和突破口，思路要独辟蹊径、耳目一新。缺乏创新性，就会失去科研立项的前提。

创新包括原始创新和次级创新（引进、改进和吸收创新），前者指对未曾研究或虽有研究但尚未解决的问题进行研究，基础研究多属于原始创新；后者指对现有概念、理论、方法等的补充和改良，部分基础研究和大部分应用研究多属于次级创新。基础研究的选题，要求课题必须具有产生重大发现和理论创新的可能性，应可获得新发现、新认识、新观点。应用研究的选题，要求课题必须具有发明新技术、新材料、新工艺、新产品或发现新品种以及将已有研究成果或先进技术应用于新领域的可能性。

原始创新性研究的来源主要是科学研究前沿，即已知和未知的交界面，包括热前沿和冷前沿。前者指当前多数人围绕某方面问题进行的研究，常常是在某一学科或领域取得突破性进展，或出现了新的技术手段有利于进一步深入研究时形成的热点；后者指当前很少有人研究，但却蕴藏着重大意义的问题，常是人们难于着手或未予以重视的问题。创新性研究不一定要有高深的理论，也不一定是热门的前沿阵地，但应自己感兴趣且是科学上没有解决的问题。

次级创新性研究的来源可以是以下方面：与以前研究相比，研究对象不同；研究的方法不同或更可靠；对以前方法的缺陷进行完善；针对特定的特殊人群；进行规模更大、观察时间更长或时间差别更大，或较以前更具体的研究等。

（三）可行性原则

可行性是科研选题的保障条件，是指课题研究内容和主要技术指标实现的可能性，是课题顺利实施的保障。理论可行，即课题以现有的科学理论和实践知识为依据；方案可行，即技术路线合理、新颖、简洁，方法先进又具有实际可操作性；研究队伍和研究能力可行，即课题团队成员结构合理，扎实地掌握了相关理论知识和实验技能，具有课题需要的知识水平以及研究能力，具有一定相关研究的前期工作积累；条件设备与基础设施有保障，即具有实施课题需要的实验场地、仪器设备等。总之，在可操控的条件范围内能够满足课题研究需要，保障顺利实施、按期完成研究工作。

（四）需要性原则

需要性是科研选题的现实特征。科学研究的任务是解决现实中存在的需要解决而尚未认识和理解的问题。科研选题必须从国家或区域战略需求以及国家或区域经济社会发展需要出发，必须满足现实需要或科学自身发展的需要。医学科研应该是致力于解决医药卫生健康领域中有重要意义的、迫切需要解决的关键问题的研究。此外，科研选题还应符合管理部门的要求。

（五）目的性原则

目的性是科研选题的指向特征。科研选题要有鲜明的目的性，即明确、具体、可行地提出要解决的科学问题。要选择在医学和卫生健康领域中有重要意义或迫切需要解决的关键问题，最好聚焦一或两个问题。科学问题切忌宽泛分散、笼统模糊。

（六）效益性原则

效益性是科研选题的价值特征，是指预期成果可能的效益。基础研究要关注理论意义和（或）潜在应用价值；应用研究要充分考虑研究所产生的经济效益或社会效益。

四、医学科研选题的基本程序与方法

医学科研和其他科学研究的过程一样，总体基本可分为以下五个阶段：科研选题、方案设计、立项与实施、结果整理与统计分析、研究报告与成果应用。各阶段是层层递进、丝丝入扣、紧密相连的逻辑系统，其中科研选题是医学科研工作发起的第一步，是整个科研工作成败和成果大小的关键所在。因此，选定一个立意新颖、设计周密、科学性强、切实可行的科研课题是研究工作顺利实施并取得成果的根本保证。

（一）医学科研选题的基本程序

医学科研选题的基本程序总体上包括提出科学问题、建立科学假说和确定科研课题三个层层递进的环节与步骤。

1. 提出科学问题　提出科学问题是发现并提出具有研究价值问题的过程，是科学工作者思想上的火花，能点燃智慧的火光，引导人们追求和探索。很多伟大的科学发现都是从提出问题开始的，如牛顿从对"苹果落地"现象的思索中提出"地球有引力吗？"的问题，进而研究发现了万有引力定律。一般来讲，科学问题主要来源于文献情报资料调研（包括学术交流和学术会议）、社会实践和科研实践活动以及经济社会领域亟待解决的现实需求等方面。

通过大量的文献情报资料调研或实际考察、社会调查，了解相关领域或方向的理论和实践知识、工作基础以及发展现状，发现存在的问题、特殊现象和现实需要，经过思考加工后提炼出科学问题。

挖掘出生物医学研究、基础医学研究或临床医学工作实践中存在的、利用现有理论知识难以解决或解释的现象或问题并积累起来，且有意识地在不断的实践中发现这些现象或问题发生的频率、状态和变化，深入思考其彼此间的关联，进而经过归纳、总结和分析后形成并提出科学问题。

在社会生产、现实生活或医药卫生健康领域中，存在着大量人们迫切需要解决或现有理论知识和技术手段无法彻底解决或不能满意解决的现实问题或需求。依据相关专业科学理论和实践知识，对这些问题或需求进行理性思考和分析进而提出科学问题。

因此，我们要注重提升和养成勤于学习、乐于实践、善于发现、勇于探索的能力和精神，在实践中善于捕捉思想火花和灵感，这样才能够从纷繁复杂和包罗万象的现象和事件中发掘出科学问题，为科研选题提供基础和前提。

2. 建立科学假说　包括提出初始假说和形成科学假说两个阶段。

（1）提出初始假说：初始假说是研究工作者根据已经掌握的数据或事实材料和现有的相关科学理论，通过理性思维加工对科学问题的预期解答进行推测并形成的初步尝试性假定论断，它还没有构成系统的论述，是科学假说的前身。

初始假说的产生与提出是指聚焦提出的科学问题，有针对性地进行全面、精准、深入的回顾性文献资料调研或实地考察、调查，依据理论知识和现有资料或科学事实，经综合分析，得出推断性答案或结果的过程。这一过程主要包括以下四个基本环节：积累事实，掌握知识；分析事实，整理资料；进行猜测，引出结论；构造概念，表述假说。

初始假说提出之后，就需要通过实验来检验或证明假说能否成立或可行。此时，根据科学问题的求解目标就要进行科研方案的初步精确设计和论证。具体工作内容：进行科学性和创新性分析，即论证选题的依据、研究目标、研究内容、拟解决的关键问题；进行可行性分析，论证研究方案即方法手段、技术路线、研究步骤、研究进度等，论证实施的条件与基础；进行需要性和效益性分析，论证预期效果或结果等。

（2）形成科学假说：科学假说是研究工作者根据已有的事实和经验，在已知的科学理论和知识的指导下，采用分析和综合、归纳和总结以及演绎和推理等理性思维方法，对事物的本质和规律提出的具有一定知识体系特性的观点与看法，即对所研究科学问题的预期答案或结果提出的一种初具理论体系形式和内容的假定性推测和判断，是自然学科理论思维的一种重要形式。

科学假说的形成与建立是指围绕提出的初始假说，采用初步精确设计和论证的研究方案进行初步的预研究或预实验，并依据已有的科学理论、运用预研究或预实验的初步结果和尽可能多的相关背景知识或条件，进行进一步广泛、深入的论证，对已知事实进行进一步分析说明，对未知事实进行进一步推理预测，将初始假说完善优化，发展成为具有比较完整理论体系推断的过程。因此，完整的科学假说基本具备了理论所具有的形式、内容和结构。

3. 确定科研课题　是指选定科研题目并完成科研方案的周密严谨设计和广泛深入论证的科学活动过程。具体而言，科研课题的题目要简明扼要、聚焦科学问题、切忌宽泛冗长，应精准体现处理因素、受试对象和实验效应之间的关系。例如，"高血压相关基因研究"的题目就偏大、可行性差，而"原发性高血压相关的 CYP450 代谢网络的分子调控研究"就比较好。

科研课题确定后，就进入实施环节或阶段。科研课题的实施归根到底是检验和证明科学假说，而科学假说即科学设想的提出是推理和预测的结果。因此，科研课题的实施也是在科学理论和推理指导下，开展与进行实验、试验或调查等研究活动的过程。

（二）医学科研选题的方法

科研选题的核心和灵魂是发掘、凝练和提出需要解决的科学问题，医学科研选题则是在医药卫生健康科学和实践领域提出迫切需要解决而尚未解决或尚未彻底解决的科学问题。因此，医学科研选题的方法归根到底是提出科学问题的方法。科研课题的选题方法有很多，可以从不同角度看待课题并选定题目，基本可以概括为以下几个方面。

1. 矛盾分析法（contradiction analysis method）　是从不同学术观点的学术争论、理论和实践之间及其内部的矛盾中选定题目的方法。科学研究是一种创造性的思维，由于人们的认识能力不同，对同一观点常会发生分歧和争论。而且，人们的认识由于受到一定历史条件下理论知识和技术的限制总是存在一定的局限性，随着社会发展和科学技术的进步，在现实中往往会发现一些科学理论和实践之间的矛盾、理论体系自身内在的矛盾和科学理论之间的矛盾。因此，在实践、观察和文献调查中发现学术之争或学术矛盾，并从中选择、提炼出有价值的科学问题进行研究是常用的科研选题方法之一。例如，在拉马克学说与达尔文学说的矛盾中，遗传学科学家们在继承和发展孟德尔遗传定律的基础上创立了现代遗传学；爱因斯坦发现了普朗克定律与其依赖的麦克斯韦电磁场理论之间的内部逻辑矛盾，并从中提出了"光量子"的概念，进而揭示了光在辐射中的波粒二象性，提出了光量子假说，完成了量子思想的构架并为量子力学的发展奠定了基础。

2. 逻辑推理法（logic reasoning method） 是聚焦科学前沿和研究热点，在围绕自己特长以及相关研究方向的发展趋势，大量深入研读文献或结合自己工作实践积累的基础上寻找新思路和空白点，应用归纳、总结和推理，从中凝练并提升为科学问题的选题方法。该方法是较为常用的选题方法，尤其对于基础研究，通过这种方法可尽快掌握研究领域或研究方向的发展趋势，而且往往能够确立创新性较强的研究课题。因此，平时要关注科学研究的前沿、热点和动态，及时掌握相关研究领域或研究方向的研究状况、难点及研究方法等信息，做到心中有数。进而，结合自身工作实践对信息进行综合分析，寻找新的切入点，提炼出科学问题并确定研究选题。在学术生涯的前期，特别是研究生阶段，更要培养这种能力，多研读文献，多参加学术交流，拓宽相关研究领域的知识面和视野，才能在今后选立出前景看好、生命力强的研究方向。

3. 需求分析法（demand analysis method） 是从工作实践和现实生活中发现卫生健康和医学发展所面临的亟须解决的问题或矛盾，并从中选择、提炼出有价值的科学问题的选题方法，是非常常见的选题手段。人们在现实生活中遇到的问题面广量大，可供选题的内容非常广泛。例如，严重危害人类健康的慢性病（恶性肿瘤、心血管疾病等）的早期快速诊断和高效治疗等。也可在招标课题范围中选题，如国家自然科学基金委员会发布的年度《国家自然科学基金项目指南》。

4. 直觉思维法（intuitive thinking method） 是在积累经验的基础上，从研究实践或实验碰到的问题或现象中直接预测并提炼出科学问题的选题方法。日常注意及时抓住工作和科研实践中新发现的问题及偶然出现的现象和问题，结合相关经验积累、经过细心分析比较，产生重要的新思路和直接的预测。有了新思路和新判断，就可能提炼出科学问题并设计为科研课题。

5. 学科交叉与移植法（interdisciplinary and transplantation method） 从学科交叉、渗透中选题是取得研究成功的一条重要途径。常常采用移植法，即将某个领域或某种疾病的原理或机制（理论或概念）、技术方法、研究成果引用或渗透到其他密切关联的领域或疾病而产生新课题的一种思维策略。事物总是具有某些相似性的，根据事物的发生发展原理或机制的相似性形成联想，并把这些原理或机制推移和应用到探究、理解和认识另一事物本质规律的研究策略就是移植法。它是学科与学科之间相互交叉、相互渗透的统一，是学理与方法的统一。

英国学者贝弗里奇说："移植是科学发现的一种主要方法，大多数发现都可以应用于所在领域以外的领域，而应用于新的领域时往往有助于进一步发现。"如把量子力学的概念和理论移植到化学、生物学等学科中导致量子化学和分子生物学的诞生，使得化学和生物学有了飞跃性的突破。当前，科学发展的趋势是学科的交叉、渗透。不但自然科学之间出现交叉，自然科学和人文科学之间也出现交叉、渗透。学科交叉、渗透的地带存在着大量值得探究的问题。因此，现代科学更加注重学科间的相互渗透、交叉研究。针对不同学科间的交叉，通过比较分析，会发现大量可供选择的新课题。

6. 追踪开拓法（tracing and development method） 追踪开拓法是在传承研究方向或已有

课题的拓展或延伸中选题的方法，也称延伸性选题法。根据研究团队一直钻研的研究方向或已完成课题开展的范围和深入的层次，再从其广度和深度中挖掘出新颖题目。实际上这种课题占的比重也比较大，因为在研究过程中，总是会不断地发现和解决新的问题。其中有一些问题具有比较强的通用性，也可以成为下一个课题的内容。同时，在实验研究和临床观察研究中，每个课题都是由被试因素、受试对象和效应指标三大要素组成。根据研究目的，有意识地改变原课题三大要素其中之一或改变研究内容组合，如果发现具有理论意义和应用价值的问题，就可构成一个新的课题。

第二节　医学实验研究设计基本知识

医学研究根据是否对研究对象实施干预可分为调查研究和实验研究。调查研究对研究对象不施加任何处理因素或干预措施。实验研究是根据研究目的对研究对象人为地施加处理因素（干预措施），且随机分配处理因素类型，控制非处理因素（非干预措施）的影响，进而通过分析实验结果、评价处理因素的效果，验证或回答科学假说所提出的推断或问题的研究活动。

医学实验研究实施方案的制订称为实验研究设计，是指合理计划和安排实验研究具体内容任务和采用技术方法的科学严密的研究方案。其内涵包括专业设计和统计设计，主要涉及具体实验研究什么和怎么进行实验研究两大方面的内容，是整个实验研究过程的纲领，直接影响科研课题的创新性、科学性和可行性，决定课题实施与完成的进度和经费开支等问题。良好的实验研究设计是顺利开展研究内容和进行数据分析的先决条件，也是获得预期结果的根本保证。专业设计是指从专业角度运用相关知识和理论，科学合理地安排实验内容和实施计划以验证假说或回答有关科学问题，并保证研究成果的有用性、创造性和先进性的专业性的研究方案，是实验研究设计的主线，包括确定实验对象、实验内容、实验方法和技术路线等。统计设计是指从统计学角度科学运用统计学原理，科学合理确定研究客观总体及样本以及科学合理计划和安排数据收集、整理和分析全过程，以控制实验系统误差、把握专业设计的科学性和逻辑性，保证成果的可靠性、科学性、可重复性和经济性，包括设计类型和对照类型确定、样本量估计、数据的管理及选定统计指标和统计分析方法等。

一、实验研究设计的目的与意义

科学严密的实验研究设计能够保证合理地制订研究方案、选用统计分析方法，精确估计样本量，严格地控制实验误差，以最小的投入获得最多最可靠的研究结果或信息，保证实验研究成果的科学性和先进性。其目的与意义主要体现在：

（1）科学的实验设计可依据研究目的，科学合理地安排具体的研究内容以及所要采取的技术路线和方法。

（2）科学的实验设计可以严格控制研究的实验误差、减少干扰因素对研究结果的不良影响，特别是人为因素的影响。

（3）科学的实验设计可以最大限度地减少人力、物力、财力和时间的浪费，较为经济地开展研究工作，同时可以为最大限度地获取丰富而可信的原始研究资料或数据提供保障。

（4）科学的实验设计为研究流程的质量监控提供了有力的行动指南。

（5）科学的实验设计是研究项目获得可靠成果的必经之路。

二、实验研究设计的基本原则

（一）随机化原则

随机化是医学研究中必须贯彻的一项重要原则。在医学研究中往往存在未知或难以完全掌控的非处理因素随机误差的干扰，需要采用随机化的办法消除或控制这些干扰因素的影响。随机化包括随机化抽样、随机化分组和实验顺序随机化。随机化抽样可以从客观总体中随机抽取一部分研究对象，得到一个有代表性的样本进行研究；随机化分组可将来自同一总体的研究对象按机会均等的原则随机分配到实验组和对照组之中，使这些非处理因素在实验组和对照组的分布一致；实验顺序随机化是临床试验研究通常遵照的随机化原则，与盲法合用有助于避免因处理分配的可预测性而产生的分组不均衡性偏倚。

在实验性研究中，随机化是保证组间条件均衡性、可比性，减少系统误差，从而使处理因素产生的效应更客观的必要措施。因为实验设计中所指的总体并非泛指的无限总体而是根据研究目的规定了纳入标准的总体，把从这样的总体中随机抽取的研究对象随机分入实验组和对照组，以增强可比性，称为随机分配。随机分配与调查研究中的随机抽样（即从客观总体中随机抽取一部分进行调查研究）是不同的，随机分配在实验设计中不等于随便选择，研究者只有在做到真正随机时才能达到预期的目的。随机化的方法很多，如抽签法、随机数字表法、随机化分组表法等。

（二）对照原则

医学实验研究的目的是验证研究假说的推断是否正确。实验研究一般影响因素多、条件复杂，有比较才能鉴别真伪。设立对照是比较的基础，只有通过对照鉴别处理因素和非处理因素的差异，消除和减少实验系统误差，才能科学真实地说明研究假设是否正确。因此，实验研究除了安排研究因素或接受处理因素的暴露组或实验组外，同时要设立对照组。通过设立对照使处理因素产生的效应有效显示出来，使非处理因素的影响消除，同时还可消除、控制或减少实验或试验过程中非实验因素的影响和偏倚产生的误差。

科学设立对照的方法是将适宜纳入的研究对象随机地分入实验组和对照组，并保证研究对象间具有可比性，即对照组中的研究对象除了处理因素不同之外，实验过程中的实验条件和辅助措施等其他非处理因素完全一致或基本一致，这样有利于反映出所比较的总体之间存在的真实差异。根据实验研究目的和内容以及设立对照的方法，可以设立多种对照。常采用的对照有：

1. 空白对照 对照组不施加任何处理因素。特点是保证了对照组固有的自然特性，有效对比处理因素的作用。例如，研究药物或刺激对正常动物的影响时设计的阴性对照；研究药物或刺激对病理或疾病模型的影响时设计的正常组。

2. 实验对照 对照组不施加研究处理因素，但施加某种与研究处理因素密切关联的实验操作因素。例如，研究药物或天然活性物质对正常动物的影响时设计的给予赋形剂或安慰剂的对照组；研究药物或刺激对病理或疾病模型的影响时设计的模型对照组或假手术组。

3. 阳性对照 对照组施加已被证实肯定能够出现预期结果的现有处理因素。阳性对照组和实验组的研究对象除了处理因素外，其他非处理因素和条件均完全一致。

4. 标准对照 对照组用公认的标准方法或常规方法处理作为标准对照组，或用现有标准或正常值作为对照，是临床治疗研究中最常用的对照。

5. 自身对照 对照处理与实验处理在同一研究对象身上对等的不同部位同时进行，或在同一受试对象上进行前后对照，如用药前、后的对比。

6. 组间对照 不专门设立空白对照和标准对照,而是几个实验组之间相互对照,也称相互对照。如几种药物治疗同一疾病,对比这几种药物的效果。

（三）均衡原则

医学实验研究往往涉及多个或多种因素,需要通过实验设计采取随机化和设立对照的手段或方法,使研究对象除了处理因素以外其他因素和条件完全相同或基本一致,也就是对照组除了不具有实验组处理因素以外,其他因素或条件与实验组完全相同或基本一致,以抵消非处理因素即混杂因素的干扰,使处理因素的实验效应能够准确地显示出来,即均衡的原则。

实验研究的对象不同,其涉及的非处理因素的含义也不同,研究对象为人的,通常指的是性别、年龄、健康状况、病情轻重、职业、文化程度、经济状况、生活地域等因素;研究对象为动物的,通常指的是种系、数量、性别、年龄、体重、毛色、营养状况等因素。为了保证研究结果准确可靠,实验研究对象各组间除处理因素以外的其他非处理因素,以及实验仪器、药品、时间等其他条件需要尽量相同或基本一致,即具有均衡性和可比性,这样才能有效减少实验误差。

（四）重复原则

重复是指在相同条件下进行重复实验(试验)或平行实验(试验)即多次观察或多次研究,以提高科研的科学性和可靠性。广义的重复包括样本数量的重复（即样本的例数要足够大）、观察次数的重复和研究结果的重复;狭义的重复即样本数量的重复。

样本数量的重复是指样本的例数要有足够大的数量,以增强对客观总体的代表性。虽然随机化是强化非处理因素均衡性的重要方法,但当各组研究对象例数过少时,尽管采用了随机化分组方法,也难以保证非处理因素的均衡一致。在随机化分组基础上,只有样本例数足够大,才能使非处理因素均衡一致,也才能使抽样误差减小,增强样本对总体的代表性。因为有限样本量的研究对象不能充分说明结果是否有效,如果作者贸然得出结论,容易给他人造成假象甚至误导。观察次数重复指的是对同一研究对象进行多次观察或测量,以提高结果的精确性,一般要求对某项指标至少观测 3 次;研究结果的重复即重复实验(试验)以验证相同条件下结果的重现性,保证结果的可靠性,无法重现的研究是没有科学意义的。

（五）盲法原则

在医学实验研究中,研究对象或受试者和研究者的主观因素往往会影响研究信息的真实性,产生信息偏倚。这种偏倚可产生于从实验设计到结果分析全过程的任一环节。如在临床试验设计中,研究对象或受试者的心理因素和研究者的主观判断都可能干扰试验结果,产生偏倚。采用盲法原则设计试验可避免这种偏倚。所谓盲法,是指研究者和(或)研究对象都不知道研究对象或受试者被分配在哪一组,接受的是试验措施还是对照措施。

（六）经济原则

根据研究条件和工作基础,实验研究要统筹采用最优选择方案,包括资金的使用,也包括人力、时间的损耗,必要时需预测一下实验研究的产出和投入的比值,这个比值越大越好。

总之,随机化原则是指没有主观选择的抽样方法。设置对照是为了更好地评价和鉴别实验结果的科学性、真实性,避免产生错误的结论。重复是为了稳定标准差,使均值接近真实水平。均衡是为了避免偏性,减少误差,提高实验的准确性。一般来说,在随机分组的前提下,样本例数越大,各组之间非处理因素的均衡性越好;但当样本量太大时,往往又会给整个实验和质量控制工作带来更多的困难，同时也会造成浪费。为此，在实验设计时，还应保证在实验结果具有一定可靠性的前提下，确定最少的样本例数。例数过少，则抽样误差大，结果可靠性差，且经不起重复验证；反之，盲目加大例数也会造成人、财、物的浪费，同时也造成非抽样误差增大。故应在保证研究结果精确可靠的前提下，确定最少的观察例数。

三、实验研究设计的基本要素

实验研究是指根据研究目的对研究对象或实验对象（动物、人体、器官、组织、细胞等）施加处理因素（生物的、化学的、物理的或内外环境的因素），并控制非处理因素（可能影响实验结果的所有其他因素）的影响，通过对某些指标的观察得到实验结果，以总结处理因素作用效应并找到所要阐明的问题的研究。可见，参与实验过程、产生效应的影响因素包括处理因素和非处理因素。实验研究设计的目的就是阐明某种或某些处理因素对研究对象产生的实验效应，并控制其他非处理因素产生的混杂效应。因此，处理因素、研究对象和实验效应是实验研究设计的三个基本要素。

（一）处理因素

处理因素是根据研究目的施加或暴露的、能导致研究对象或实验对象直接或间接效应的特定实验措施或因素。

1. 处理因素的性质与分类

（1）化学因素：药物、毒物、激素、天然化合物、营养素等有机和无机的化学物质。

（2）物理因素：电刺激、磁场暴露、射线照射、温度、湿度、乏氧、运动、失重状态等。

（3）生物因素：细菌、真菌、病毒、寄生虫、生物制剂等。

（4）其他因素：性别、年龄、民族、遗传特性、心理因素等本体因素以及内外环境因素等。

2. 处理因素的水平　每个处理因素在数量上或强度上可有不同，如剂量的大小、射线的强弱、温度的高低、刺激的时长等，这种数量或强度上的不同量级称为处理因素的水平。处理因素的数量或强度应适宜，过强则伤害研究对象，过弱则观察不出应有的实验效应。

3. 处理因素的设计　处理因素的设计就是明确处理因素，即要研究的因素；控制非处理因素，即分析影响因素，以便进行控制，避免其对结果造成影响。主要体现为根据研究目的对处理因素的选择，以及研究对象在实验或试验过程中具体接受的某个因素或多个因素不同水平组合的安排。依据处理因素数量和水平的不同，可产生四类处理因素设计：

（1）单因素单水平设计：实验研究每次只施加或观察某一个因素在某一个水平产生的实验或试验效应。优点是目标明确，简单易行，条件容易控制，结果一目了然；缺点是每次解决的问题少，如果有多种因素等待实验，则进度慢。

（2）单因素多水平设计：实验研究的处理因素设有或只有一个，但可从几个不同水平进行检测或观察。水平是指同一因素不同强度或在量上的不同程度。如药物剂量可有高、中、低3种。单因素多水平的设计也可看作是多因素设计。

（3）多因素单水平设计：实验研究的处理因素可有几个，但只从某一个水平同时观察几种因素产生的实验或试验效应，也简称为多因素设计。

（4）多因素多水平设计：实验研究的处理因素设有或存在多个，并同时从几个不同的量或强度检测、测量或观察几个处理因素不同水平组合产生的实验或试验效应。

4. 处理因素设计的注意事项

（1）要明确实验中的主要处理因素：主要处理因素往往是根据在以往研究、工作实践、文献调研基础上提出的某些科学假说和需求来确定。实验研究涉及的处理因素的数量和水平不宜过多，强度要适宜，否则会使实验或试验分组增多，研究对象或实验对象数量增多，增加控制误差的难度。

（2）要明辨实验中的非处理因素：非处理因素是除处理因素外，同时存在于实验全过程并能够使受试对象产生效应的其他因素，所产生的混杂效应可干扰所研究处理因素与实验效应之间关系的检测、观察及分析，这些非处理因素又称混杂因素。实验设计时要设法控制这些混杂因素、消除其干扰作用，以减小或控制实验误差。

（3）要保证实验中处理因素的标准化：处理因素在整个实验或试验研究中应始终保持不变，包括处理因素的施加方法、强度、频率和持续时间等。需要通过文献调研和预实验选择最佳水平或条件，如处理因素是天然药用植物的有效物质，则需要选择相同产地或同样批号的，提取和纯化的技术方法要相同，有效物质的赋形剂、浓度、给药途径和时间都应标准化和一致化。

（二）研究对象

医学实验的研究对象是指处理因素所作用的对象或客体，亦称实验（试验）对象、受试对象或观察对象。根据研究目的，多数的研究对象是动物和人，也可以是器官、组织、细胞、生物分子；药用植物资源保护和利用方向的研究则将药用植物作为研究对象。研究对象的设计包括研究对象的选择、研究对象的标准化和研究对象的数量或样本大小。

1. 研究对象的选择　研究对象必须满足两个基本条件，一是对处理因素或干预措施必须具有良好的敏感性；二是对处理因素或干预措施的反应必须具有良好的稳定性。

2. 研究对象的标准化　研究对象在整个实验或试验研究中的自然属性、基础条件和基本状态等基本情况应始终保持相同或相近。具体为：

（1）动物为研究对象：要采用国际上或相关研究领域内认可的种属、品系、窝别、体重、龄期和营养状况等，且要保持一致性和均衡性。

（2）人为研究对象：要考虑种族、地域、性别、年龄、健康状况等自然条件，以及社会因素（如职业、个人爱好、生活习惯、经济条件、居住环境、家庭状况、心理状态）等各个方面的一致性和均衡性。

（3）离体器官、组织、细胞为研究对象：要考虑采样的部位、采取的条件和技术方法、新鲜程度、保存方式、培养方式以及细胞株或细胞素等保持标准化和一致性。

（4）疾病或病理动物模型：除要考虑动物的标准化问题外，还要考虑病理改变的强度，疾病或病理模型的病情不宜过重，病程不宜过长。

3. 研究对象的数量或样本大小　研究对象的数量即实验研究的样本大小，需要有一定的数量才能说明问题。根据实验研究中研究对象和收集数据资料的性质，可通过统计学方法估计研究对象数量或样本大小。

一般情况，就临床试验研究而言，慢性病计数数据资料需要100～300例；若为多指标的计量资料（分组），则每组需30～50例；新药（中药）研究不少于300例；恶性肿瘤等难治疾病研究需5～10例；危重疾病（心力衰竭、休克等）的研究，一般计数数据资料每组需30～50例，计量数据资料每组需10～30例。就动物实验研究而言，一般计数数据资料每组需30～50例，计量数据资料每组需10～30例。

（三）实验效应

实验效应是指处理因素作用于研究对象所引起的特定的反应和结局，一般通过某种实验指标（统计学指标-变量）的形式来反映和表示。实验效应的设计包括实验检测或观察指标以及检测或观察方法，主要是指标的选择问题。

1. 指标的选择 检测或观察指标可分为定性指标、定量指标和等级指标。定性指标也称为计数指标，采用计数指标表达的数据资料为计数资料，以属性的"率"或"比"来表达，故又称定性资料；定量指标也称为计量指标，采用计量指标表达的数据资料为计量资料，多次重复测量所得结果变异较小，可得出较精确可靠的结论，由于较精确、误差小，所需样本数量和观察次数较少。因此，一般情况下应首选易于量化的客观指标作为实验检测或观察指标，如实验室检查化验数据。

2. 指标应具备的特性 实验研究的检测指标或观察指标是反映研究对象接受处理因素所发生的生理现象或病理现象的显示标志，应具备关联性、客观性、灵敏性、特异性、准确性、精密性以及稳定性和可行性等特性。

（1）关联性：指标的关联性是反映其与实验研究目的有本质的联系，能确切地反映处理因素的作用效应，即有效性，能够充分显示研究者的专业知识理论和学术技术水平。

（2）客观性：指标可分为主观指标和客观指标。主观指标反映的是研究对象主观感觉、记忆、陈述或观察者主观判断的结果，具有随意性、偶然性；客观指标反映的是通过精密设备或测量仪器和实验室检查手段获得的结果，可排除主观因素的干扰，能够比较真实地显示实验效应的量值、程度或水平。在实验研究中，要优先采用客观指标，尽量少用或不用主观指标。

（3）灵敏性：指标的灵敏性反映其显示出真阳性的能力，通常用该指标能够准确显示或反映真阳性的最小数量级或水平来表示。灵敏性高的指标能将处理因素的效应比较敏感地显示出来，实验研究选择的指标要能够敏感地反映或显示出实验效应。

（4）特异性：指标特异性反映其鉴别真阴性的能力；也反映其专一性，即只对某种或某几种处理因素产生效应反应的特性，又称特异度。特异性越强越能揭示事物的本质，特异度高的指标不易受混杂因素的干扰。

（5）准确性：指标的准确性反映检测或观察值与真实值的接近程度，也反映指标本身的精确度和所用仪器设备的精确度，即准确度。实验研究中当然要选择准确度高的指标。

（6）精密性：指标的精密性反映在重复检测或观察时，检测或观察值与其均数的接近程度，即精密度。实验研究中尽量选择准确度和精密度均高的指标，准确度高但精密度不够理想的指标尚可，而精密度高但准确度低的指标不可取。

（7）稳定性：指标的稳定性反映其一致性。实验研究选择指标的一致性要好，变异大的指标测试结果不可能正确，也不具有可重复性。

（8）可行性：指标的可行性反映其是否具备测试所选指标的先进条件设施和精密仪器设备，即可操作性。实验研究选择的指标可操作性越强，越易为人们所接受，所获得的数据就有可能越准确。

四、实验误差及其控制

实验误差是指实验检测或观察指标实际测量值（直接或间接测量值）与真实值（客观存在的准确值）之差。

（一）实验误差的特点

1. 绝对性 在实验研究中误差永远不会等于零，不论人们主观愿望如何，也不论研究者在实验检测或观察的测量过程中如何精心严密地控制，误差总是要产生而不会彻底消除。因此，实验误差的存在是绝对的。

2. 随机性 在实验研究中相同条件下，对同一研究对象进行重复多次的实验和检测或观察，得到的结果往往不是同一个确定的值，即实验结果具有不确定性。因此，实验误差的存在是随机的。

3. 未知性 在实验研究中，通常情况下人们对实验检测或观察指标客观存在的真实值是未知的，研究误差时，一般都会从偏差入手。偏差又称表观误差，是个别测定值与测定的平均值之差，可用以衡量测定结果的精密度。因此，实验误差的存在具有未知性。

（二）实验误差的类型

1. 系统误差 指由于对研究对象、实验因素或条件等控制不严密（相对固定不变的因素）而产生的误差，在相同条件下这类误差数值保持恒定，或随条件的改变按一定规律变化。系统误差可导致实验结果系统地偏离真实值，又称偏倚。产生系统误差的常见原因有：

（1）仪器差异：仪器设备未进行标准校正、质量控制标准制订不统一以及仪器设备的生产厂家或型号不一致而导致误差。

（2）方法差异：检测或观察的测量方法的不统一导致测得结果的数据值存在较大的差异而产生误差。

（3）试剂差异：使用的实验试剂的纯度、批号或生产商不同而产生误差。

（4）条件差异：实验基础设施和条件不同，如实验室洁净和密闭程度、室温、湿度、通风、照明等不同可导致误差。

（5）顺序差异：实验时操作顺序没有随机安排，对研究对象的检测或观察不改变顺序，总是以某一固定的顺序进行，能够造成误差。

（6）人为差异：实验人员的实施操作水平以及掌握实施操作的标准不同，或由不同的人员进行同一实验，这些均可导致误差。

2. 随机误差 指由于与相同条件下一系列多次重复实验检测或观察相关的某些不易控制因素的波动而产生的误差，这种波动是随机的，且在实验研究中无法彻底避免。随机误差服从统计规律，与测量次数有关，随着测量次数的增加可以减小，可以通过统计学方法进行控制处理，但不会彻底消除。

3. 粗大误差 与实际情况明显不符的误差，主要是实验研究人员粗心大意、未按规程实施、仪器设备操作不规范或失败、读数错误或记录错误所导致。这类误差所产生的测量值往往与正常值相差很大，应在整理数据时按照规范的准则加以剔除。

（三）实验误差的控制

1. 选择偏倚 在实验研究的设计阶段产生，主要是由于研究对象选择或分组不够合理规范所产生的系统误差。随机化选择和分组能够有效控制这类偏倚的产生。

2. 测量偏倚 在实验研究的实施阶段产生，主要是由于对研究对象采取的检测和观察测量方法技术或程序不统一所导致的系统误差，也称观察偏倚或信息偏倚。严格的盲法开展能够有效控制这类偏倚。

3. 混杂偏倚 在实验研究的全程均可产生，主要是由于影响实验结果的非处理因素在各分组中不均衡所引起的系统误差。在设计阶段选择合适的实验研究对象和实验方法，在数据统计分析阶段采用合适的分析方法，可有效控制这类偏倚。

4. 随机误差 改进和创新测量方法，使用精确度高的先进仪器设备，定期采用标准的度量衡校准实验设备,切记"工欲善其事,必先利其器";熟练掌握测量仪器设备的使用方法和操作规程,多次重复检测或观察、准确读数,求测量值的平均值;采用合理的统计学分析方法进行误差的修正。

五、实验研究设计的基本内容

实验研究设计须紧紧聚焦拟研究和解决的科学问题以及具体目标进行,可由一个实验设计或者多个实验设计组成,基本内容可概括为以下五部分。

（一）研究的立题依据与目的意义

即为什么要进行该实验研究。主要论述拟探索和解决的医学问题的意义、重要性以及具体研究目标。具体包括研究背景和相关进展,提出科学假说的理论根据、实践或实验依据,实验拟解决的问题,实验的特点或创新点,所采用的理论,应用价值与意义等。

（二）研究的内容

即该实验研究要做什么。主要根据研究目标,围绕处理因素、研究对象和实验效应三要素,描述需要具体开展的实验或试验内容。具体包括提取或合成处理因素,选取实验或试验对象、构建疾病或病理模型,开展的具体检测或观察项目,以及要测量或观察的指标或参数等。展示实验研究的内容构建与布局,反映实验研究的核心与关键。研究内容的设计要遵循实验设计的基本原则,做到科学合理、逻辑严谨清晰,是获得预期结果的重要保证。

（三）研究的材料和方法

即怎样实施该实验研究。主要描述研究需要选用的材料、研究实施方案、采取的技术方法和手段。具体包括选取研究对象、器材、药品及数量的方法和流程,研究对象如何分组,构建疾病或病理模型方法与程序,处理因素施加的方法及水平或强度(如给药途径及用量),采用的实验技术与方法,实施研究内容的技术路线、程序或步骤,检测或观察指标的测量技术方法和程序,以及必要的信息和条件保障等,反映研究者的学术水平和科研素质。研究方法的设计要遵循实验设计的基本原则,要做到最大可能地控制实验误差和偏倚。

（四）进度和经费预算

根据工作量大小和研究流程的需要来安排,时间进度既要紧凑,又要留有机动的余地;经费预算基本要求是科学合理、符合规范。

（五）实验研究的预期结果

根据选题和实验设计,提出实验研究可能出现的预期结果,并进行相关的分析论证。

六、常见的实验设计类型

（一）完全随机设计

完全随机设计是指采用完全随机化的方法将研究对象分为两个或两个以上独立处理组,每组分别给予一种处理因素并观察各组实验效应而进行研究的设计,也称成组设计。该设计多用于实验性研究,主要有以下两种形式:一是采用完全随机化方法将全部同质研究对象分配到各处理组,各组分别接受不同的处理因素,然后观察实验效应,因各组的研究对象间彼此独立,故又称独立组设计;二是采用完全随机化方法分别从不同的客观总体中进行抽样,观察同一指标或参数,进行对比研究。这类研究一定要注意影响研究指标的主要非处理因素,各组应齐同可比。

完全随机设计的优点:设计方法简单、易行;组内个体变异小,组间均衡可比;混杂因素各组间的作用一致;统计分析方法简单;存在缺失数据时,仍可进行统计分析。缺点:样本量小时抽样误差较大;对实验的非处理因素仍缺乏有效控制,故组间均衡可比性较配对设计和随机区组设计差;完全随机设计只能安排一个处理因素,不能满足多因素的实验要求。

（二）配对设计

配对设计是指将研究对象按一定条件配成对子,再采用随机化方法将每对中的两个对象分配到不同的处理组,然后观察实验效应而进行研究的设计。配对设计主要有两种形式:一是异体配对,将条件相同或相近的两个研究对象配成对子,采用分层随机化的方法,将每个对子的两个研究对象分配到两个处理组分别接受不同的处理而进行研究;二是自体配对,对同一个受试对象使用两种不同检测或观察方法进行测量或在同一个受试对象的不同部位检测或观察同一指标,即同一研究对象接受两种不同的处理。

配对设计的优点:严格地控制了非处理因素,提高了两组的均衡可比性,尽可能地排除了混杂因素对实验结果的干扰;配对设计的抽样误差较完全随机设计小,相同条件下配对设计所需的样本量较小,实验效率高。缺点:配对条件不易严格控制,当配对失败或配对欠佳时,反而会降低实验效率。

（三）随机区组设计

随机区组设计是将研究对象按条件相同或相近配成若干区组(或称配伍组),再采用分层随机化的方法,将每个区组的各个受试对象随机分配到不同的处理组接受不同的处理因素,然后观察实验效应而进行研究的设计,又称配伍组设计。每个配伍组的研究对象数目取决于处理组的组数,即有多少个处理组则每个配伍组中就有多少个研究对象。配伍组间个体差异越大越好,配伍组内个体差异越小越好。随机区组设计可看作配对设计的扩展,因此同一个受试对象使用多种不同检测方法检测,比较各方法是否存在差异,亦为随机区组设计。

随机区组设计的优点:每个区组内的受试对象具有较好的同质性,可以增强各处理组间的均衡性、减小误差,提高实验效率。缺点:区组内的研究对象数量与处理数相同,实验结果中如果有数据缺失,会给统计分析造成困难。

（四）重复测量设计

重复测量设计是指在给予一种或多种处理因素后,在多个时间点对同一研究对象的某实验效应指标进行重复观察,即相同观察指标在不同时间点进行多次测量的设计。重复测量设计可以探讨同一研究对象在不同时间点某指标观察值的变化情况,了解实验研究观察数据或指标值随时间的变化趋势。该设计包括两个因素:一是处理因素(水平数≥1),其中水平数为1的指受试对象仅接受一种处理,未进行随机分组,称为无平行对照的单组重复测量数据;二是时间因素(水平数≥2),借助重复测量设计可分析各因素的效应及其交互效应。

重复测量设计的优点:除比较不同时间点的差异外,重复测量设计还可以比较不同处理组间的差异,以及不同处理组随时间变化趋势的差异;重复测量设计不等同于随机区组设计,在重复测量设计中,处理因素在区组间是随机分配的,但区组内各时间点往往是固定的,不能随机分配。随机区组设计中,处理只能在区组内随机分配,同一区组内的研究对象独立并接受的处理各不相同。缺点:与其他实验设计方法相比,重复测量设计中需多次重复观察同一指标,观察数据之间存在相关性，因此应使用特殊的方法进行分析。

（五）析因设计

析因设计是指将两个或多个处理因素的各量级或强度水平进行组合，对各种可能的处理进行组合，可用于分析各处理因素的主效应以及各因素间的交互作用。最简单且常采用的析因设计是 $2×2$ 模式，即有 A 和 B 两个处理因素的 $2×2$ 的析因设计：单独 A 处理、单独 B 处理、A 和 B 同时处理、既无 A 处理又无 B 处理。这样，研究对象随机分为 4 组，分别接受上述 4 种形式的处理。

析因设计的优点：具有全面而高效的优点。缺点：要求各个处理组内的研究对象例数相等，否则无法分析因素间的交互作用。当处理因素增加时，实验处理组数呈几何倍数增多。

（杨占君）

第二章　科研诚信与学术不端

科研诚信，也称为科学诚信或学术诚信，指科技人员在科技活动中弘扬以追求真理、实事求是、崇尚创新、开放协作为核心的科学精神，恪守科学价值准则，遵循科学共同体公认的行为规范。美国学术诚信研究中心（The Center for Academic Integrity，CAI）将学术诚信定义为即使在逆境中仍坚持诚实、信任、公正、尊重和责任这 5 项根本的价值观。

一般来说，科研诚信涉及 4 个不同层面的问题：①防止学术不端行为（伪造、篡改和剽窃，FFP），同时重视和治理科研不当行为（QRP）；②制订和落实一般科研活动的行为规范准则以及与生命伦理学研究相关的规章制度和行为指南；③规避和控制科研中由于商业化引进的利益冲突，同时注意来自政治、经济发展等方面压力对科研的影响；④既强调与科研人员道德品质和伦理责任相关的个人自律，也关注科研机构的自律、制度建设和科技体制改革问题。

一、学术不端行为的概念

学术不端行为也称为科研不端行为，是指在科学研究和学术活动中的各种造假、抄袭、剽窃和其他违背科学共同体惯例的行为。

2016 年 6 月 16 日，教育部发布了《高等学校预防与处理学术不端行为办法》，其中第二十七条将以下七个方面认定为学术不端：①剽窃、抄袭、侵占他人学术成果；②篡改他人研究成果；③伪造科研数据、资料、文献、注释，或者捏造事实、编造虚假研究成果；④未参加研究或创作而在研究成果、学术论文上署名，未经他人许可而不当使用他人署名，虚构合作者共同署名，或者多人共同完成研究而在成果中未注明他人工作、贡献；⑤在申报课题、成果、奖励和职务评审评定、申请学位等过程中提供虚假学术信息；⑥买卖论文、由他人代写或者为他人代写论文；⑦其他根据高等学校或者有关学术组织、相关科研管理机构制定的规则，属于学术不端的行为。

对于在研究计划和实施过程中非有意的错误或不足，如对实验结果的解释、判断错误，因研究水平或仪器设备等原因造成的研究结果的错误，以及与科研活动无关的失误等，不能认定为学术不端行为。

科研不当行为是介于负责任的科研行为和学术不端行为之间的灰色地带。它们三者之间的关系可用下图说明（图 2-1）。

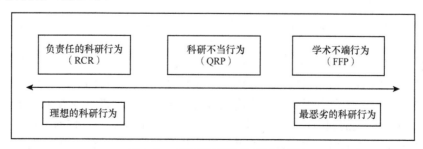

图 2-1　三种科研行为关系示意图

二、学术规范中的相关规定

（一）引用

引用（quotation）是指把别人说过的话（包括书面材料）或做过的事作为根据。在科学研究中，以抄录或转述的方式利用他人的著作，借用前人的学术成果，供自己著作参证、注释或评论之用，推陈出新，创造出新的成果，称为引用。但"引用"是在自己本身有著作的前提下，基于参证、注释和评论等目的，在自己著作中适当使用他人著作的某一部分。两者间为主从关系，必须以自己著作为主，利用的他人著作仅为辅佐而已。

引用要注明作者姓名、作品名称等，这很关键，常为区分抄袭与引用的界线。引文应以原始文献和第一手资料为原则。凡引用他人观点、方案、资料、数据等，无论是否曾发表，无论是纸质版或电子版，均应详加注释。凡转引文献资料，应如实说明。学术论著应合理使用引文。对已有学术成果的介绍、评论、引用和注释，应力求客观、公正、准确。

在某个特定的领域内，可以在通常的教科书中很方便地找到，或者是被大家所广泛熟悉的知识称为公共知识（common knowledge）。对于公共知识，在引用时不需要注明出处。

1. 引用的形式

（1）直接引用（direct quotation）：指所引用的部分一字不改地照录原话，引文前后加引号。直接引用必须：①用引号把他人的观点、作品和自己的文章、著作区分开来；②通过夹注、脚注或尾注注明引号范围内的信息来源，如作者姓名、文章或者著作的标题、出版商、出版年月和页码；③引用量应保持在合理限度。

（2）间接引用（indirect quotation）：指作者综合转述别人文章某一部分的意思，用自己的表达去阐述他人的观点、意见和理论，也称为释义。间接引用往往注入作者自身对原文的理解而为一种独特的表述，因此它也是一种知识创造活动。不是只把别人的句子改动一两个单词，或者只变动句子的结构次序而让原文的词汇原封不动，也不是只选择一些同义词去替代原文的词汇。如果以这些方法重组别人的文句，就是剽窃，而不是间接引用。间接引用对注明出处的要求与直接引用相同。

2. 合理使用和适当引用的规定 "合理使用"必须具备以下几个条件：①使用的作品已经发表，是指著作权人自行或者许可他人公之于众的作品；②使用的目的仅限于个人学习、研究或欣赏，或者教学、科学研究、宗教或慈善事业以及公共文化利益的需要；③使用他人作品时，应当指明作者姓名、作品名称，但当事人另有约定或者由于作品使用方式的特性无法指明的除外；④使用他人作品，不得影响该作品的正常使用，也不得损害著作权人的合法权利。以上四个条件在判断使用他人作品行为的合理性时，必须综合考虑，只要不具备其中一个条件，合理使用即不能成立。

一般学术论文是为了研究而引用已经发表的作品，只要注明了作者姓名和作品名称，不影响该作品的正常使用，就属于在"合理使用"的条件与范围之内了。

学术论文中"适当引用"指为介绍、评论某一作品或说明某一问题，在作品中可以适当引用他人已经发表的作品。适当引用应具备的四个条件是：①引用目的仅限于介绍、评论某一作品或者说明某一问题；②所引用部分不能构成引用人作品的主要部分或者实质部分；③不得损害被引用作品著作权人的利益；④应当指明作者姓名、作品名称。需要指出的是，构成适当引用的四个条件中，指明被引用内容作者姓名、作品名称这一条最关键。因为即使其他三个条件都符合了，唯独没有指明作者姓名、作品名称，也构成抄袭。

一般而言，自己的论文中只适量地引用了他人作品中的观点、论据或内容，而不构成自己作品的主要观点及论据或主要内容，则属于适当引用的范畴；若是在自己的作品中大量地引用他人作品的观点、论据或内容，从而使自己作品的大部分或主要观点、论据或内容是照搬他人作品的结果，则属于抄袭的范畴。

从质上看，"所引用部分不能构成引用人作品的主要部分或者实质部分"，可以理解为：即使在量上没占主要部分，但是该作品的实质内容即主要观点，也可说是一篇文章的核心论点是他人的，即使没有引用他人的原话或引用数量不超过法律规定的范围，即使注明了来源，也不属于适当引用。

（二）注释

注释（annotation）亦称"注解"，指对书籍、文章中的词语、引文出处等所作的说明。注释是学术论文的附加部分，其作用是说明论文中的引文出处，或者对论文需要加以解释的地方予以说明。注释的目的是帮助读者理解。在《中华人民共和国著作权法》术语中，注释指对文字作品中的字、词、句进行解释。《中国学术期刊（光盘版）检索与评价数据规范》中指出，"注释是对论著正文中某一特定内容的进一步解释或补充说明"。《中国高等学校自然科学学报编排规范》（修订版）中指出：解释题名、作者及某些内容，均可使用注释。能在文章内用括号注释的，尽量不单独列出；不随文列出的注释，标注符号应注在需要注释的词、词组或语句的右上角。标注符号可用加半个圆括号的阿拉伯数字 1），2），…或剑号"†"。注释内容应置于该页地脚，并用正线与正文隔开。属于国家自然科学基金等资助项目的论文，应在篇首页的地脚注明基金项目的名称和代号。

注释主要有三种形式：①夹注：在正文中或图释中注释，即要在注释的字词后面加上括号，在括号内写明注文。夹注有以下几种情况：一是直接引文，在引文后注明出处；二是间接引文，在表述后面注明他人的姓名及其见解发表的年份；三是对文中某个词语做简单说明或标出其另外一种提法；四是引文为短语，在引文后注明"（××语）"即可。②页下注：即在需要注释的地方，用标示把注释的内容置于本页下端。③尾注：把注释集中于全文、全书或书中某一章的末尾。

（三）参考文献

参考文献（reference）是撰写或编辑科技论文或论著时引用的有关图书资料，是学术论文的重要组成部分。参考是指参合他事他说而考察之；文献是指有历史价值的图书文物资料，亦指与某一学科有关的重要图书资料，现为记录有知识的一切载体的统称，即用文字、图像、符号、声频、视频等手段记录人类知识的各种载体（如纸张、胶片、磁带、光盘等）。

《信息与文献　参考文献著录规则》（GB/T 7714—2015）提出，参考文献指"对一个信息资源或其中一部分进行准确和详细著录的数据，位于文末或文中的信息资源"。这里强调参考文献是"著录的数据"，说明它是论著的重要组成部分，而且根据需要可在文末，也可在文中。

《中国学术期刊（光盘版）检索与评价数据规范》（修订版）中指出，"参考文献是学术专著、科研论文的重要组成部分，是对期刊论文进行统计和分析的重要信息源之一"。这里也强调"重要组成部分"，即这些文献资料对该文统计和分析具有重要作用。

《中国高等学校自然科学学报编排规范》（修订版）关于参考文献的论述为，"为了反映论文的科学依据和作者尊重他人研究成果的严肃态度以及向读者提供有关信息的出处,应在论文的结论（无致谢段时）或致谢段之后列出参考文献表""参考文献表中列出的一般应限于作者直接阅读过的、最主要的、发表在正式出版物上的文献"。在这里，不仅指明了列出参考文献的目的，而且就其内容做出了一定的要求。

正确地引用注释和参考文献能体现学术论文的科学性和严谨性，反映论文的起点和背景、深度和广度，同时反映了作者承认和尊重他人研究成果及著作权的科学态度与学术品质。具体规定如下：

1. 参考文献的选择有原创性、必要性、重要性的原则。具体来说，就是要求文献必须数量充分、重点突出、报道原创、著录规范。作者要有严谨的科学态度，必须严格遵守参考文献著录的规则，著录作者阅读过的、原创的、精选的、与所著论文相关的文献。

2. 不许因为作者或编辑部原因，故意引用本人、他人或某个刊物的文献。

3. 不应该隐匿参考文献。论文中采纳了他人的论述，吸收和利用了他人的研究成果，却有意不将其作为注释或参考文献列出，回避文献出处，使人分不清哪些是他人的已有成果，哪些是作者自己新的学术创造；有意隐匿重要文献是无创新性、低水平劳动的遮羞布。隐匿参考文献区别于剽窃，隐匿参考文献的作者付出了大量劳动，得出了研究的观点，但为了突显研究的创新性，论文中故意不著录查阅到的相关或类似研究文献，等于变相将前人的成果据为己有；或为了遮掩作者研究的不足，故意隐匿他人在这方面有关的正确观点。

4. 不许引用无关参考文献。作者为了彰显自己查阅了大量文献，故意列出一些与研究内容基本没有关系的文献；或作者根本没有查阅，而是直接从他人的参考文献中搬来；或为了表示作者的研究水平和能力，列出一些无关或看似有关，实际上根本没有查阅的文献。

5. 参考文献可放在文中或文末，编排格式可按《信息与文献　参考文献著录规则》或相关刊物的要求执行。

（四）综述

综述（review）意思为综合叙述的文章。英文"review"有回顾、评述之意。综述是对科学研究中某一方面的专题搜集大量信息资料，对大量原始研究论文中的数据、资料和主要观点进行归纳整理、分析提炼，经综合分析而写成的一种学术论文，反映当前某一领域中某分支学科或重要专题的最新进展、学术见解和建议。综述的"综"要求对文献资料进行综合分析、归纳整理，使材料精练简明，具有逻辑层次；"述"就是要求对综合整理后的文献进行比较专门的、全面的、深入的、系统的论述。综述属三次文献，专题性强，具有一定的认识深度和时间性，能反映出某一专题的历史背景、研究现状和发展趋势，有回顾也有瞻望，可以是提出问题，也可以是提炼新思路、新方法，具有较高的信息学价值。阅读综述，可在较短时间内了解该专题的最新研究动态，可以了解若干篇有关该专题的原始研究论文。

在决定研究课题之前，通常必须关注的几个问题是：调研相关课题研究取得的进展；已完成的研究有哪些；以往的建议与对策是否成功；有没有建议新的研究方向和议题。文献综述旨在整合该研究主题的特定领域中已经被思考过与研究过的信息，并对此议题上的学者所作的努力进行系统的展现、归纳和评述。

1. 综述的特点

（1）综合性：综述要纵横交错，既要以某一专题的发展为纵线，反映当前课题的进展；又要从本单位、国内到国外，进行横线的比较。只有如此，文章才会占有大量素材，经过综合分析、归纳整理、消化鉴别，使材料更精练、更明确、更有层次和更有逻辑，进而把握本专题发展规律和预测发展趋势。

（2）评述性：是指比较专门地、全面地、深入地和系统地论述某一方面的问题，对所综述的内容进行综合、分析、评价，反映作者的观点和见解，并与综述的内容构成整体。一般来说，综述应有作者的观点，否则就不称为综述，而是手册或讲座。

（3）先进性：综述不仅是写学科发展的历史，更重要的是搜集最新资料，获取最新内容，将最新的科学信息和科研动向及时传递给读者。

2. 综述的相关规定

（1）检索和阅读文献是撰写综述的重要前提工作。一篇综述的质量如何，很大程度上取决于作者对本专题相关文献的掌握程度。如果没有做好文献检索和阅读工作就去撰写综述，是写不出高水平的综述的。

（2）注意引用文献的原创性、代表性、可靠性和科学性。在搜集到的文献中可能出现观点雷同的现象，有的文献在可靠性及科学性方面存在着差异，因此在引用文献时应注意选用原创性、代表性、可靠性和科学性俱佳的文献。

（3）以评述为主，不可罗列文献。综述一定有作者自己的整合和归纳，而不是将文献罗列，看上去像流水账。

（4）引用文献要忠实文献内容。由于文献综述有作者自己的评论分析，因此在撰写时应分清自己的观点和文献的内容，不能篡改文献的内容。

（5）综述中引用文献与其他科研论文一样，遵守"适当引用"的规范，防止抄袭。

有人错误地认为综述论文可以大段抄写别人的研究结果，所以最容易出现抄袭现象。

综述中的引用要注意以下几点，才能避免抄袭：①引用文献如是原始文献，必须是自己通篇阅读后，了解了文献的整体意思，才能做到正确引用。不能引用别人的转述或把别人对该文献的评价作为自己的评价。②引用文献不是照抄别人的表述方式，应该对前人文献的方法或结果进行归纳、总结、综合与分析，不是流水账式的罗列。一般认为在综述中全部引用的内容不应超过 50%，更多的应是作者自己的综合概括与分析，从"量"上避免抄袭。③综述中经过对前人研究的综合概括与分析，要提出自己的观点，从"质"上避免抄袭。

三、学术不端行为的界定

（一）抄袭和剽窃

抄袭和剽窃（plagiarism）是一种欺骗形式，它被界定为虚假声称拥有著作权（copyright），即取用他人思想产品，将其作为自己的产品拿出来示众的错误行为。如在自己的文章中使用他人的思想见解或语言表述，而没有申明其来源。

一般而言，抄袭是指将他人作品的全部或部分，以或多或少改变形式或内容的方式当作自己作品发表；剽窃指未经他人同意或授权，将他人的语言文字、图表公式或研究观点，经过编辑、拼凑、修改后加入到自己的论文、著作、项目申请书、项目结题报告、专利文件、数据文件、计算机程序代码等材料中，并当作自己的成果而不加引用地公开发表。

尽管"抄袭"与"剽窃"没有本质的区别，在法律上被并列规定为同一性质的侵权行为，但二者在侵权方式和程度上还是有所差别的：抄袭是指行为人不适当引用他人作品，以自己的名义发表的行为；而剽窃则是行为人通过删节、补充等隐蔽手段将他人作品改头换面而没有改变原有作品的实质性内容，或窃取他人的创作（学术）思想或未发表成果作为自己的作品发表。抄袭是公开的照搬照抄，而剽窃却是偷偷的、暗地里的。

1. 抄袭和剽窃的形式

（1）抄袭他人受著作权保护作品中的论点、观点、结论，而不在参考文献中列出，让读者误以为观点是自己的。

（2）窃取他人研究成果中的调研、实验数据、图表，照搬或略加改动就用于自己的论文。

（3）将他人受著作权保护作品中的独创概念、定义、方法、原理、公式等据为己有。

（4）片段抄袭，文中没有明确标注。

（5）整段照抄或稍改文字叙述、增删句子，而实质内容不变，包括段落的拆分合并、段落内句子顺序改变等，整个段落的主体内容与他人作品中对应的部分基本相似。

（6）全文抄袭，包括全文照搬（文字不动），删减（删除或简化，将原文内容概括简化、删除引导性语句或删减原文中其他内容等），替换（替换应用或描述的对象），改头换面（改变原文文章结构或改变原文顺序或改变文字描述等），增加（一是指简单地增加，即增加一些基础性概念或常识性知识等；二是指具有一定技术含量的增加，即在全包含原文内容的基础上，有新的分析和论述补充，或基于原文内容和分析发表观点）。

（7）组合别人的成果，把字句重新排列，再加些自己的叙述，字面上有所不同，但实质内容就是别人成果，并且不引用他人文献，甚至直接作为自己论文的研究成果。

（8）自己照抄或部分袭用自己已发表文章中的表述，而未列入参考文献，应视作"自我抄袭"。

2. 抄袭和剽窃行为的界定　根据《中华人民共和国著作权法》，抄袭和剽窃侵权与其他侵权行为一样，需具备四个条件：①行为具有违法性；②有损害的客观事实存在；③和损害事实有因果关系；④行为人有过错。由于抄袭物在发表后才产生侵权后果，即有损害的客观事实，所以通常在认定抄袭时都指已经发表的抄袭物。

我国司法实践中认定抄袭和剽窃一般来说遵循三个标准：①被剽窃（抄袭）的作品是否依法受《中华人民共和国著作权法》保护；②剽窃（抄袭）者使用他人作品是否超出了"适当引用"的范围，这里的范围不仅从"量"上来把握，主要还要从"质"上来确定；③引用是否标明出处。

这里所说的引用"量"，国外有些国家做了明确的规定，如有的国家法律规定不得超过1/4，有的则规定不超过1/3，有的规定引用部分不超过评价作品的1/10。目前，我国对自然科学的作品尚无引用量上的明确规定，考虑到一篇科学研究的论文在前言和结果分析部分会较多引用前人的作品。所以建议在自然科学和工程技术学术论文中，引用部分一般不超过本人作品的五分之一。对于引用"质"，一般应掌握以下界线：①作者利用另一部作品中所反映的主题、题材、观点、思想等再进行新的发展，使新作品区别于原作品，而且原作品的思想、观点不是新作品的主要部分或实质部分，这在法律上是允许的；②对他人已发表作品所表述的研究背景、客观事实、统计数字等可以自由利用，但要注明出处，即使如此也不能大段照搬他人表述的文字；③《中华人民共和国著作权法》保护独创作品，但并不要求其是首创作品，作品虽然类似但如果系作者完全独立创作的，则不能认为是剽窃。

（二）伪造和篡改

伪造（fabrication）是在科学研究活动中，记录或报告无中生有的数据或实验结果的一种行为。伪造不以实际观察和实验中取得的真实数据为依据，而是按照某种科学假说和理论演绎出的期望值，伪造虚假的观察与实验结果。

篡改（falsification）是在科学研究活动中，操纵实验材料、设备或实验步骤，更改或省略数据或部分结果使得研究记录不能真实地反映实际情况的一种行为。篡改是指科研人员在取得实验数据后，或急功近利，或为了使结果支持自己的假设，或为了附和某些已有的研究结果，对实验数据进行"修改加工"，按照期望值随意篡改或取舍数据，以符合自己期望的研究结论。

1. 伪造和篡改的形式

（1）伪造实验样品。

（2）伪造论文材料与方法、实际没有进行的实验，无中生有。

（3）伪造和篡改实验数据，伪造虚假的观察与实验结果，故意取舍数据和篡改原始数据，以符合自己期望的研究结论。

（4）虚构发表作品、专利、成果等。

（5）伪造履历、论文等。

2. 伪造和篡改行为的危害　伪造和篡改都属于学术造假，其特点是研究成果中提供的材料、方法、数据、推理等方面不符合实际，无法通过重复试验再次取得，有些甚至连原始数据都被删除或丢弃，无法查证。这两种做法是科学研究中最恶劣的行为，因为这直接关系到与某项研究有关的所有人和事的可信性。涉及实验中数据伪造和各种实验条件更改的学术欺骗却并不容易被发现，而且调查起来也需要专门人员介入，并要重现实验过程，因而颇有难度。伪造和篡改的发现多是在文章发表一段时间后，实验不能重复或者实验数据相互矛盾，致使专家提出质疑，或是实验室内部人员揭发，才能发现。

科学研究的诚信取决于实验过程和数据记录的真实性。篡改和伪造会引起科学诚信上的严重问题，这使得科学家们很难向前开展研究，也会导致许多人在一条"死路"上浪费大量时间、精力和资源。

（三）一稿多投和重复发表

一稿多投（multiple submission）是指同一作者，在法定或约定的禁止再投期间，或者在期限以外获知自己作品将要发表或已经发表，在期刊（包括印刷出版和电子媒体出版）编辑和审稿人不知情的情况下，试图或已经在两种或多种期刊同时或相继发表内容相同或相近的论文。《中华人民共和国著作权法》第三十五条设定了"一稿多投"的法律规定。如果是向期刊投稿，则法定再投稿期限为"自稿件发出之日起十五日内未收到报社通知决定刊登的，或者自稿件发出之日起三十日内未收到期刊社通知决定刊登的，可以将同一作品向其他报社、期刊投稿。双方另有约定的除外"。约定期限可长可短，法定期限服从于约定期限。法定期限的计算起点是"投稿日"，而约定期限可以是"收到稿件日"或"登记稿件日"，法定期限的终点是"收到期刊决定刊登通知日"。

国际学术界对于一稿多投现象的较为普遍认同的定义是：同样的信息、论文或论文的主要内容在编辑和读者未知的情况下，于两种或多种媒体（印刷或电子媒体）上同时或相继报道。

重复发表（repetitive publication）是指作者向不同出版物投稿时，其文稿内容（如假设、方法、样本、数据、图表、论点和结论等部分）有相当重复而且文稿之间缺乏充分的交叉引用或标引的现象。这里涉及两种不同的行为主体，一种是指将自己的作品或成果修改或不修改后再次发表的行为，另一种是指将他人的作品或成果修改或不修改后再次发表的行为。后者是典型的剽窃行为，在这里所说的重复发表仅指第一种行为主体。

凡属原始研究的报告，不论是同语种还是不同语种，分别投寄不同的期刊，或主要数据和图表相同、只是文字表达有些不同的两篇或多篇期刊文稿，分别投寄不同的期刊，属一稿两（多）投，一经两个（或多个）刊物刊用，则为重复发表。会议纪要、疾病的诊断标准和防治指南、有关组织达成的共识性文件、新闻报道类文稿分别投寄不同的杂志，以及在一种杂志发表过摘要而将全文投向另一种杂志，不属一稿两投。但作者若要重复投稿，应向相关期刊编辑部做出说明。

1. 一稿多投的形式

（1）完全相同型投稿。

（2）肢解型投稿。例如，作者把 A 文章分成 B 文章和 C 文章，然后把 A、B、C 三篇文章投递给不同的期刊。

（3）改头换面型投稿。作者仅对文章题目做出改变，而结构和内容不做变化。

（4）组合型投稿。除了改换文章题目外，对段落的前后连接关系进行调整，但整体内容不变。

（5）语种变化型投稿。例如，作者把以中文发表的论文翻译成英文或其他外文，在国际著作权公约缔约国的期刊上发表，这在国际惯例中也属于一稿多投，是违反国际著作权公约准则的行为。

2. 一稿多投行为的界定

（1）构成"一稿多投"行为必须同时满足以下四个条件。

1）相同作者。对于相同作者的认定，包括署名和署名的顺序。鉴于学术文章的署名顺序以作者对论文或者科研成果的贡献而排列，调整署名顺序并且再次投稿发表的行为，应当从学术剽窃的角度对行为人进行处理。因同一篇文章的署名不同，应认定为"剽窃"，不属于"一稿多投"。

2）同一论文或者这一论文的其他版本。将论文或者论文的主要内容，以及经过文字层面或者文稿类型变换后的同一内容的其他版本、载体格式再次投稿，也属于"一稿多投"。

3）在同一时段故意投给两家或两家以上学术刊物，或者非同一时段且已知该论文已经被某一刊物接受或发表仍投给其他刊物。

4）在编辑未知情况下的"一稿多投"。

（2）根据国际学术界的主流观点，以下类型的重复发表不属于"一稿多投"行为，可以再次发表。

1）在专业学术会议上做过口头报告或者以摘要、会议墙报的形式发表过初步研究结果的完整报告，可以再次发表，但不包括以正式公开出版的会议论文集或类似出版物形式发表的全文。

2）在一种刊物发表过摘要或初步报道，而将全文投向另一种期刊的文稿。

3）有关学术会议或科学发现的新闻报道类文稿，可以再次发表，但此类报道不应通过附加更多的资料或图表而使内容描述过于详尽。

4）重要会议的纪要，有关组织达成的共识性文件，可以再次发表，但应向编辑部说明。

5）对首次发表的内容充实了 50%或以上数据的学术论文，可以再次发表。但要引用上次发表的论文（自引），并向期刊编辑部说明。

6）论文以不同或同一种文字在同一种期刊的国际版本上再次发表。

7）论文是以一种只有少数科学家能够理解的非英语文字（包括中文）已发表在本国期刊上的属于重大发现的研究论文，可以在国际英文学术期刊再次发表。当然，发表的首要前提是征得首次发表和再次发表的期刊编辑部同意。

8）同一篇论文作为内部资料发表后，可以在公开发行的刊物上再次发表。

以上再次发表均应向期刊编辑部充分说明所有的、可能被误认为是相同或相似研究工作的重复发表和先前报告，并附上有关材料的复印件；必要时还需从首次发表的原期刊获得同意再次发表的有关书面材料。

（周成江）

第三章 科 研 伦 理

科学研究的伦理问题向来是人们关注的焦点。美国著名智库——兰德公司（RAND）此前发布的《科学研究中的伦理》报告认为，科学研究应遵循社会责任、规避利益冲突、知情同意、诚信正直、不歧视、不剥削、保护隐私等共同的伦理原则，而科研伦理又存在地区差异和文化差异，需要认真应对。

医学科研的目的是维护和增进人类健康，造福于人类。只有具备了正确的科研伦理思想，才能激励医学科研工作者端正科研动机、坚韧不拔、百折不挠、执着探索、不断创新、勇于献身医学科研的崇高精神。科研工作者具备良好的伦理修养，才能摆正个人在医学科研中的位置，谦虚谨慎、互相尊重、互相合作，才能产生强大的凝聚力，使科研活动顺利进行。良好的科研伦理是扩充和提高科研能力的重要组成部分。

第一节 科研伦理发展及遵循的原则

人类自出现以来，就开始了探索自然和自身的活动，科学研究在这些活动中萌发，随着科学研究的不断发展，科研伦理规范随之而生。科学研究活动是涉及科研人员、科技辅助人员、课题资助者、受试者/患者、社会公众/消费者、政策制定者等诸多活动主体的社会活动。科学研究活动本身涉及伦理道德，科研人员应遵循科学共同体公认的行为准则或规范，及时调整自身与合作者（包括其他科研人员、资助者、受试者、社会公众/消费者）、科研人员与物（包括试验动物、生态环境等）之间的关系，科研人员在科研活动中要符合伦理地开展科学研究工作。

一、科研伦理国际遵循的法则

第二次世界大战期间，德国纳粹分子以科学实验和优生之名，用人体实验杀死了数百万犹太人、战俘及其他无辜者。纽伦堡国际军事法庭审判战犯的同时，还制定了历史上第一个人体实验的基本原则，即《纽伦堡法典》。但在后期医学研究过程中仍然存在许多伦理问题，经不断充实和完善，相继发表了《赫尔辛基宣言》和《贝尔蒙特报告》，这三大文件内容是目前国际上进行涉及人类医学研究所遵循的道德准则。

（一）《纽伦堡法典》

对人体进行生物医学研究的伦理和科学标准已在一些国际性的指南中制定和确立，1946年公布的《纽伦堡法典》（*Nuremberg Code*）是第一个保护人类研究对象的伦理学准则，该法典形成的起因是在纳粹集中营中发生了未经囚犯同意就对其进行医学实验的事件。德国战败后，这些为首分子（包括23名医学方面的战犯）被送交纽伦堡国际军事法庭审判。同时，纽伦堡法庭制定了人体实验的基本原则，作为国际上进行人体实验的行为规范，即《纽伦堡法典》。该法典的主要内容包括：

1. 受试者的自愿同意绝对必要。研究者有责任在获得其研究对象知情后使其自愿参与研究，强调不应把此项工作责任委托他人完成。

2. 研究实验应为社会受益而设计，而不应是一个对社会受益不确定或可有可无的研究。

3. 在开展人类研究之前，应尽各种可能进行疾病自然史的动物实验和研究，由此可以预期实验结果，并调整实验设计。

4. 研究应该不会导致其他不必要的生理和心理伤害或有害暴露。特别是在有理由认为实验可导致研究对象死亡或者致残时，这一人类研究应该停止。

5. 风险存在的合理性是相对研究可能收益而言的，其收益应从人道主义角度充分衡量所研究课题的重要价值。

6. 研究者应具有足够的专业（资格）水平，并在实验研究的每个阶段都应按专业（设计）要求行事。

7. 被试对象必须是不受任何影响，根据自己意愿，在研究的任何阶段都可以选择退出研究。

8. 从事研究实验的工作者在研究过程中，若根据自己的判断，认为继续实验可能导致对研究对象的伤害时，应该立刻停止实验。

《纽伦堡法典》基本原则有二，一是必须有利于社会，二是应该符合伦理道德和法律观点。该法典的精神在某种程度上被 1964 年第十八届世界医学大会通过的《赫尔辛基宣言》所接受，成为人体实验的指导方针。

■ （二）《赫尔辛基宣言》

《赫尔辛基宣言》（*Declaration of Helsinki*）于 1964 年在芬兰赫尔辛基召开的第十八届世界医学大会上宣读，并被大会采纳；在 1975 年日本东京举行的第二十九届世界医学大会上正式通过；此后于 1983～2013 年，分别经八次修订。该宣言制定了涉及以人体为对象的医学研究的道德原则，是一份包括以人作为受试对象的生物医学研究的伦理原则和限制条件。除了制定总体原则以外，还对风险、负担、受益、弱势群体和个人，科学要求与研究方案，研究伦理委员会，隐私和保密，知情同意，安慰剂的使用，试验结束后的规定，研究注册及研究结果的出版和传播，临床实践中未被证实的干预措施等内容进行了详细的描述。《赫尔辛基宣言》是关于人体实验的第二个国际性文件，比《纽伦堡法典》更加全面、具体和完善。

■ （三）《贝尔蒙特报告》

从 20 世纪 60 年代起，美国联邦政府对生物医学研究的投入不断增加，与此同时，也不断暴露研究中出现的丑闻事件。最典型的事件是轰动一时的 Tuskegee 梅毒试验。美国卫生部自 1932 年开始实施该试验，为了研究梅毒的自然病程，当 1940 年即已发现青霉素能有效治疗梅毒之后，研究方仍阻止受试者获得青霉素治疗。该试验持续 40 年之久，造成许多受试者及其家属无端遭受梅毒折磨。在公众的疾呼声中，美国政府于 1974 年专门任命了国家委员会，以期对如何保护生物医学及行为研究中的人体受试者提出切实可行的建议。其主要任务为明确适用所有人体研究的基本伦理原则，以及如何在研究中贯彻执行。

国家委员会于 1979 年出台的《贝尔蒙特报告》（*Belmont Report*）是基于以下四个方面的考量：①常规医疗与生物医学研究的界线；②评估风险利益在判定人体实验合理性中的作用；③合理选择受试者；④不同研究领域中知情同意书的性质和定义。《贝尔蒙特报告》的主要内容有：①人体研究的伦理原则；②医疗与医学研究的界线；③尊重、有益、公平的概念；④伦理原则如何应用于知情同意（尊重）、评估风险和利益（有益）及受试者选择（公平）。

针对医学科学研究，《贝尔蒙特报告》特别强调以下三个原则。①尊重研究对象原则：个体应该被视为具有自主性的独立当事人，有自决权。此外，对那些自主性有限或日趋减少的个体，应给予特殊保护。②有益无伤原则：不造成任何伤害；对科学、人类和参与研究的个体，要尽可能加大其有利面，尽量减少其有害面；这一原则是进行风险-受益评估的基础。③公正原则：研究中造成的负担和受益要得到公平分配。

二、我国科研伦理法规政策

《纽伦堡法典》、《赫尔辛基宣言》和《贝尔蒙特报告》是世界范围内对人体进行生物医学研究的伦理法规和科学标准。我国的科研伦理法规政策制定步伐启动较晚，随着科学的发展及国际化步伐加快，为更好地与国际接轨，我国也相继出台了相关的科研伦理法律和法规，逐步规范了科研和医学实践与研究中的伦理问题（表3-1）。在我国关于伦理审查的所有法规、文件中，2023年制定的《涉及人的生命科学和医学研究伦理审查办法》对伦理审查有关问题规定得最详尽。通过逐步完善和规范科研伦理、生命伦理和医学伦理，指导科研工作者在实际工作中遵循相应的法律法规。

表3-1　中国科研伦理制度统计表

制定部门	名称	对应主题	制定年度
科技部、卫生部	《人胚胎干细胞研究伦理指导原则》	生命伦理	2003
国务院	《人体器官移植条例》	医学伦理	2007
国家食品药品监督管理局	《药物临床试验伦理审查工作指导原则》	科研伦理	2010
国家卫生计生委、国家食品药品监管总局	《干细胞临床研究管理办法（试行）》	生命伦理	2015
国家卫生计生委	《国家卫生计生委关于印发人体器官移植医师培训与认定管理办法等有关文件的通知》	医学伦理	2016
国家卫生计生委	《涉及人的生物医学研究伦理审查办法（试行）》	生命伦理	2016
国家卫生健康委	《人体器官移植技术临床应用管理规范（2020年版）》	医学伦理	2020
国家卫生健康委、教育部、科技部、国家中医药局	《涉及人的生命科学和医学研究伦理审查办法》	生命伦理	2023

（一）《人胚胎干细胞研究伦理指导原则》

2003年，科技部和卫生部发布了《人胚胎干细胞研究伦理指导原则》，指导原则中明确了人胚胎干细胞的来源定义、获得方式、研究行为规范等，并再次声明中国禁止进行生殖性克隆人的任何研究，禁止买卖人类配子、受精卵、胚胎或胎儿组织。要求各省（自治区、直辖市）、科技厅（委）、卫生厅（局）有关部门在开展生物医学领域人胚胎干细胞的研究活动中遵守国家有关规定，尊重国际公认的生命伦理准则。

本指导原则所称的人胚胎干细胞包括人胚胎来源的干细胞、生殖细胞起源的干细胞和通过核移植所获得的干细胞。凡在中华人民共和国境内从事涉及人胚胎干细胞的研究活动，必须遵守本指导原则，禁止进行生殖性克隆人的任何研究。用于研究的人胚胎干细胞只能通过下列方式获得：①体外受精时多余的配子或囊胚；②自然或自愿选择流产的胎儿细胞；③体细胞核移植技术所获得的囊胚和单性分裂囊胚；④自愿捐献的生殖细胞。指导原则第九条规定从事人胚胎干细胞的研究单位应成立包括生物学、医学、法律或社会学等有关方面的研究和管理人员组成的伦理委员会，其职责是对人胚胎干细胞研究的伦理学及科学性进行综合审查、咨询与监督。

干细胞研究是近年来医学前沿重点发展领域，给某些疑难疾病的治疗提供了希望，受到广泛关注。为规范干细胞临床研究，充分保护受试者权益，2015 年印发的《干细胞临床研究管理办法（试行）》从使用范围、干细胞临床研究应当遵循的原则、研究项目的总体要求、干细胞临床研究的责任主体、临床研究必须具备哪些条件、研究项目如何进行备案和公开、干细胞临床研究过程如何管理、如何有效保护受试者的权益、干细胞临床研究专家委员会和伦理专家委员会的职责和干细胞临床研究的主要监管措施都做了详细规定。其中第十一条明确了干细胞临床研究专家委员会和伦理专家委员会的职责是为干细胞临床研究管理提供技术支撑和伦理指导，促进干细胞临床研究规范开展。未经干细胞临床研究备案擅自开展研究的，以及违反规定直接进入临床应用的机构和人员，按《中华人民共和国药品管理法》和《医疗机构管理条例》等法律法规处理。

（二）《人体器官移植条例》

《人体器官移植条例》是为了规范人体器官移植，保证医疗质量，保障人体健康，维护公民的合法权益而制定的。2007 年 3 月 21 日国务院第 171 次常务会议通过，2007 年 3 月 31 日国务院令第 491 号公布，自 2007 年 5 月 1 日起施行。条例全文包括总则、人体器官的捐献、人体器官的移植、法律责任、附则共五章三十二条。

本条例所称人体器官移植，是指摘取人体器官捐献人具有特定功能的心脏、肺脏、肝脏、肾脏或者胰腺等器官的全部或者部分，将其植入接受人身体以代替其病损器官的过程。2020 年印发的《人体器官移植技术临床应用管理规范》中又增加了小肠器官。从事人体细胞和角膜、骨髓等人体组织移植，不适用本条例。条例第三条规定任何组织或者个人不得以任何形式买卖人体器官，不得从事与买卖人体器官有关的活动。

人体器官捐献应当遵循自愿、无偿的原则。捐献人体器官的公民应当具有完全民事行为能力，任何组织或者个人不得摘取未满 18 周岁公民的活体器官用于移植。人体器官移植技术临床应用与伦理委员会应根据以下情况出具同意或者不同意的书面意见：①人体器官捐献人的捐献意愿是否真实；②有无买卖或者变相买卖人体器官的情形；③人体器官的配型和接受人的适应证是否符合伦理原则和人体器官移植技术管理规范。条例第二十五条规定，有下列情形之一者将构成犯罪，并依法追究刑事责任：①未经公民本人同意摘取其活体器官的；②公民生前表示不同意捐献其人体器官而摘取其尸体器官的；③摘取未满 18 周岁公民的活体器官的。新的管理规范进一步强化了医疗机构的主体责任，对医疗机构内人体器官移植医师准入、移植手术实施、伦理审查程序、移植质量管理等提出具体要求。明确规范使用中国人体器官分配与共享计算机系统（COTRS），术后 72h 内完成相关数据上报。

（三）《药物临床试验伦理审查工作指导原则》

2010 年，国家食品药品监督管理局印发了《药物临床试验伦理审查工作指导原则》，目的是加强药物临床试验的质量管理和对受试者的保护，规范和指导伦理委员会的药物临床试验伦理审查工作，提高药物临床试验伦理审查工作质量，充分发挥伦理委员会在保护受试者安全和权益中的作用，进一步规范药物临床试验的研究行为。

随着药物临床试验的国际化和产业化进程，在中国开展的国际多中心药物临床试验越来越多，为保护我国受试者的权益和安全，伦理委员会的审查工作需要与国际规范接轨。药物临床试验应遵循两大基本原则，即研究的科学性和伦理的合理性。伦理委员会审查是保证药物临床试验伦理合理性的重要措施之一，在药物临床研究中发挥重要作用。该指导原则旨在促进伦理委员会伦理审查能力的提高，规范伦理审查工作。

《药物临床试验伦理审查工作指导原则》重点是对伦理审查中的关键环节提出了明确的要求和规定，主要明确了伦理委员会伦理审查的目的，组织管理的要求和条件，伦理审查的程序、方式、内容要点和要求，跟踪审查的形式和要求，以及文件档案的管理要求。

（四）《涉及人的生命科学和医学研究伦理审查办法》

国家卫生计生委于 2016 年 9 月 30 日颁布的《涉及人的生物医学研究伦理审查办法（试行）》，2023 年国家卫生健康委、教育部、科技部、国家中医药局印发了《涉及人的生命科学和医学研究伦理审查办法》。目的是坚持"人民至上、生命至上"的理念，为保护人的生命和健康，维护人格尊严，尊重和保护研究参与者的合法权益，促进生命科学和医学研究健康发展，规范涉及人的生命科学和医学研究伦理审查工作。本办法适用于在中华人民共和国境内的医疗卫生机构、高等学校、科研院所等开展涉及人的生命科学和医学研究伦理审查工作。本办法所称涉及人的生命科学和医学研究是指以人为受试者或者使用人（统称研究参与者）的生物样本、信息数据（包括健康记录、行为等）开展的研究活动，包括：①采用物理学、化学、生物学、中医药学等方法对人的生殖、生长、发育、衰老等进行研究的活动；②采用物理学、化学、生物学、中医药学、心理学等方法对人的生理、心理行为、病理现象、疾病病因和发病机制，以及疾病的预防、诊断、治疗和康复等进行研究的活动；③采用新技术或者新产品在人体上进行试验研究的活动；④采用流行病学、社会学、心理学等方法收集、记录、使用、报告或者储存有关人的涉及生命科学和医学问题的生物样本、信息数据（包括健康记录、行为等）等科学研究资料的活动。伦理审查工作及相关人员应当遵守中华人民共和国宪法、法律和有关法规。涉及人的生命科学和医学研究应当尊重研究参与者，遵循有益、不伤害、公平的原则，保护隐私权及个人信息。

以上是我国发布关于科研伦理、生命伦理和医学伦理的条例、法律法规的主要内容，随着科学研究的进展，许多学者和科学家也认识到，单纯依靠科研伦理规范并不能保证科学研究理想状态的出现，"对于研究过程中的行动规则，需要用良好的判断和对个人诚信的强烈意识进行补充。因此，强调科研伦理教育、营造负责任的研究环境是十分必要和重要的，已经成为科研伦理规范体系的重要环节。

第二节 伦理审查申请、受理及审查

科研工作者在开展科学研究之前，应向科研伦理审查的机构"伦理委员会"提交申请，待伦理委员会审查通过，接到伦理委员会的审批报告后，才可进行试验研究。

一、受理科研伦理审查的机构

伦理委员会（ethics committee）是受理伦理审查申请的机构，一般科研院所、医院、高校、药物研发企业等根据工作需要设立伦理委员会。伦理委员会没有行政级别高低的差异，是一独立组织。伦理委员会的设立应当报本机构的执业登记机关备案，并在医学研究登记备案信息系统登记，受本行政区域和国家卫生行政部门的监督和管理。伦理委员会的委员应当从生物医学领域和伦理学、法学、社会学等领域的专家和非本机构的社会人士中遴选产生，人数不得少于7 人，并且应当有不同性别的委员，少数民族地区应当考虑少数民族委员。其职责是对承担实施的涉及人体的生物医学研究各类科研项目进行审查。评估研究方案及附件是否合乎道德，确保受试者的安全、健康和权益受到保护。该委员会的组成和一切活动不应受科研项目组织和实施者的干扰或影响。

如果科研人员所在单位没有成立伦理委员会,科研项目伦理审查可委托有资质的伦理委员会审批,审查结果有效。如果开展的是国际合作项目,伦理委员会需要在合作项目国家进行备案取得审批资质后才有资格审批国际合作科研项目,审批结果才生效。

二、伦理审查原则

伦理委员会应当建立伦理审查工作制度或者操作规程,保证伦理审查过程独立、客观、公正。涉及人的生物医学研究应当符合以下伦理原则。

(一)知情同意原则

尊重和保障受试者参加研究的自主决定权,严格履行知情同意程序,防止使用欺骗、利诱、胁迫等手段使受试者同意参加研究,允许受试者在参与过程中的任何阶段无条件退出研究。

(二)控制风险原则

首先将受试者人身安全、健康权益放在优先地位,其次才是科学和社会利益,研究风险与受益比例应当合理,尽可能使受试者避免受到伤害。

(三)免费和补偿原则

应当公平、合理地选择受试者,对参加研究的受试者不得收取任何费用,对于受试者在受试过程中支出的合理费用,还应当给予适当补偿。

(四)保护隐私原则

切实保护受试者的隐私,如实将受试者个人信息的储存、使用及保密措施情况告知受试者,未经授权不得将受试者个人信息向第三方透露。

(五)依法赔偿原则

受试者因参加研究而受到损害时,应当得到及时、免费治疗,并依据法律法规及双方约定得到赔偿。

(六)特殊保护原则

对儿童、孕妇、智力低下者、精神障碍患者、学生和囚犯等特殊人群的受试者,应当予以特别保护。

三、伦理审查的申请与受理

科研项目实施前,应根据伦理委员会的相关条例和规定,填写科研项目伦理审批申请书,经伦理委员会初步审查合格后,方可受理审批。

(一)申请程序

根据伦理委员会提供的科研项目伦理审批申请书,按要求逐项填写相关内容,并提供所需的相关文件,如需修改,应根据伦理委员会提出的意见进行修改、补充和完善,初审合格后伦理委员会备案审批。

1. 申请指南　伦理委员会负责对生物医学研究项目伦理审查申请的要求做出详细规定,

包括：送审文件清单以及须提供的副本数，伦理审查申请报告模板，跟踪审查申请报告模板，修正方案申请报告模板，不良事件报告模板等。申请材料采取书面或电子文件的方式，便于申请者索取。

2. 提交申请 一般由对该项研究的伦理和科学行为负责的、有资格的研究者和（或）申办者提交生物医学研究伦理审查的申请和相关材料，包括相关研究的初始审查、跟踪审查、修正方案审查、研究有关补充材料的审查等。

3. 申请受理 伦理委员会指定专人负责受理申请材料，并公布其姓名和办公地点。

4. 受理登记程序 受理人按照"送审文件清单"核对送审材料内容和份数；如有电子文档，确认电子文档和送审打印材料是否一致；填写"送审材料登记表"和"伦理审查受理通知"；将送审文件盖收件日期章，签名，并填写方案受理号；"伦理审查受理通知"留1份由申请人保存。如文件不全，告知申请者缺项文件和补充提交截止日期；告知审查日期；告知审查费用；告知传达审查决定的时间期限。签名不全的申请，伦理委员会不予受理。

（二）申请文件准备

申请者应提供科学研究项目的全面、充分的伦理审查所需要的全部文件，包括（但不限于）以下内容：

1. 初始审查申请文件 初始审查是指医学研究开始前的审查，应提交以下文件：①伦理审查申请表（申请者签名并注明日期）；②伦理审查申请报告；③科学研究和临床研究方案摘要；④科学研究和临床研究方案（注明版本号/日期），内容包括对研究中涉及的伦理方面问题的描述；⑤研究病历和（或）病例报告表，受试者日记卡和其他问卷表；⑥研究者手册；⑦当研究涉及医疗器械时，须提供医疗器械说明书以及有关该产品的安全性资料，注册产品标准或相应的国家、行业标准，产品质量检测报告，必要时提供医疗器械动物实验报告；⑧研究者专业履历；⑨用于招募受试者的材料（包括广告），如"知情同意书·研究简介"（注明版本号/日期）、"知情同意书·同意签字页"（注明版本号/日期）；⑩所有以前其他伦理委员会或管理机构（无论是在同一地点或其他地点）对申请研究项目的重要决定（包括否定结论或修正方案）的说明，应提供以前否定结论的理由。

2. 按审查意见修正方案的再次送审文件 按照伦理委员会审查意见修改后再次送审，应提交以下文件：修改的材料，如科学研究和临床研究方案（注明版本号/日期）、知情同意书（注明版本号/日期），对修改部分以阴影/画线的方式标记。

3. 修正方案审查申请文件 修正方案审查申请应提交修正方案申请报告、修正的科学研究和临床研究方案（注明版本号/日期），对修改部分以阴影/画线的方式标记，重要内容修正以及大量内容修正还需提交1份修改后的正式版本；修正的其他材料，如知情同意书（注明版本号/日期），对修改部分以阴影/画线的方式标记，重要内容修正以及大量内容修正还须提交1份修改后的正式版本。如果修正方案是为了避免对受试者的紧急伤害，可以在伦理委员会批准之前实施，但是，事后应该及时向伦理委员会作书面报告。

4. 严重不良事件报告文件 发生严重不良事件或影响研究风险受益比的非预期不良事件，应及时提交严重不良事件报告表。

5. 年度或定期跟踪审查申请文件 年度或定期跟踪审查申请应提交以下文件：跟踪审查申请报告，当前使用的知情同意书，发表文章（如有）。

6. 不依从/违反研究方案报告文件 发生不依从/违反研究方案事件，应提交研究者不依从/违反方案报告。

7. 终止研究报告文件 如果需要提前终止科学研究，应提交详细终止研究报告文件，包括终止研究的原因、目前研究状况、研究对象出现的问题、已实施的研究记录等内容。

8. 结题报告文件 完成科学研究和临床试验，应提交以下文件：结题报告，研究总结报告（电子文档），发表文章（如有）。

（三）伦理审查的类别

伦理委员会根据提交的科研伦理审查申请书及相关文件内容，对科研项目进行相应的科研伦理审查。

1. 按审查方式分类 伦理委员会根据科学研究项目中对研究对象的尊重、有益无伤和公平的三大原则，决定审查方式。

（1）会议审查：不符合免除审查，也不符合加快审查的项目，初始审查、跟踪审查都必须在伦理委员会会议上进行审查。

（2）加快审查：加快审查的前提条件为试验风险不大于最小风险。所谓最小风险是指试验风险的可能性和程度不大于日常生活，或对受试者进行常规体格检查或心理测试的风险。

（3）免除审查：符合以下条件可申请免除审查：①不能同时满足"研究"和"人体受试者"法规定义的最低限度的研究项目；②对既往存档的数据、文件、资料、病理标本或诊断标本的收集或研究，并且这些资源是公共资源，或者信息是由研究者以无法联系受试者的方式记录的，可以免除审查。但免除审查不适用于涉及孕妇、胎儿、新生儿、试管婴儿、精神障碍人员和服刑劳教人员的研究。根据免除审查条件，申请人可以主动申请免除审查，同时填写免除审查申请材料；负责免除审查的2位委员根据免除审查条件，审查确定研究项目是否适用免除审查。

2. 按研究阶段分类 审查分为初始审查、跟踪审查。跟踪审查包括：按审查意见修正方案的再次审查，修正方案审查，是否按照已通过伦理审查的研究方案进行试验；研究过程中是否擅自变更项目研究内容；是否发生严重不良反应或者不良事件；是否需要暂停或者提前终止研究项目等。年度或定期跟踪审查，试验总结报告审查等。初始审查、跟踪审查一般采用会议审查或加快审查的方式。

（四）伦理审查主要内容

伦理委员会审查主要内容包括：研究者资质、研究方案、受试者的风险和受益、知情同意等内容，确保受试者的权益。

1. 研究者资质 项目主持人及参与人的资格、经验、技术能力等是否符合试验要求。

2. 研究方案 项目研究方案是否科学，并符合伦理原则的要求。中医药项目研究方案的审查，还应当考虑其传统实践经验。

3. 受试者的风险和受益 受试者可能遭受的风险程度与研究预期的受益相比是否在合理范围之内。

4. 知情同意 知情同意书提供的有关信息是否完整易懂，获得知情同意的过程是否合规恰当。

5. 保密性 是否有对受试者个人信息及相关资料的保密措施。

6. 公平性 受试者的纳入和排除标准是否恰当、公平。

7. 受试者权益 是否向受试者明确告知其应当享有的权益，包括在研究过程中可以随时无理由退出且不受歧视的权利等。

8. 补偿的合理性 受试者参加研究的合理支出是否得到了合理补偿；受试者在研究过程

中受到损害时，给予的治疗和赔偿是否合理、合法。

9. 知情同意书的获取 是否有具备资格或者经培训后的研究者负责获取知情同意，并随时接受有关安全问题的咨询。

10. 风险评估 对受试者在研究中可能承受的风险是否有预防和应对措施。

11. 利益冲突和风险 研究是否涉及利益冲突；是否存在社会舆论风险等相关内容。

（五）伦理审查的结果

伦理委员会做出决定应当得到伦理委员会全体委员的 1/2 以上同意，伦理审查时应当通过会议审查方式，充分讨论达成一致意见。伦理委员会应当对审查的研究项目做出决定，并说明理由。审查结果包括：批准、不批准、修改后批准、改后再审、暂停或者终止研究。

经伦理委员会批准的研究项目需要修改研究方案时，研究项目负责人应当将修改后的研究方案再报伦理委员会审查；研究项目未获得伦理委员会审查批准的，不得开展项目研究工作。在学术期刊发表涉及人的生物医学研究成果的项目研究者，应当出具该研究项目经过伦理审查批准的证明文件。

四、知 情 同 意

知情同意是研究者采用最简单、研究对象能听懂的表达方式，为研究对象提供该研究足够多的信息，由此研究对象会了解参加研究将经历怎样的过程，研究会带来什么样的效应和影响，在完全了解这些情况的基础上，研究对象自愿同意参与调查研究活动。

（一）知情同意过程

研究对象要充分了解研究项目的下述内容。

1. 这是一个科研项目。

2. 这个科研项目的目的是什么。

3. 参加研究后要经历什么样的一个过程。

4. 参加这个科研项目要花多少时间。

5. 您会得到什么样的补偿。

6. 参加这个研究有没有受伤害的危险或其他不良风险，一旦发生危险，您会遇到什么样的解决办法。

7. 参加该项研究，您是否会受益。

8. 如果该项研究获得成功，由于您的参加其他人是否会受益。

研究对象在充分了解上述内容后，可做出是否参加该项研究的决定，如同意参加应签署知情同意书。

（二）知情同意书

知情同意书（informed consent form）是研究对象表示自愿参与医学研究的文件证明。知情同意书必须符合完全告知的原则。采用研究对象能够理解的文字和语言，使研究对象能够充分理解，自主选择是否参加该研究项目。知情同意书应包括以下基本内容：

1. 医学研究的背景与目的。

2. 基本研究内容。

3. 基本研究步骤与流程。

4. 基本研究方法及研究时限。

5. 参加医学研究人员的条件及研究机构资质。

6. 参加该项研究的不适和风险。

7. 参加该项研究的获益。

8. 对受试者的保护措施。

9. 参加该项研究的费用和补偿。

10. 怎样保护隐私及对个人信息保密。

11. 如果遇到问题或困难，该与谁联系。

12. 研究者声明等内容。

（三）知情同意书签署生效

研究对象在完全了解上述知情同意书内容的情况下，自愿签署知情同意书。对特殊研究群体：如不满 18 岁儿童、智力低下不能自主决定等人群，除需本人签字外，还要同时有监护人签字才能生效。

（四）重新获取签署的知情同意书

当发生下列情形时，研究者应当再次获取受试者签署的知情同意书：

1. 研究方案、范围、内容发生变化。

2. 利用过去用于诊断、治疗的有身份标识的样本进行研究。

3. 生物样本数据库中有身份标识的人体生物学样本或者相关临床病史资料，再次使用进行研究。

4. 研究过程中发生其他变化。

第三节　人体研究严重不良事件报告的管理

科研项目实施过程中如果发生了不良医学事件，对受试者造成了不同程度危害，项目负责人应根据不良事件轻、重程度，采取不同方式立即向伦理委员会报告。

一、不良事件类型

根据不良事件发生的原因，不良事件对受试者损伤的程度及不良事件的可预测性，对不良事件进行如下分类和分级。

（一）不良事件

不良事件指的是参与医学研究的受试者在研究过程中出现的不良医学事件，但并不一定与研究有因果关系。

（二）严重不良事件

医学研究过程中发生的须住院治疗、延长住院时间、伤残、影响工作能力、危及生命或死亡、导致先天畸形等事件。

（三）非预期不良事件

研究方案、知情同意书、研究者手册、药品使用或包装信息中没有明确说明的、在研究过程中发生的不良医学事件。

二、不良事件报告要求

根据不良事件严重程度决定向伦理委员会报告的时间和方式,根据不良事件发生的原因决定是否需要先终止科学研究,并详细说明不良事件发生的过程和结果。

(一)严重不良事件报告

主要研究者填写严重不良事件报告表,在严重不良事件发生后的 10 个工作日内向伦理委员会报告,并在报告上签名及注明日期。致死的不良反应,应以最快的通信方式(如电话、传真、E-mail 等)报告。伦理委员会应当及时审查并采取相应措施,以保护受试者的人身安全与健康权益。

(二)非预期不良事件报告

影响研究风险受益比的非预期不良事件参照严重不良事件报告,其余非预期不良事件在跟踪审查申请报告或结题报告中报告。

第四节 动物实验研究的伦理要求

许多国家都建立了严格的实验动物伦理审查制度,我国虽起步较晚,各地发展也不均匀,但也初步形成了较为完整的政策和管理体系。善待实验动物是人类道德文明的体现,科研工作者对动物实验的伦理学认知和践行,不仅反映出科研工作者的生命价值观、职业伦理观和科学态度,还直接影响其动物实验的开展及科研结果、结论的国际认同。目前我国生物医学期刊动物伦理审查状况不容乐观,我国生物医学科研人员的动物伦理意识较淡薄,医学科学研究的动物实验伦理审查有待加强。

知情同意权是人体试验受试者自主权的集中体现,然而实验动物却不能拒绝参与研究,这是人体试验和动物实验在伦理审查中的最根本区别,因此在动物实验伦理审查中,不可能采用签署知情同意书的形式,而是主要依靠研究者、审查者的专业知识和所参照的法律依据、惯例、规则等来判断研究是否违背伦理准则,审查的内容主要包括研究者资质、动物的选择、实验目的、方法和条件、动物的处死等方面。

一、研究者资质

研究者资质主要是指从业资格(为进行动物实验研究所取得的资格),该资格反映了参与动物实验研究的人员接受动物实验专业训练的情况以及所达到的程度。原则上要求申请者或实验参与者参加过实验动物学会举办的实验动物技术培训班并获得结业证书,或参加由实验动物中心开授的"实验动物学"课程。研究者的学历和专业技术职称可作为审查的辅助信息。

二、实验动物

伦理委员会应当公开、公正、客观地开展工作,在综合评估实验动物所受的伤害以及使用动物的必要性基础上进行科学伦理审查,并出具伦理审查报告,审查的首要内容是判断该研究是否必须使用实验动物,审查其替代的可能性,在符合科学原则的条件下,应积极开展实验动物替代方法的研究与应用。尽可能用没有知觉的实验材料代替活体动物,用进化低等的动物替代进化高等的动物,尽可能使用最少量的动物获取同样多的实验结果或使用一定数量的动物获得更多的实验结果。在确认不能替代时须审查动物来源、品种品系、等级、规格、性别、数量等是否已经是该研究的最佳选择。伦理审查申请表中要正确填写动物来源(生产单位名称)、品种品系、等级、规格、性别、数量和实验动物生产许可证号等。

三、实验目的、方法和条件

伦理委员会需要审查的内容包括实验目的的正确性、实验设施的合法性,研究技术路线和方法的科学性、可靠性等。对实验细节的审查具体涉及动物的分组、日常饲养管理、动物实验处理、观察指标的选择、观察终点的确定等。

◤（一）实验目的

确保该研究有明确的实验目的并且具有深远的科学价值,研究中的动物都能得到人道的对待和适宜的照料,在不与研究发生冲突的前提下保证动物的健康和福利。实验动物应用过程中,应充分考虑动物的利益,善待动物,防止或减少动物的应激,将动物的疼痛降到最低程度;尊重动物生命,在对实验动物进行手术、解剖或器官移植时,必须进行有效麻醉。术后恢复期应根据实际情况,进行镇痛和有针对性的护理及饮食调理;在不影响实验的前提下,对动物身体的强制性限制宜减到最少,制止针对动物的野蛮行为;实验动物项目要保证从业人员的安全;动物实验方法和目的符合人类的道德伦理标准和国际惯例。

◤（二）实验方法和条件

伦理委员会重点审查实验方案、实验周期、动物的种类和数量、分组情况、动物疼痛和痛苦的控制措施、动物术后护理及安乐死处理措施。实验方案能否进一步优化、各项保障实验动物福利的措施能否落实到位是审查重点。如果实验结束后动物仍能存活,则还须审查安乐死的必要性和方法。处死实验动物时,须按照人道主义原则实施安乐死术。处死现场,不宜有其他动物在场。确认动物死亡后,方可妥善处置尸体。

◤（三）动物实验伦理审查申请表的基本内容

动物实验伦理审查申请表的基本内容应该包括:实验目的,动物来源及使用状况,实验过程,实验场所及动物处理方法。

1. 在申请书中要求写明实验项目的意义、实验周期、动物的种类和数量、分组情况、动物疼痛和痛苦的控制措施、动物术后护理及安乐死处理措施。

2. 实验参与人员 确认参与人员名单,名单内人员通过培训后可授权进入,非参与人员不能进入实验室。

3. 使用动物情况 请正确填写动物来源(生产单位名称),实验动物生产许可证号。

4. 实验流程图或列表 请重点说明实验动物分组情况,每组动物数量。

5. 针对"3R原则"要求的解释说明 可参考以下说明。实验动物数量是否可减少:不可,具有统计学意义的最少动物数量;实验动物是否可替代:不可,体内实验必须验证;实验条件是否可优化:已以优化条件处理实验动物。

6. 实验场所的描述 动物实验中心的名称,许可证号。

7. 麻醉、镇定、止痛的方法 涉及麻醉的请写明麻醉药物名称、浓度、剂量。

8. 实验动物的处理 请说明安乐死方法。

第五节 药物临床试验伦理审查

为加强药物临床试验的质量管理和对受试者的保护,规范和指导伦理委员会的药物临床试验伦理审查工作,提高药物临床试验伦理审查工作质量,根据《药品注册管理办法》和《药物临床试验质量管理规范》的有关规定,2010 年国家食品药品监督管理局组织制定了《药物临床床试验伦理审查工作指导原则》。

一、伦理审查的申请与受理

伦理审查申请人须按伦理委员会的规定和要求向伦理委员会提交伦理审查申请文件。提交伦理审查申请的文件包括（但不限于下述文件内容）：

1. 伦理审查申请表（签名并注明日期）。
2. 临床试验方案（注明版本号和日期）。
3. 知情同意书（注明版本号和日期）。
4. 招募受试者的相关材料。
5. 病例报告表。
6. 研究者手册。
7. 主要研究者履历。
8. 药物临床试验批件。
9. 其他伦理委员会对申请研究项目的重要决定的说明,应提供以前否定结论的理由。
10. 试验药物的检验合格报告。

二、伦理审查的主要内容

伦理审查的主要内容包括：试验方案的设计与实施,试验的风险与受益,受试者的招募,知情同意书告知的信息,知情同意的过程,受试者的医疗和保护、隐私和保密,涉及弱势群体的试验,涉及特殊疾病人群、特定地区人群/族群的试验。

（一）试验方案的设计与实施

伦理委员会在确定研究者资质前提下,从实验设计的科学性、合理性及实施过程监督等方面进行审查。

1. 试验设计的科学性 试验符合公认的科学原理,基于文献以及充分的实验室研究和动物实验。

2. 试验设计的合理性 与试验目的有关的试验设计和对照组设置的合理性。

3. 受试者退出试验标准合理性 受试者提前退出试验的标准,暂停或终止试验的标准。

4. 试验实施监督 试验实施过程中的监察和稽查计划,包括必要时成立独立的数据与安全监察委员会。

5. 研究者资质审查 研究者有资格与经验,并有充分的时间开展临床试验,人员配备及设备条件等符合试验要求。

6. 试验结果的公布 临床试验结果报告和发表的方式。

（二）试验的风险与受益

根据科研伦理的三大原则，应对受试者的受益与风险进行科学评估，保障受试者的权益，确定试验的社会效益。

1. 试验风险评估   试验风险的性质、程度与发生概率的评估。

2. 试验风险大小的判断   风险在可能的范围内最小化。

3. 预期受益的评估   受试者的受益和社会的受益。

4. 试验风险与受益的合理性   评估受试者风险与受益的合理性应遵循以下两个原则：①对受试者有直接受益前景的试验，预期受益与风险应至少与目前可获得的替代治疗的受益与风险相当，试验风险相对于受试者预期的受益而言，必须是合理的；②对受试者没有直接受益前景的试验，风险相对于社会预期受益而言，必须是合理的。

（三）受试者的招募

在研究方案中招募受试者特征要详尽描述，保证公平、公正，并做到受试者在完全知情的情况下，签署知情同意书，成为研究对象。

1. 受试者的人群特征（包括性别、年龄、种族等）。

2. 试验的受益和风险在目标疾病人群中公平和公正分配。

3. 拟采取的招募方式和方法。

4. 向受试者或其代表告知有关试验信息的方式。

5. 受试者的纳入与排除标准。

（四）知情同意书告知的信息

伦理审查重点为：知情同意书是否告知受试者试验目的，风险与受益，明确标识受试者自愿原则，信息保密的措施，以及发生不良事件所采取的解决方案。知情同意书告知的信息应包括：

1. 试验目的，应遵循的试验步骤（包括所有侵入性操作），试验期限。

2. 预期的受试者的风险和不便。

3. 预期的受益。

4. 受试者可获得的备选治疗，以及备选治疗重要的潜在风险和受益。

5. 受试者参加试验是否获得报酬。

6. 受试者参加试验是否需要承担费用。

7. 能识别受试者身份的有关记录的保密程度，并说明必要时，试验项目申办者、伦理委员会、政府管理部门按规定可以查阅参加试验的受试者资料。

8. 如发生与试验相关的损害时，受试者可以获得的治疗和相应的补偿。

9. 说明参加试验是自愿的，可以拒绝参加或有权在试验的任何阶段随时退出试验而不会遭到歧视或报复，其医疗待遇与权益不会受到影响。

10. 当存在有关试验和受试者权利的问题，以及发生试验相关伤害时，有联系人及联系方式。

（五）知情同意的过程

审查知情同意实施过程要确保受试者完全知情，充分理解，自愿参加情况下本人签署知情同意书。

1. 知情同意应符合完全告知、充分理解、自主选择的原则。

2. 知情同意的表述应通俗易懂，适合该受试者群体理解的水平。

3. 对如何获得知情同意有详细的描述，包括明确由谁负责获取知情同意，以及签署知情同意书的规定。

4. 计划纳入不能表达知情同意者作为受试者时，理由充分正当，对如何获得知情同意或授权同意有详细说明。

5. 在研究过程中听取并答复受试者或其代表的疑问和意见。

（六）受试者的医疗和保护

在提交的伦理审查资料中，要详细叙述试验过程及试验结束后给受试者提供的医疗保障，对造成损害的受试者，所能提供的补偿或治疗方案。

1. 研究人员资格和经验与试验的要求相适应。

2. 因试验目的而不给予标准治疗的理由。

3. 在试验过程中和试验结束后，为受试者提供的医疗保障。

4. 为受试者提供适当的医疗监测、心理与社会支持。

5. 受试者自愿退出试验时拟采取的措施。

6. 延长使用、紧急使用或出于同情而提供试验用药的标准。

7. 试验结束后，是否继续向受试者提供试验用药的说明。

8. 受试者需要支付的费用说明。

9. 对受试者提供的补偿（包括现金、服务或礼物）。

10. 由于参加试验造成受试者的损害/残疾/死亡时提供的补偿或治疗。

11. 保险和损害赔偿。

（七）隐私和保密

受试者个人信息的保密是受试者非常关心的问题，应详细说明采取怎样措施保障受试者个人信息的安全。

1. 可以查阅受试者个人信息（包括病历记录、生物学标本）人员的规定。

2. 确保受试者个人信息保密和安全的措施。

（八）涉及弱势群体的试验

弱势群体受到全社会关注，要有充足理由说明研究对象是弱势群体，还需要详细描述弱势群体知情同意实施过程，确保符合科研伦理的原则，保证受试者权益不受侵害。

1. 唯有以该弱势人群作为受试者，试验才能很好地进行。

2. 试验针对该弱势群体特有的疾病或健康问题。

3. 当试验对弱势群体受试者不提供直接权益时，试验风险一般不得大于最小风险，除非伦理委员会同意风险程度可略有增加。

4. 当受试者不能给予充分知情同意时，要获得其法定代理人的知情同意，如有可能还应同时获得受试者本人的同意。

（九）涉及特殊疾病人群、特定地区人群/族群的试验

如果该项研究涉及特殊疾病人群、特定地区人群/族群，首先要符合国家及特定地区的相关法律法规，并且研究结果有利于提高特殊疾病人群、特定地区人群/族群的医疗卫生保障。

1. 该试验对特殊疾病人群、特定地区人群/族群造成的影响。

2. 外界因素对个人知情同意的影响。

3. 试验过程中，计划向该人群进行咨询。

4. 该试验有利于当地的发展，如加强当地的医疗保健服务，提升研究能力，以及应对公共卫生需求的能力。

第六节　新形势下的科研伦理

随着科学发展，科研内容、科研领域和科研范围都显示出新的变化趋势，多中心联合研究及国际合作课题日益增多。研究手段及研究策略都存在新的发展模式。研究对象涉及的范围越来越广，甚至包括一些特殊群体。现代科学技术诸如生物科学、信息技术等，与人的联系越来越紧密，甚至直接作用于人本身。很多科学技术不断突破人的想象，如基因编辑等生命科学领域、脑机接口等人工智能领域，都是新形势下出现在科研伦理的新问题，因此科研伦理面临新的挑战。

一、特殊人群受试者的科研伦理

2020 年 7 月 1 日起施行的新修订《药物临床试验质量管理规范》中，专门指出伦理委员会的职责是保护受试者的权益和安全，应当特别关注弱势受试者。针对弱势受试者的保护措施尤其要关注以下人群：精神障碍患者、无知情同意能力者、儿童和青少年、孕产妇、老年人、在校学生、监狱服刑者。科研伦理中的受试者脆弱性包括：经济脆弱性、机构脆弱性、认知脆弱性、社会脆弱性、医疗脆弱性和遵从脆弱性。

（一）经济脆弱性

经济脆弱性（economic vulnerability）指受试者在社会和服务（如收入、住房或医疗）分配方面处于不利地位，可能导致其容易受到对参与研究的某些不当引诱的影响而参加研究，从而影响到选择的自主性，以及受到不当利用的危险。

（二）机构脆弱性

机构脆弱性（institutional vulnerability）指受试者因屈从于某种权威而参加研究，如罪犯、士兵、学生等容易受到权威的不当影响。

（三）认知脆弱性

认知脆弱性（cognitive vulnerability）指受试者由于认知的脆弱性，不能充分理解信息，未经深思熟虑而做出参与研究的决定。

（四）社会脆弱性

社会脆弱性（social vulnerability）指受人轻视、歧视的被社会边缘化的社会群体，其成员的利益、福利以及对社会的贡献往往遭到轻视或漠视。具有社会脆弱性特点的人通常在经济上也脆弱。

（五）医疗脆弱性

医疗脆弱性（medical vulnerability）指患有严重疾病而没有标准治疗的受试者（如癌症转移患者、罕见病患者），可能因其或其医生认为研究中的干预是最佳疗法而参加研究。

（六）遵从脆弱性

遵从脆弱性（compliance vulnerability）指受试者屈从于社会建构的某种权威，如基于性别、种族或阶层的不平等，医患之间权利和知识拥有上的不平等，或者性质更为主观的因素，如父母通常会遵从他们成年儿女的愿望。

二、涉及多中心的科学研究

如研究涉及多中心联合试验，先由组长单位获得伦理审批号，然后各个分中心需重新经过伦理审查。如涉及我国人类遗传资源开展的国际合作科学研究，应由合作双方共同提出申请，并经过国务院科学技术行政部门的批准，才能开展国际合作。

三、大数据背景下的研究对象隐私权保护

随着基因编辑、人工智能等新兴科学技术快速发展，科学技术深刻地改变甚至颠覆了自然进化法则、人类的生存方式、人类与自然的关系，扩展了人类对未来的想象和担忧。伦理问题越来越突显，伦理的规章制度也越来越不可或缺。

（一）影像、图片及系谱隐私权的保护

患者的有关信息不应以照片或者书面相关文字描述、影像图片、CT扫描以及基因谱系等形式出版，除非这些信息对于科学研究不可或缺，并且得到患者（或监护人）签署的知情同意书。作者应在提供的图片中删除患者姓名，除非患者同意刊登其姓名。如果文章中含有非匿名患者的图像，或对患者身份有明显指示的描述，作者应在文章中陈述已获得患者（或监护人）签署的知情同意书。

（二）大数据背景下患者隐私权的保护

大数据不仅是一种技术手段，而且已成为各学科在创新过程中不可忽视的思维方式。大数据给各学科发展带来了巨大的潜力和空间，但与此同时，各学科在使用大数据时不应忽视数据共享、隐私、伦理等相关问题。大数据引起的伦理道德问题包括：泄露隐私；数据被用于其他用途；大数据算法能够生成不是由研究对象自己提供的新数据；开放数据增加。由于大数据可用于众多研究活动，每个研究团队应制订与本团队内大数据使用相关的行为准则。

四、临床研究遵循的科研伦理原则

无论是前瞻性研究还是回顾性研究，临床研究一律应该由机构伦理委员会审批。回顾性研究的伦理审批内容可以是："本项临床研究为回顾性研究，仅采集患者临床资料，不干预患者治疗方案，不会给患者生理带来风险，研究者会尽全力保护患者提供的信息，不泄露个人隐私，特申请免除知情同意。"

如果科学研究需要应用患者在临床诊断治疗过程中弃用的血样、影像学资料，也同样需要经过机构伦理委员会审查，并由伦理委员会决定是否需要签署知情同意书。

五、涉及遗传资源研究的伦理学要求

现代生物医学对生命秘密的掌握，早已超出传统"患者隐私"的范围，这些秘密不仅涉及个体生命，还关系到人群和民族的遗传信息，包括遗传病家系和特定地区遗传资源。特定的遗

传病基因资源对研究和开发药物具有弥足珍贵的价值。基因研究领域必然需要国际合作,但不能以牺牲公众的知情权和国家的根本利益为代价。2019 年国务院公布了《中华人民共和国人类遗传资源管理条例》,研究应符合此条例。

科研伦理问题越来越被大家所重视,各国都纷纷出台政策规范或发出提醒和警告。科研伦理规范是安全线,既保证科学研究顺利进行,也保护人类社会秩序不受太大冲击。我们要明确,加强从业人员的伦理教育和制定相关伦理规范都是为了保护科学家,保障科研活动的顺利展开。只有充分的信任与必要的监督,才能真正有利于科学技术的健康发展。

（吴　涤）

第四章　实验室安全

创新是高等学校人才培养和科学研究的关键，而基础研究是整个科技创新体系的源头，是所有技术问题的"总开关"，同时，也是高等学校履行人才培养及科学研究核心职能的基础。实验室是高等学校进行教学实践和开展科学研究的重要场所，也是创新的主要承载实体。但与此同时，实验室总量和种类越来越多，各种实验室安全隐患大为增加，火灾、爆炸、中毒、危险品丢失等实验室安全事故时有发生，严重威胁着师生的生命安全。实验室安全不仅关乎个人的身体健康乃至生命安全，而且对学校乃至全社会的安全和稳定都至关重要。因此，了解和掌握实验室工作中的各种安全风险和处置方式，有助于实验人员规避实验过程中的风险点，最大限度地保障实验参与人员的人身安全，避免实验室安全事故的发生。

一、实验室安全风险的管控

近年来，导致严重人员伤亡和财产损失的重特大安全事故接连发生，为我们敲响警钟，提醒我们在完成科研和学业任务的同时，安全意识不能丢，安全规范不能松。进入实验室的每一位参与者都要时刻谨记"实验室安全无小事"，要时刻牢记"隐患险于明火、防范胜于救灾、责任重于泰山"，将安全事故消灭在萌芽之中，才能在保证自身人身安全的前提下顺利完成科研和学业任务。

美国著名安全工程师海因里希（Heinrich）在《工业事故预防》（*Industrial Accident Prevention*）一书中最先提出了事故致因理论及事故致因理论模型（图 4-1），阐明了导致伤亡事故的各种因素之间的关系以及这些因素与事故、伤害之间的关系。海因里希把工业事故的发生过程描述为具有因果关系的事件的连锁过程，他用 5 块"多米诺骨牌"来形象地说明这种因果关系，这 5 块骨牌分别是遗传及社会环境、人的缺点、人的不安全行为和物的不安全状态、事故的发生、事故造成的伤害。当一块骨牌被碰倒，将会导致下一块骨牌的倒下，形成连锁反应，最后导致事故并造成伤害。海因里希强调安全管理工作的中心是移去事故连锁中的一块骨牌，即防止人的不安全行为或消除物的不安全状态，从而中断事故连锁的进程，避免伤亡事故的发生（图 4-2）。海因里希事故致因理论同样适用于高等学校实验室安全事故的防范。为防止高等学校实验室安全事故的发生，须首先找到高校实验室中存在的人的不安全行为和物的不安全状态，才能做到有的放矢，对症下药，才能真正阻断实验室安全事故的发生，保障实验参与者和他人的人身和财产安全。

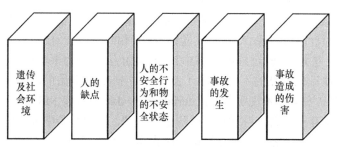

图 4-1　海因里希事故致因理论模型

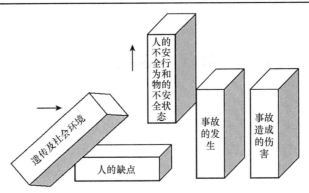

图 4-2　防止人的不安全行为和（或）消除物的不安全状态

那么如何才能找到实验过程中人的不安全行为和物的不安全状态呢？这就需要我们真正了解实验室中存在的各种人的不安全行为和物的不安全状态，才能认识和预知实验过程和实验环境中所面临的每一个风险点，才能真正地规避，及时处置、防范和化解实验室安全事故的发生。

二、实验室安全事故的主要类型及注意事项

有研究统计了近十年全国高等院校、科研院所及企业实验室发生的各类典型安全事故，统计结果表明，火灾、爆炸和中毒是实验室安全事故的主要类型（图 4-3）。同时，由于医学院校学科专业特点，生物安全也是实验室风险防控的重要一环。根据海因里希事故致因理论，我们将着重分析导致实验室安全事故发生的主要风险点和危险因素，以利于实验人员在实验研究过程中切实规避风险点，消除隐患，保障自身及他人的人身和财产安全。

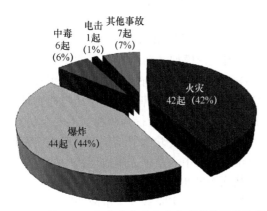

图 4-3　统计 100 起各类实验室安全事故数及其比例

高校实验室安全事故的触发原因（人的不安全行为和物的不安全状态）有多种，如违反实验操作规程，实验操作不当，化学品存储不规范，化学反应失控，设备老化、故障或缺陷，用电设施未关，实验办公未分区等。但对安全事故触发原因的统计数据表明：因违反实验操作规程和实验操作不当引发的安全事故最多，导致的人员伤亡也最多。这两类安全事故占事故总数的 52%，致亡人数占 40%，受伤人数占 65%。所以为保证实验参与人员的安全，首先要做的是严格按规范实验标准流程操作，同时实验前要详细阅读试剂及仪器设备的说明书和操作指南，并且要做好实验方案，实验过程中要集中精力，防止因注意力不集中引发实验室安全事故。化学品存储要特别注意化学品的不相容性（表 4-1），使用化学品前应仔细阅读化学品安全标签（图 4-4）和化学品安全技术说明书（material safety data sheet，MSDS），特别需要注意的是挥发性有机溶剂严禁存放在普通冰箱中，以防引发闪爆。日常实验中要仔细检查仪器设备电源线有无老化、插座有无虚接等，仪器开机运行时人员不得长期离开。加热、发热和大功率用电器严禁无人员值守使用，同时应做到"人走水电气断"，以防电器火灾事故发生。并且要做到实验室着装规范，禁止在实验区域穿拖鞋、凉鞋，禁止不穿实验服在实验区域实验，禁止在实

验室内吃喝，同时长发者应扎好头发以防发生绞缠事故。

表 4-1 常见不相容化学品清单

化学品	不相容、不得混合、不得一起储存物质
乙酸	铬酸、硝酸、羟基化合物、乙烯乙二醇、高氯酸、过氧化氢、高锰酸
乙炔	氯、溴、铜、氟、银、汞
丙酮	浓缩的硝酸、硫酸混合物
碱和碱性金属（如铝、镁、钙、锂、钠、钾的粉末）	水、四氯化碳或其他氯代烃类、二氧化碳、卤素
氨（无水）	汞、氯、次氯酸钙、碘、溴、氢氟酸（无水）
硝酸铵	酸类、金属粉末、易燃液体、氯酸盐、硝酸盐、硫、有机材料或易燃材料
苯胺	硝酸、过氧化氢
含砷的物质	任何还原剂
叠氮化物	酸类
溴	参阅"氯"一栏
氧化钙	水
活性炭	次氯酸钙、所有的氧化剂
四氯化碳	钠
氯酸盐	铵盐、酸类、金属粉末、硫、有机材料或易燃材料
铬酸和三氯化铬	乙酸、萘、樟脑、甘油、乙醇、一般的易燃液体
氯	氨、乙炔、丁二烯、丁烷、甲烷、丙烷（或其他石油气体）、氢、碳化钠、苯、分开的金属、松脂
二氧化氯	氨、甲烷、磷化氢、硫化氢
铜	乙炔、过氧化氢
异丙苯过氧化氢	酸类（有机或无机）
氰化物	酸类
易燃液体	硝酸铵、铬酸、过氧化氢、硝酸、过氧化钠、卤素
氟	任何其他化学品
碳氢化合物（如丁烷、丙烷、苯）	氟、氯、溴、铬酸、过氧化钠
氢氰酸	硝酸、碱
氢氟酸（无水）	氨（有水或无水）
过氧化氢	铜、铬、铁、大多数金属或其盐类、乙醇、丙酮、有机材料、苯胺、硝基甲烷、易燃材料
硫化氢	发烟硝酸、氧化气体
次氯酸盐	酸类、活性炭
碘	乙炔、氨（有水或无水）
汞	乙炔、雷酸、氨
硝酸盐	硫酸
硝酸（浓缩）	乙酸、苯胺、铬酸、氢氰酸、硫化氢、易燃液体、易燃气体、任何重金属
亚硝酸盐	酸类
硝基烷	无机基质、胺
草酸	银、汞
氧	油类、油脂、氢、易燃液体、固体或气体
高氯酸	乙酸酐、铋及其合金、乙醇、纸、木、油脂、油类
有机过氧化物	酸类（有机或矿物）

续表

化学品	不相容、不得混合、不得一起储存物质
磷（白色）	空气、氧、碱类、还原剂
钾	四氯化碳、二氧化碳、水
氯酸钾	硫酸和其他酸类
高氯酸钾	参阅"氯酸盐"一栏
高锰酸钾	甘油、乙烯乙二醇、苯甲醛、硫酸
硒化物	还原剂
银	乙炔、草酸、酒石酸、铵化合物、雷酸
钠	四氯化碳、二氧化碳、水
硝酸钠	硝酸铵和其他铵盐
硫化物	乙醇、甲醇、冰醋酸、无水石膏、二硫化碳、甘油、乙烯乙二醇、乙酸乙酯、乙酸甲酯、糠醛、酸类
硫酸	氯酸钾、高氯酸钾、高锰酸钾（钠、锂等轻金属的类似化合物）
碲化物	还原剂

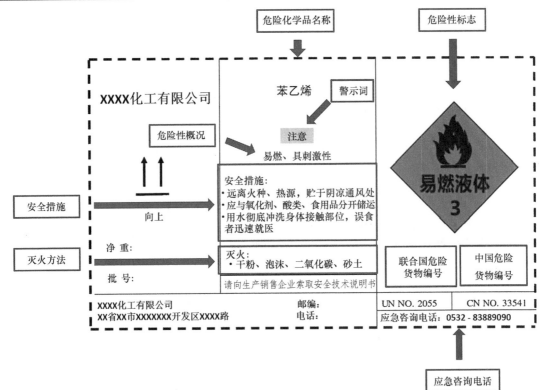

图 4-4 化学品安全标签示例

其中警示词根据化学品的危险程度和类别，用"危险""警告""注意"三个词分别进行危害程度的警示；应急咨询电话一般包含化学品生产企业的应急咨询电话和国家化学事故应急咨询电话，其中 0532-83889090（24h）为国家危险化学品事故应急咨询电话

三、实验室安全警示标志

根据 GB 2008 对于安全色和安全标志的要求，安全色是表达安全信息的颜色，主要有红、黄、蓝、绿四种；安全标志分为警告标志、禁止标志、指令标志和提示标志。其中，红色表示

禁止、停止、消防和危险的意思（禁止标志）；黄色表示注意、警告的意思（警告标志）；蓝色表示指令、必须遵守的规定（指令标志）；绿色表示通行、安全和提供信息的意思（提示标志）。

1. 警告标志 图形是三角形，黄色衬底，边框和图像是黑色。示意见图 4-5。

图 4-5 常见警告标志

2. 禁止标志 图形为圆形、黑色，白色衬底，红色边框和斜杠。示意见图 4-6。

图 4-6 常见禁止标志

3. 指令标志 图形为圆形、白色，蓝色衬底。示意见图 4-7。

   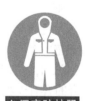

图 4-7 常见指令标志

4. 提示标志 背景为绿色，图形为白色。示意见图 4-8。

  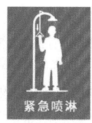   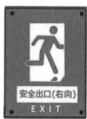

图 4-8 常见提示标志

四、实验室危险废弃物的一般分类和处置原则

实验室危险废弃物是指教学、科研过程中产生的具有毒性（toxicity，T）、腐蚀性（corrosivity，

C）、易燃性（ignitability，I）、反应性（reactivity，R）和感染性（infectivity，In）的废物、废水、废液、废气等实验废弃物，具体名单以《国家危险废物名录》清单为准（最新版本为 2021 年版，生态环境部网站可查）。国家危险废物名单尚未收录或者几种不同性状危险废弃物混合后的处置依照国标 GB 5085.7—2019《危险废物鉴别标准通则》进行。危险废弃物的回收处置须交由具有资质的专业处置公司处理，禁止随意丢弃入生活垃圾桶或通过市政污水管网排放。常见危险废弃物及回收要求如下：

1. 损伤性废物（In） 损伤性废物是指能够刺伤或者割伤人体的废弃医用锐器，如医用针头、缝合针、解剖刀、手术刀、载玻片、玻璃试管、玻璃安瓿等。损伤性废物应置于利器盒内收集和存放。

2. 病理性废物（In） 病理性废物是指实验过程中产生的人体废弃物和医学实验动物尸体等，如病理切片后废弃的人体组织、病理蜡块，医学实验动物的组织、尸体等。病理性废物应置于医疗垃圾桶内收集，其中人体组织、实验动物组织、尸体等收集后应置于冰箱内冷冻保存。

3. 感染性废物（In） 感染性废物是指携带病原微生物具有引发感染性疾病传播危险的医疗废物，如被患者血液、体液、排泄物污染的物品[包括棉球、棉签、引流棉条、纱布及其他各种敷料；一次性医疗用品及一次性医疗器械（不含注射器针头）；其他被患者血液、体液、排泄物污染的物品]，病原体的培养基、标本和菌种、毒种保存液，各种废弃的医学标本，废弃的血液、血清等。

4. 一般有机废液（T，I，R） 一般有机废液指含有机溶剂如苯、苯乙烯、丁醇、丙酮、正己烷、甲苯、邻二甲苯、间二甲苯、对二甲苯、1，2，4-三甲苯、乙苯、乙醇、异丙醇、乙醚、丙醚、乙酸甲酯、乙酸乙酯、乙酸丁酯、丙酸丁酯、苯酚的废液，以及在使用后混合的含有一种或多种上述溶剂的混合/调和溶剂。一般有机废液禁止直接倾倒入下水道。向废液桶中倒入废液前应仔细核对不相容危险废弃物清单，确认倒入后不会与桶中已有的化学物质发生异常反应（如产生有毒挥发性气体、剧烈放热等），否则应单独暂存于其他容器中。

5. 有机含卤废液（T，I） 有机含卤废液指含各类卤代物的有机溶剂，如四氯化碳、二氯甲烷、1，1-二氯乙烷、1，2-二氯乙烷、1，1，1-三氯乙烷、1，1，2-三氯乙烷、三氯乙烯、四氯乙烯，以及在使用后混合的含有一种或多种上述卤化溶剂的混合/调和溶剂。有机含卤废液禁止与一般有机废液混合（因回收处理方法不同），应单独容器存放，其余注意事项同一般有机废液。

6. 乙腈废液（T，I） 由于含乙腈废液回收处理方法与一般有机废液不同，故含乙腈废液禁止与一般有机废液混合，应单独容器存放，其余注意事项同一般有机废液。

7. 剧毒化学废液（T） 实验室产生的剧毒废液应单独暂存于化学惰性的容器中，不可将几种剧毒物质废液混在一个容器中。

上述各种实验室危险废弃物应装在相应容器（或包装）内，并在危险品储存容器（或包装）上粘贴好统一的危险废弃物标签，建立好统一台账，放置在实验室内指定位置，确保包装牢固，等待学校统一回收。严禁将危险品容器（或包装）放置在实验室门口、走廊等位置。

五、各类实验室安全事故的预防处置

针对实验室常见的火灾、爆炸、中毒和化学灼伤等安全事故，我们梳理了一些常见的事故诱因、预防要点和应急处置措施，以便实验参与者能在实验过程中留意和避免相关事故诱因，预防事故发生；同时了解一些应急处置措施，可以在事故发生后尽快、尽早处置，把实验室安全事故的危害降到最低，最大限度地保障实验参与人员的人身安全，避免恶性实验室安全事故的发生。

1. 火灾事故 火灾是实验室，特别是化学实验室最容易发生的事故，主要诱因是加热或处理低沸点有机溶剂时操作不当。常见的有机溶剂如乙醚、苯和丙酮等的闪点（又称闪火点，是材料或制品与外界空气形成的混合气与火焰接触时发生闪火并立刻燃烧的最低温度）较低，其蒸气只需接触红热物体的表面便会着火。其中，二硫化碳尤其危险，即使与暖气散热器或热灯泡接触，其蒸气也会着火，应该特别小心。

（1）火灾事故的预防：有效防范才是防止火灾最重要的一环。为了预防火灾，应切实遵守以下几点：

1）严禁在开口容器或密闭体系中用明火加热有机溶剂。

2）废溶剂做好标识，严禁随意乱倒，应分类收集再集中处理。

3）不得在烘箱内存放、干燥、烘烤有机物。

4）严禁私拉、乱接电线。

（2）火灾事故的处置：万一不慎失火，切莫慌惊失措。只要掌握必要的消防知识，一般可以迅速灭火。化学品火灾一般不用水灭火！这是因为水能和一些化学品发生剧烈反应，用水灭火时会引起更大的火灾甚至爆炸，并且大多数有机溶剂不溶于水且比水轻，用水灭火时有机溶剂会浮在水表面，反而扩大火场。另外，要熟悉实验室使用化学品的安全标签，发生化学品火灾时应遵循化学品安全标签上的灭活方法进行扑救。同时可依照如下操作进行紧急处理：

1）对在容器中（如烧杯、烧瓶、漏斗等）发生的局部小火，可用湿抹布盖灭。

2）有机溶剂在桌面或地面上蔓延燃烧时，不得用水冲或泡沫灭火器灭火，可用细沙覆盖或用干粉灭火器灭火。

3）对钠、钾等金属着火，通常用干燥的细沙覆盖。严禁用水，否则会导致猛烈的爆炸，也不能用 CO_2 灭火器和干粉灭火器。

4）若衣服着火，切勿慌张奔跑，以免风助火势。化纤织物最好立即脱除；一般小火可用湿抹布包裹使火熄灭；若火势较大，可就近用水龙头浇灭。必要时可就地卧倒打滚，一方面可防止火焰烧向头部；另一方面在地上压住着火处，可使其熄火。

5）在反应过程中，若因冲料、渗漏、油浴着火等引起反应体系着火时，情况比较危险，处理不当会加重火势。扑救时必须谨防冷水溅在着火处的玻璃仪器上，必须谨防灭火器材击破玻璃仪器，造成严重的泄漏而扩大火势。使用灭火器灭火时应由火场的周围逐渐向中心处扑灭。

2. 爆炸事故　实验室发生爆炸事故的常见原因（或诱因）主要有化学和物理两方面。物理因素如在密闭体系中进行蒸馏、回流等加热操作不当；化学因素常见如不相容化学药品混淆（如氧化剂和还原剂的混合物在受热、摩擦或撞击时会发生爆炸）、反应过于激烈而失去控制、易燃易爆气体混入空气达到爆炸极限（如氢气、乙炔等大量逸入空气引起爆燃，常见易燃类物质在空气中的爆炸极限见表 4-2）、敏感性化合物受激[如硝酸盐类、硝酸酯类、有机过氧化物（如过氧酸）等受热或被敲击时会爆炸]等。

表 4-2　常见易燃物质在空气中的爆炸极限

名称	爆炸极限（V/V，%）	名称	爆炸极限（V/V，%）
氢气	4.1～74.2	丙酮	2.6～13.0
乙炔	3.0～82.0	甲醇	6.7～36.5
二硫化碳	1.0～44.0	乙醇	3.3～19.0
乙醛	4.0～57.0	丙醇	2.1～13.5
一氧化碳	12.5～74.0	苯	1.4～8.0
乙醚	1.9～36.5		

（1）爆炸事故的预防：爆炸的毁坏力极大，会造成较大人员伤亡和财产损失，必须严格加以防范。凡有爆炸危险的实验，在实验前必须做好实验方案和安全预案，并严格按规程操作。此外，应该遵守以下几点：

1）取出的试剂药品不得随便倒回储备瓶中，也不能随手倾入垃圾桶，应按规定处理。

2）不得让气体钢瓶在地上滚动，不得撞击钢瓶表头，更不得随意调换表头；搬运钢瓶时应使用钢瓶车。

3）在使用易燃、易爆气体时，如氢气、乙炔等，必须在通风橱内进行，并且不得在其附近使用明火。

（2）爆炸事故的处置：如果发生爆炸事故，应首先将受伤人员撤离现场并送往医院急救，同时立即切断电源，关闭可燃气体和水龙头，并迅速清理现场以防引发其他着火、中毒等事故。如已发生其他事故，按相应办法处理。

3. 化学中毒和化学灼伤事故　化学中毒主要是由各种途径导致有毒化学品的摄入引发（如有毒物质的蒸气经呼吸道吸入；有毒化学品经皮肤黏膜吸收；误食有毒化学品或被有毒物质污染的食物或饮料等）。

化学灼伤则是因为皮肤直接接触强腐蚀性物质、强氧化剂、强还原剂，如浓酸、浓碱、氢氟酸、溴等引起的局部外伤。

（1）化学中毒和化学灼伤事故的预防

1）最重要的是保护好眼睛！在实验过程中应该一直佩戴护目镜（平光玻璃或有机玻璃眼镜），防止眼睛受刺激性气体熏染，防止任何化学品特别是强酸、强碱、玻璃屑等异物进入眼内。

2）禁止用手直接取用化学试剂，使用毒品时除用药匙、量器外必须戴橡皮手套，实验后马上清洗仪器用具并立即用肥皂洗手。

3）尽量避免吸入任何药品和溶剂蒸气。处理具有刺激性、恶臭和有毒化学药品时（如 H_2S、Cl_2、Br_2、CO、SO_2、HCl、HF、浓硝酸、发烟硫酸、浓盐酸等）须在通风橱中进行。通风橱开启后，不要把头伸入橱内，并保持实验室通风良好。

4）禁止用口通过移液管吸取浓酸、浓碱及有毒液体，应使用吸耳球吸取。

5）禁止冒险品尝药品试剂，不得用鼻子直接嗅气体，而应使用手向鼻孔扇入少量气体。

6）不要用乙醇等有机溶剂擦洗溅在皮肤上的化学品，这种做法有可能增加皮肤对化学品的吸收速度。

7）实验室里禁止进食，禁止赤膊、穿拖鞋/凉鞋。

（2）化学中毒和化学灼伤事故的处置

1）眼睛灼伤：一旦眼内溅入任何化学品，应立即用大量清水缓缓彻底冲洗。实验室内应备有专用洗眼器。洗眼时要保持眼皮张开，可由他人帮助翻开眼睑，持续冲洗 15min 以上。忌用稀酸中和溅入眼内的碱性物质，反之亦然。对因溅入碱金属、溴、磷、浓酸、浓碱或其他刺激性物质导致眼睛灼伤者，急救后必须迅速送往医院检查治疗。

2）皮肤灼伤

A. 酸灼伤：先用大量水冲洗，以免深度受伤，再用稀 $NaHCO_3$ 溶液或稀氨水浸洗，最后用水洗。氢氟酸能腐蚀指甲、骨头，滴在皮肤上会引起痛苦的、难以治愈的烧伤。皮肤被灼烧后，应先用大量水冲洗 20min 以上，再用冰冷的饱和 $MgSO_4$ 溶液或 70%乙醇浸洗 30min 以上，或用大量水冲洗后，用肥皂水或 2%～5% $NaHCO_3$ 溶液冲洗，用 5% $NaHCO_3$ 溶液湿敷，局部外用可的松软膏。

B. 碱灼伤：先用大量水冲洗，再用 1%硼酸溶液浸洗，最后用水洗。在受上述灼伤后，若创面起水疱，不宜把水疱挑破。

3）中毒急救：实验中若出现咽喉灼痛、嘴唇脱色，胃部痉挛或恶心呕吐、心悸头晕等症状时，可能系中毒所致。根据中毒原因施以急救措施后，立即送医院治疗，不得延误。①固体或液体毒物中毒，有毒物质尚在嘴里的立即吐掉，并用大量水漱口。误食碱者，先饮大量水，再喝些牛奶；误食酸者，先喝水，再服 Mg（OH）$_2$ 乳剂，最后喝些牛奶。不要用催吐药，也不要服用碳酸盐或碳酸氢盐。重金属盐中毒者，喝一杯含有几克 $MgSO_4$ 的水溶液，并立即就医。不要服催吐药，以免引起危险或使病情复杂化。②吸入气体或蒸气中毒者应立即转移至室外，解开衣领和纽扣，呼吸新鲜空气。对休克者应施以人工呼吸（但不要用口对口法），立即送医院急救。

4. 电器事故　在实验室中，经常使用单相 220V、50Hz 的交流电（照明电），有时也用到三相 380V、50Hz 的交流电（动力电）。任何导线或电气设备都有规定的额定电流值（即允许长期通过而不致过度发热的最大电流值），当负荷过大或发生短路时，通过电流超过额定电流，会发热过度，导致电气设备绝缘损坏和设备烧坏，甚至引起电着火。为了安全用电，应严格按照电路承载能力使用电器，严禁超负荷违规使用大功率电器（表 4-3）。

表 4-3　常见空气断路器（空气开关）和线路最大承载功率

断路器或导线规格	最大承载功率（kW）	断路器或导线规格	最大承载功率（kW）
C10 断路器（10A）	2.5	C100 断路器（100A）	25.0
C16 断路器（16A）	4.0	1.5mm^2 导线	2.2
C25 断路器（25A）	6.0	2.5mm^2 导线	3.5
C32 断路器（32A）	8.0	4.0mm^2 导线	4.8
C40 断路器（40A）	10.0	6.0mm^2 导线	6.0
C60 断路器（60A）	15.0	10.0mm^2 导线	8.5
C80 断路器（80A）	20.0		

（1）电器事故的预防：人体通过 60Hz 25mA 以上的交流电时会发生呼吸困难，通过 100mA 以上交流电则会致死。因此，安全用电非常重要，须遵循安全用电的基本原则（不接触低压带电体，不靠近高压带电体，发现事故隐患时能采取适当的安全措施）。同时，在实验室用电过程中须遵守以下操作规程：

1）电器功率与实验室线路可承载负荷必须相配。

2）高功率用电器应使用单独线路，严禁多个大功率用电器并联用电。

3）不能用潮湿的手接触电器。

4）所有电源的裸露部分都应有绝缘装置。

5）已损坏的接头、插座、插头或绝缘不良的电线应及时更换。

6）必须先接好线路再插上电源，实验结束时，必须先切断电源再拆线路。

7）电气设备有异常现象（如过热、冒烟、烧焦的怪味、声音不正常等）时，应立即切断电源。

8）当用手触及电气设备或感受其温度时，要用手背而不用手掌，因为一旦设备外壳带电，触电刺激可致神经收缩，用手背很容易脱离带电部位，而用手掌反而会更紧地抓住带电部位。

9）如遇人触电，应切断电源或用绝缘物使触电者脱离电源后再行抢救。

（2）电器事故的处置：如发现有人员发生触电事故，应立即关闭电源或拔出插头；如触电点附近没有电源开关或插头，应使用有绝缘柄的电工钳或有干燥木柄的消防斧切断电线、断开电源，或用绝缘物使触电者脱离电源，待触电者脱离电源后，立即进行现场急救并送往医院急救。如遇电器着火，切勿用水或泡沫灭火器灭火。应立即切断电源，用细沙、干粉或二氧化碳灭火器灭火。

实验室安全是高校顺利开展教学与科研工作的前提和基础。同时，高校实验室安全事故的预防也是一项复杂艰巨的系统工程，是一项"永远在路上"的工作。所有实验参与人员需要强化实验室安全红线意识，坚守底线思维，克服麻痹思想和侥幸心理，严格遵守实验操作规程，杜绝各类"野蛮"操作。本章着重介绍了各类实验室安全事故的原因（诱因），以期望实验参与人员能真正理解实验过程中所面临的风险点，心存敬畏，主动去理顺自己实验工作中的风险点，真正避免实验过程中人的不安全行为和物的不安全状态，避免实验室安全事故的发生，最大限度地保障实验参与人员自身和他人的人身和财产安全。

（马　强）

下篇 基础医学研究常用实验技术

基础医学是人体疾病治疗与健康维护的科学基础，是促进整个医学发展的重要基石。医学基础研究是推动医学发展的关键，为提高临床诊断和治疗水平奠定了理论基础。医学科学研究必须以实验技术为手段，本篇主要介绍形态学实验技术、医学动物实验及其相关技术、分子生物学实验技术、微生物感染与免疫、医学组学实验技术。这些实验技术对顺利开展实验研究，揭示和认识疾病起着极其重要的作用。

第五章 形态学实验技术

随着现代科学技术的发展，形态学研究从宏观到微观，从器官到组织、细胞，从细胞水平到分子水平，新的技术方法不断出现，研究内容不断丰富，研究领域不断扩大。本章主要介绍形态学相关的常用实验技术，包括组织和细胞培养、细胞增殖和凋亡检测、组织和细胞制片技术、组织染色技术、化学技术、免疫组织化学技术、电子显微镜技术等。因具有客观、直观等技术优势，形态学实验技术在医学科学研究中占有重要地位。

第一节 组织和细胞培养技术

随着组织和细胞培养技术的发展，使得通过探索活细胞的形态结构和功能进而从分子水平揭示生命现象的本质及活动规律成为可能。目前，组织和细胞培养技术已经成为医学及生命科学领域的重要研究工具，可用于研究各种类型的细胞，从低等生物到高等生物，从胚胎到成体，从正常组织到肿瘤细胞。

作为一种实验技术及生物工程手段，组织和细胞培养有诸多优点，如可进行规模化操作、可以精细调控生长环境、生理条件可保持相对恒定、培养的细胞可通过传代或者克隆化而呈现均一性等；组织和细胞培养也有难以克服的缺点，如操作不慎易污染、细胞系易发生变异、体外培养的细胞缺少体内组织中细胞间的作用及神经内分泌调控等。

一、无菌技术

无菌技术是从事组织和细胞培养工作的基础，也是实验室日常工作的基础。由于组织细胞离体后缺乏抗感染能力，故在体外培养细胞能否获得成功，其关键条件就是无菌技术。无菌技术包括培养前的准备工作，要确保实验室洁净、消毒，培养所用物品和培养用液无菌，要保证细胞培养全过程的操作（包括取材、细胞制备、培养、换液、传代及细胞冻存、复苏和运输等）均符合无菌技术的要求。

1. 操作野的消毒 工作面首先用 0.3%苯扎溴铵或 75%乙醇擦拭消毒，之后用紫外线灯消毒。操作前，操作室、无菌工作台等均需用紫外线消毒 30~60min。紫外线穿透力差，仅有表面杀菌作用，因此，操作野不宜放置过多用品或将用品重叠放置。

2. 洗手和穿戴无菌衣帽、口罩及手套 原则上和外科手术相同。在进行细胞培养工作前要用 0.1% 苯扎溴铵或 75% 乙醇擦手消毒，在无菌室内工作时需穿戴消毒衣帽、口罩及手套等；使用超净工作台做细胞培养时，参照在无菌室工作的要求。

3. 火焰灭菌 在进行细胞培养前，点燃酒精灯。在操作过程中，吸管等要上下旋转，迅速通过火焰。打开或关闭瓶口时，均需在火焰近处操作并进行快速火焰烧灼。金属器械在火焰中的烧灼时间不宜过长，烧过的金属器械要待冷却后才能接触组织，以免造成组织损伤。吸取过培养液的吸管不能再用火焰烧灼，因残留在吸管头中的培养液烧焦后形成炭膜，再用时会将有害物质带入培养液中。

4. 无菌操作 进行细胞培养操作时，动作需准确敏捷，同时要避免因动作迅速或幅度过大引起空气流动，增加污染机会；操作中不面向操作野讲话或咳嗽，以免口腔中的微生物带入工作台面而发生污染；工作台面上的用品摆放，原则上为右手用品放在右侧，左手用品放在左侧，以方便拿取并避免触碰；组织或细胞未做处理前，不要过早暴露在空气中；培养液不宜过早开盖，临用前开盖，用后立即封闭瓶口；培养瓶开瓶或培养皿开盖后需注意避免污染物直接落入；吸取各种用液的吸管应分别使用，不能混用，以防扩大污染或导致细胞交叉污染。细胞培养工作结束后，及时整理操作台面，扔掉废弃物品，之后用紫外线照射至少 30min。

二、培养的基本技术和方法

人和动物的组织细胞要实现在体外的器皿培养，必须将取自人体和动物的生物材料制备成可培养的细胞。理论上讲，人和动物所有组织均可用于培养。但实际上，只有幼年时的组织，尤其是胚胎组织和增殖很快的肿瘤组织，以及其他分化程度低的组织比较容易培养。实验室常用的培养细胞有原代培养细胞和传代细胞，传代细胞是前人在细胞制备和培养过程中选育出来的传代细胞系（或株）。

（一）取材与组织分离

人和动物的组织细胞绝大部分都可以在体外进行培养，但其难易程度与组织类型、分化程度、供体的年龄、原代培养方法等有直接关系。原代培养取材与组织分离是进行组织细胞培养的第一步。取材的组织应尽快培养，注意无菌操作，防止污染。

1. 小鼠胚胎组织 将分笼的雄、雌鼠合笼交配，使胚胎在适宜的时间产生；合笼次日，每日早晨检查雌鼠阴道栓（位于阴道口的硬的黏液样栓塞），确定成功交配时间；将发现阴道栓的日期定为 0 天，胚胎发育时间自这一天开始计算，第 13 天的胚胎适合做原代培养。处死小鼠，用 70% 乙醇消毒腹部表面，于膈膜附近的腹中线位置横向撕开皮肤，向两侧翻开皮肤，显露未接触的腹壁；用无菌剪刀沿腹中线纵向剖开，显露腹腔脏器，可见充满胚胎的双角子宫位于后腹腔；取出子宫置于盛有 DBSS 的带螺口盖的试管或常规容器内；将子宫移入培养室，转入新的培养皿中，内含无菌 DBSS。用两个无菌镊子撕开子宫，避免过度破坏子宫或对胚胎施加过大压力；将胚胎与胎膜、胎盘剥离，放在培养皿另一边，避开血污；将胚胎转入新培养皿中（若有大量胚胎要取，可将培养皿置于冰上），等待下一步解离和培养。

2. 鸡胚组织 鸡卵孵育需 20～21 天，在湿润的环境中于 38.5℃ 条件下每天转动 180° 孵卵。（分离整个胚胎进行细胞培养，需在第 8 天时进行；分离器官进行细胞培养，需在第 10～13 天进行）。用 70% 乙醇消毒鸡卵，钝端向上放置于小烧杯中；用无菌镊子打破卵壳，剥离卵壳直到气囊边缘，剥离白色的壳膜，显露下面的绒毛尿囊膜及血管。用镊子刺破绒毛尿囊膜，夹住胚胎头部下方提出胚胎；将鸡胚放入含有 DBSS 的培养皿中，等待下一步解离和培养。

3. 人体活检组织　从手术室或病理医生处取样品，置于装有培养液的样品管中，标记切取时间，将样本尽快送入培养室。表皮组织及胃肠道标本容易污染，建议收集及解离标本时根据需要选择抗生素。若手术标本大于 200mg，置于 70%乙醇中浸泡 30s～1min，可有效减少组织表面的感染并避免深部组织的损伤。

活体组织有感染风险，故应按二级安全保护在 II 级生物危险箱内操作，所有培养基和器械用后必须经高压灭菌或用抑菌剂浸泡。患者术前或标本应行肝炎、HIV、结核等检查。进行人体活检研究时，必须获当地研究伦理委员会、患者及其亲属的同意，并且受到国家相关部门的监管。

（二）原代培养技术

原代培养（primary culture）是指细胞分离后第一次传代之前的细胞培养，之后则转变为细胞系。原代培养包括获取样品、分离组织、接种培养三个主要步骤。分离组织后，原代细胞培养可分为两种：一种是将组织块贴附于适宜的基质中，细胞从组织块向外迁移生长；另一种是将组织块用消化法或机械法处理获得细胞悬液，接种细胞悬液，部分细胞黏附于基质后开始生长。多数正常而非转化细胞（造血细胞除外），黏附于基质后可有效地生存与增殖；转化细胞尤其是可转移的动物肿瘤细胞，可在悬浮状态下增殖。

1. 原代外植　将组织切碎并浸洗，组织块接种于培养瓶或培养皿的表面，加入少量含高浓度血清的培养液，表面张力使组织块保持原位并自发贴附于培养瓶或培养皿表面，随后细胞开始生长。

2. 胰蛋白酶解离组织　温胰蛋白酶解离组织：将剪碎的组织放在 0.25%胰蛋白酶溶液中搅拌，37℃下消化数小时，每隔半小时收集已分离的细胞，离心后收集于含血清的培养液中培养。冷胰蛋白酶解离组织：将剪碎的组织放在 0.25%胰蛋白酶溶液中于 4℃下放置 16～18h，吸出胰蛋白酶溶液，将余下的组织及残余胰蛋白酶溶液于 37℃下放置 20～30min，大约每 100mg 初始组织加 1ml 温培养液，轻轻上下吸打混合物至组织完全分散开，进行培养。与温消化相比，冷消化可获得较高的细胞存活率，培养 24h 后生存率也有所提高，同时可保留更多的细胞类型。冷消化不足之处在于一次可处理的组织量有限。

3. 其他酶解离组织　胰蛋白酶的消化作用可造成一些细胞损伤，且对多种纤维组织无效，故可尝试其他酶类。细胞外基质常含有胶原，尤其是结缔组织和肌肉，应选择胶原酶。此外，细菌蛋白酶也被不同程度地应用。例如，中性蛋白酶与胶原酶或嗜热菌蛋白酶的混合物已经用于分离肝脏中的肝细胞和胰腺中的胰岛细胞。此外，由于糖参与细胞外黏附，也可将唾液酸酶、透明质酸酶与胰蛋白酶或胶原酶联合使用。若胰蛋白酶、胶原酶、裂解酶、透明质酸酶、链霉蛋白酶和 DNA 酶单独或联合应用均无效时，须更换其他方法分离组织。

4. 机械法分离组织　根据实验需求可采用机械法分离组织，如收集切碎组织时溢出的细胞、加压使组织通过筛孔尺寸逐渐减小的筛网、使组织块通过注射器、简单地反复吹打等。机械分离法比酶消化法快，不足之处是可产生机械损伤。切碎溢出法和筛网法是比较温和的机械法，用吸管打碎组织特别是用注射器吹打组织具有较大的切割力，对细胞的损伤较大。

虽然不同组织的培养条件存在差异，但多数原代培养需注意以下共同因素：取材时须去除脂肪及坏死组织；用锋利的手术刀切碎组织，以减小损伤；适度离心去除用于解离的酶；原代培养组织细胞的存活率低，故用于原代培养的细胞浓度应高于正常传代培养的细胞浓度；营养丰富的培养液优于简单的培养液；如需添加血清，胎牛血清优于牛或马血清，注意特殊类型的细胞分离可能需要选择无血清培养液；与成体组织相比，原代培养用胚胎组织更易解离，细胞更易存活且增殖速度更快；要对培养物的来源和衍化做好记录（包括种系、性别、组织来源、病理、细胞分离和原代培养的过程）。

（三）传代培养技术

当细胞密度（细胞数/cm^{2}基质）铺满有效基质时，或当细胞浓度（细胞数/ml 培养液）超出培养液的支持能力时，细胞生长速度将会大大减慢甚至停止生长。此时细胞需分瓶、传代或转移，细胞传代后以较低的密度或浓度继续培养。细胞传代后到下一次传代的生长过程通常遵循标准的方式，接种后先经过一段延迟期；之后进入指数生长期，称为对数期；再进入平台期，此时转化细胞增殖的细胞等同于丢失的细胞。细胞应在进入平台期之前的对数期传代，这样可以提高接种效率（传代后贴壁生长的细胞数）并有效缩短延迟期。

1. 传代 对于贴壁细胞系，也就是单层生长的细胞，传代通常包括去除旧培养液及用蛋白酶消化单层细胞，总体原则是选择既能产生高活性单细胞悬液且毒性低的蛋白酶。胰蛋白酶发挥最佳酶解活性的 pH 在 7.8～8.5，此 pH 对培养细胞来说过高。平衡最大酶活性及最小细胞损伤，应选择 pH 在 7.6 左右。建议对细胞做一次预冲洗去除残留培养液，并使 pH 维持在 7.4 左右，再加入胰蛋白酶后可使其在碱性条件下充分发挥作用。但若是高酸性培养物则需要特别注意。某些单层细胞不能用胰蛋白酶，需选择其他蛋白酶，如链霉蛋白酶、离散酶和胶原酶。对于一些贴壁能力弱的细胞，可摇晃培养瓶，收集培养液中的细胞，以新鲜培养液稀释并以适当浓度重新接种于新的培养瓶中。

2. 传代标准 依据细胞密度或浓度、培养液的消耗程度、距上次传代的时间及其他实验需求判断细胞是否需要传代。

（1）细胞密度或浓度：正常单层细胞汇合时须传代，若继续放置超过 24h，细胞将偏离细胞周期，再接种培养需要很长时间恢复；转化细胞达到汇合或汇合后短时间内也需传代，虽然它们达到汇合后可继续增殖，但经过二次倍增后细胞将开始衰退，且再接种效率则明显降低；一些上皮细胞系（如 Caco-2 细胞），在汇合后很难消化，此类细胞在达到汇合前就需要传代；大多数悬浮生长的细胞，在标准培养条件下浓度不宜超过 1×10^6 个/ml。

（2）培养液的消耗程度：培养液耗尽时需更换培养液，但是如果 pH 降低过快需要频繁更换培养液时，则提示细胞需要传代。一般情况下，pH 降低伴随着细胞密度或浓度的增加，这是需要传代的主要指标。

（3）距上次传代的时间：常规传代最好遵循特定的时间规律，以便保持和监控细胞的增殖行为。若到了合适的时间细胞还没有达到足够高的密度，应增加接种密度；相反，若细胞密度很高，应降低接种密度。建议通过绘制生长曲线确定合适的接种密度和传代间隔。理想的细胞浓度是细胞约 4 天进行换液，7 天进行传代。

（4）其他实验需求：除常规扩增外，若有其他实验需要，如需要增加细胞保存量、变换培养瓶或培养液类型等，也要进行传代。建议此操作在细胞定期传代时进行。

三、培养细胞的常规观察

无论是体外研究细胞的生长增殖状态还是细胞的生物学性状，都需要对培养物进行观察检测，以了解培养物的生长状况，判断细胞功能状态，并进行培养液更换。不仅如此，仔细观察培养物还可以监测细胞培养过程中有无污染。

（一）细胞形态观察

倒置相差显微镜是观察细胞形态和结构的重要工具，在显微镜下可以看到生长良好的细胞，其透明度大，细胞内颗粒少，无空泡，胞膜清晰，培养上清液清澈透明，看不到悬浮的碎片。此外，还需仔细观察细胞异常情况，如核周颗粒、胞质空泡、细胞隆起变圆与基质分离等，这些迹象提示细胞需要换液，甚至可能存在培养液或血清不足或有毒性、微生物污染、细胞系衰老等严重问题。

（二）更换培养液

无论是原代培养还是细胞系传代培养，培养开始后，细胞消耗营养并分泌产物，培养液的某些成分耗尽或自然降解，pH 发生改变，故需定期更换培养液。如果细胞增殖则需传代培养；对于不增殖的培养物，也需定期更换培养液。不同细胞系的生长速率和新陈代谢不同，故更换培养液和细胞传代间隔时间也不同。快速生长的转化细胞系，通常每周传代一次，4 天后换液；生长缓慢的细胞系，特别是非转化细胞系，每 2～3 周甚至 4 周传代一次，两次传代间每周换液。在更换培养液时，需考虑 pH、细胞密度及形态、细胞类型等因素。

1. pH 降低　需考虑 pH 降低的速率和确切值。pH 从 7.0 降至 6.5 时，大多数细胞停止生长，在 pH 6.5 时细胞开始失去活性。培养液从红色变为橙色再变为黄色，提示需要更换培养液。应预测 pH 降低速率，若每天降低 0.1pH 单位，可在换液前多放置一两天；若培养物每天降低 0.4pH 单位，需在 24～48h 内换液。

2. 细胞密度及形态　细胞密度越高，消耗培养液的速度越快。需定期观察以熟悉细胞系的特性并进行细胞形态预测，如果任其退化发展，细胞将会不可逆地凋亡。

3. 细胞类型　由于受细胞聚集、形态改变、生长因子耗尽等因素影响，正常细胞（如二倍体成纤维细胞）通常在高密度时停止分裂，停滞在细胞周期的 G_1 期，即使放置 2～3 周甚至更长时间，细胞也很少发生变性；转化细胞、连续细胞系及一些胚胎细胞，在密度过高时会迅速变性，需每天换液或传代。

四、细胞的冻存、复苏和运输

细胞冻存是指将细胞混悬于冻存保护液中以一定的冷冻速度将细胞悬液降至-70℃以下，通常置于-196℃的液氮罐中长期保存。细胞复苏是指按一定的复温速度将冻存的细胞恢复到细胞生存常态，快速恢复常温状态使曾经冻存过的细胞形态结构保持正常，细胞功能即可恢复。培养细胞的交流、购买和送检等是科学研究的重要环节，可根据保存方式和运输时间采用适当的方式进行运输。

（一）细胞的冻存

根据实验需要，必要时对已鉴定的细胞进行冻存。有些情况如早期传代培养细胞的筛选、有限细胞系易发生衰老、持续培养细胞系基因和表型不稳定、实验室设备故障和污染、交叉污染、鉴定错误等，均需对细胞进行冻存。

细胞冻存使用的大多数冻存液需要加入冷冻保护剂二甲基亚砜（DMSO）或丙三醇。这两种保护剂中，DMSO 更有效，但有些细胞的冻存使用丙三醇更好。因为 DMSO 对有些细胞可能有毒性，甚至导致细胞分化（如 HL-60 细胞），并且使这些细胞解冻后再也不能增殖。

（二）细胞的复苏

根据实验需要，将细胞解冻并以相对高的浓度进行重新接种以优化复苏。细胞复苏时，应尽快将冻存管解冻以减少升温过程中细胞内冰晶的生长。解冻后，细胞悬液需缓慢稀释，尤其是含有 DMSO 时，快速稀释会引发细胞渗透损伤并降低细胞存活率。多数细胞不需要离心，次日更换培养液不影响单层细胞存活。悬浮生长细胞对冷冻保护剂尤其是 DMSO 较为敏感，解冻后必须离心，并需要在培养液内进行缓慢稀释。

（三）细胞的运输

根据实验需要，细胞可以冻存管或活细胞的形式从一个实验室转移到另一个实验室。冻存管运输保存效果好，适用于远距离的运送，为争取时间最好用空运。活细胞运输适用于距离较近的实验室间的运输。

1. 冻存管运输 将冻存管放在含有干冰的厚壁塑料泡沫容器内运送，需根据运输的距离确定盒子的大小。需要注意：冻存管会以 10～20℃/min 的速度升温，不能让其高于−50℃，因此要尽快将其从液氮箱内转移到干冰内。干冰运输有一定的限制，因此当使用干冰进行配送时，必须告知承运人；如果运输的样品有潜在的生物学毒性，标签应含有代码；危险的病原体需要特殊的包装和运输条件，应该向当地安全委员会和国家相关机构咨询。

2. 活细胞运输 以生长活细胞的形式运输，细胞应处于对数期中期或晚期，汇合或汇合后的细胞将更快地消耗培养液，运送过程中容易脱落。培养瓶内加满培养液，瓶颈部密封，并密封于专门包装袋中，不要冷冻。悬浮细胞可以放在 2ml 的冻存管或者离心管内，整管装满，用封口膜密封，进行专门包装，不要冷冻。

收到细胞后，将培养瓶从包装内取出，用 70%乙醇彻底擦拭，在无菌状态下打开。弃掉大部分培养液，留下生长所需的量（25cm^2 培养瓶需 5ml），如果需要，可对细胞进行培养。初次补液时，也可将培养液完全弃掉更换新培养液，但要保留好初始运输培养液，以便在新培养液内培养出现问题时备用。

（李冯锐）

第二节　细胞增殖和凋亡检测

细胞增殖（cell proliferation）和细胞凋亡（apoptosis），是生命的基本特征。个体的发育、机体的修复等都离不开细胞增殖。一个受精卵通过持续的细胞分裂发育为初生婴儿，细胞数目增至约一百亿个，长至成年约达到十万亿个；而成人体内每秒钟仍有数百万个新细胞产生，以补偿血细胞、小肠黏膜细胞和上皮细胞等的衰老和死亡。

细胞增殖即细胞分裂，而细胞分裂是通过细胞周期（cell cycle）来实现的，正常情况下机体细胞中有一套复杂而精妙的监控、调控机制以确保细胞周期有序运行。各种不良刺激会引发基因变异、蛋白质功能失调，以至于细胞增殖和细胞凋亡的机制失控，而细胞无限制分裂增殖对个体来说则意味着癌症。因此细胞增殖的检测多基于细胞周期的分析，利用标记细胞周期的长短来反映细胞增殖的速度，如 Ki-67 能够标记分裂期细胞，BrdU/EdU 能够标记 S 期细胞，phos-H3（组蛋白 3 的磷酸化）能够标记 G_2/M 期细胞。

体内细胞的生长是处于细胞增殖、衰老和死亡的动态平衡中，而培养细胞的生存环境是培养瓶、培养皿或其他容器，生存空间和营养是有限的。当细胞增殖达到一定密度后，细胞会出现密度抑制和接触抑制，影响细胞的继续生存，因此需要及时传代分瓶培养，每次传代以后，细胞的生长和增殖过程都会受一定的影响。体外培养细胞一代一般要经过三个阶段：潜伏期、对数生长期、平台期。细胞生长曲线即体外培养细胞一代增殖生长过程，根据其动态生长变化所绘出的曲线称为生长曲线。培养细胞的生长测定是指对细胞活力和细胞增殖的测定。方法包括细胞计数、MTT 比色法、细胞生长曲线法、BrdU/EdU 免疫染色法等。

细胞凋亡，又称细胞程序性死亡（programmed cell death，PCD），英文"凋亡"一词是借用古希腊语，表示细胞像秋天的树叶一样以凋落的方式死亡。细胞凋亡指细胞在一定的生理或病理条件下，主动地由基因决定的自主结束生命活动的细胞死亡过程。细胞凋亡是细胞正常的生理活动，而细胞凋亡的失调与一些常见疾病密切相关，如细胞凋亡不足常引起肿瘤和红斑狼疮，细胞凋亡过度则常引起艾滋病、缺血性损伤和神经退行性疾病。

细胞凋亡的形态学特征主要有细胞膜完整，细胞体积缩小，逐步裂解形成许多胞膜完整的小体，被附近巨噬细胞所吞噬再利用，整个过程不释放内容物，故不会引起炎症。细胞凋亡的生化特征还包括：①DNA 的有序降解：核酸内切酶被激活，有规律地在核小体处切割染色质DNA，形成的 DNA 片段为 180～200bp 的整倍数，进行琼脂糖凝胶电泳时，形成特征性的梯状条带（DNA ladder）；②磷脂酰丝氨酸（phosphatidylserine，PS）外翻：正常情况下 PS 分布在细胞膜磷脂双层结构的细胞质一侧。凋亡早期，PS 移位到细胞膜磷脂双层结构的细胞外一侧，构成巨噬细胞识别凋亡细胞的吞噬信号，因此在凋亡细胞中 PS 暴露于细胞表面。Annexin V 具有高度特异性识别 PS 的功能，因此常常被标记上荧光物，可通过荧光显微镜观察或者流式细胞仪检测甄别凋亡细胞与正常细胞（细胞坏死时也存在 PS 外翻现象）；③线粒体膜电位下降，线粒体膜通透性增加。

细胞凋亡的检测方法常常是基于其生化特征的改变，如 Annexin V/PI 双染法、TUNEL检测、线粒体膜电位 JC-1 检测等。另外，细胞凋亡的调控基因编码 caspase 家族蛋白质，检测caspase 家族蛋白质的激活情况，也是检测细胞凋亡的重要方法。

实验一　活细胞计数

【实验目的】　通过学习活细胞计数的原理和实验方法，掌握鉴别活细胞和死细胞的方法以及细胞存活率的计算方法。

【实验原理】　根据生存状态，细胞可分为死细胞与活细胞两种。通常认为细胞膜丧失完整性，细胞即可被认为已经死亡。锥虫蓝（trypan blue）是检测细胞膜完整性最常用的生物染色试剂。活细胞的细胞膜完整，对锥虫蓝通透性很低，能够排斥锥虫蓝染色，死亡细胞其细胞膜的完整性丧失，通透性增加，锥虫蓝可通过细胞膜，将死细胞染成蓝色。依据此原理，细胞经锥虫蓝染色后，显微镜下计数或拍照后计数，可以精确地计算出细胞存活率。

【实验用品】

1. **材料**　培养的细胞或组织细胞。

2. **器材**　显微镜、细胞计数板、EP 管、移液器等。

3. **试剂**　0.25%胰蛋白酶溶液、0.3%锥虫蓝染液、PBS 等。

【实验方法】

1. **收集细胞**　贴壁细胞：先用 0.25%胰蛋白酶溶液消化，吹打分散成单个细胞悬液；悬浮细胞：直接吹打瓶底制成细胞悬液。收集细胞悬液，若细胞较多，可使用 PBS 适当稀释，避免细胞过多影响细胞计数。

2. **锥虫蓝染色**　吸取 100μl 细胞悬液到 EP 管内，加入锥虫蓝染液 100μl，轻轻吹打混匀，放置 3～5min（染色时间不宜过长）。

3. **细胞计数**　使用细胞计数板计数，吸取 10～20μl 加有锥虫蓝染液的细胞悬液，滴加到细胞计数板的凹槽处，显微镜下观察计数。分别计数细胞总数和染为蓝色的细胞数。

$$细胞总数（个/ml 原液）=\frac{4大格的细胞总数}{4}\times10^4\times稀释倍数$$

4. 计算细胞存活率 细胞存活率=（细胞总数–染为蓝色的细胞数）/细胞总数×100%。

【注意事项】

1. 锥虫蓝染色时间不宜过长，否则各种原因造成活细胞膜完整性受损时亦可着色。

2. 计数时应遵循一定的顺序，对压在格线上的细胞，依照"数上不数下，数左不数右"的原则进行计数。避免重复计数。

【思考题】

1. 用锥虫蓝染液对细胞进行染色时，需要轻轻吹打混匀。为何混匀时需要轻轻吹打？

2. 请问有哪些因素可影响到显微镜下细胞直接计数的结果，如何避免？

实验二　MTT比色法检测细胞增殖

【实验目的】 通过学习MTT比色法的基本原理和实验方法，掌握细胞生长和增殖的检测方法。

【实验原理】 MTT，商品名为噻唑蓝，3-（4,5-二甲基-2-噻唑）-2,5-二苯基溴化四氮唑，是一种黄色结晶体。活细胞线粒体中的琥珀酸脱氢酶能将MTT黄色溶液还原为紫色不可溶的甲臜（formazan）结晶，沉积于细胞中。而死细胞没有这种功能。二甲基亚砜（dimethyl sulfoxide，DMSO）可溶解甲臜结晶，溶液颜色深浅与所含的甲臜量成正比，根据测得的吸光度（A）来判断活细胞数量，A值越大，细胞活性越强。用酶联免疫检测仪测定吸光度（A），可判断细胞的代谢水平。

MTT比色法简单快速、准确，广泛应用于新药筛选、细胞毒性试验、肿瘤放射敏感性试验中。

【实验用品】

1. 材料 培养的细胞。

2. 器材 酶联免疫检测仪、96孔细胞培养板、恒温摇床、0.22μm微孔滤器等。

3. 试剂 MTT溶液（5mg/ml，用pH为7.2的PBS配制，可长期保存于–20℃），DMSO溶液，细胞完全培养基等。

【实验方法】

1. 将细胞按不同浓度接种于96孔细胞培养板中，每孔培养液为100μl。细胞数量因实验目的不同做相应调整，如一般细胞增殖实验每孔 2000 个即可（相当于细胞悬液密度为2×10^4/ml），细胞毒性试验每孔5000～10 000个（相当于细胞悬液密度为5×10^4/ml）。此外，还应根据细胞本身特性，如生长快慢，来决定细胞数量，生长较快的细胞密度可略小。

2. 37℃，5% CO_2条件下培养24h后，每孔加入10μl MTT溶液，继续培养4h。对于药物毒性试验，在细胞贴壁后（一般过夜后）可加药，并设置不同的药物浓度，加药后培养一定时间后，再加MTT溶液。

3. 弃培养基，每孔加入200μl DMSO溶液。

4. 振荡10min，利用酶联免疫检测仪测定吸光度。测定波长为570nm，参考波长为490nm。

【注意事项】

1. MTT对细菌很敏感，配制和使用时都要注意无菌操作。

2. 避光保存，避免反复冻融，建议小剂量分装。当MTT变为灰绿色时不能再用。

3. 接种细胞前必须进行细胞计数，确定细胞数目，以确保接种的细胞密度在各孔之间完全相同，这对于 MTT 比色法的结果至关重要。

4. 避免血清干扰。一般选小于 10%的胎牛血清的培养液进行实验。在显色后尽量吸尽孔内残余培养液。

5. 设空白对照，即与实验平行不加细胞只加培养液的空白对照。其他实验步骤保持一致，最后比色以空白调零。

6. MTT 比色法吸光度最后要在 0～0.7 之间，超出这个范围就不是直线关系。

7. 建议设 6 个复孔，否则难以反映真实情况。

8. MTT 比色法适用于细胞增殖或者细胞药物毒性的检测，但不能用于组织的检测。对于组织的增殖检测，可使用 BrdU/EdU 免疫染色法检测。

【思考题】 MTT 比色法所测得的吸光度与 96 孔细胞培养板中的细胞数有何关系？

实验三 BrdU/EdU 免疫染色法检测细胞增殖

【实验目的】 通过学习 BrdU/EdU 的基本原理和实验方法，掌握细胞生长和增殖的检测方法。

【实验原理】 BrdU（5-溴脱氧尿嘧啶核苷），可代替胸腺嘧啶在 DNA 合成期（S 期）。EdU（5-乙炔基-2'-脱氧尿苷），也可代替胸腺嘧啶在 DNA 合成期（S 期）。BrdU/EdU 活体注射或细胞培养加入后可掺入正在复制的 DNA 分子，然后利用 BrdU/EdU 与荧光染料特异性反应检测细胞增殖情况。

EdU 检测染料只有 BrdU 抗体大小的 1/500，在细胞内很容易扩散，无须 DNA 变性（酸解、热解、酶解等）即可有效检测，可有效避免样品损伤，在细胞和组织水平能更准确地反映细胞增殖等现象。BrdU 需要 DNA 变性后才能与抗体结合，破坏了 DNA 双链结构，影响了 Hoechst 等染色，导致染色弥散、准确性降低等问题，而逐渐被 EdU 取代。

BrdU/EdU 可检测细胞增殖，同时结合其他细胞标记物，双重染色，可判断增殖细胞的种类、增殖速度，对研究细胞动力学有重要意义。

【实验用品】
1. 材料 培养的活细胞或组织。
2. 器材 细胞爬片、荧光显微镜、摇床、移液器等。
3. 试剂 BrdU，EdU，抗 BrdU 抗体，抗 EdU 抗体，4%多聚甲醛，PBS，2mol/L HCl，1%BSA，抗淬灭剂，指甲油等。

【实验方法】

1. 10mmol/L BrdU 处理细胞 20min，使 BrdU 掺入基因组中（如果是小鼠，则采用脑室注射或腹腔注射，同样使 BrdU 掺入细胞基因组中。斑马鱼胚胎，则直接用添加 10mmol/L BrdU 的溶液培养）。

2. 换上正常培养基，培养 5min（时间长的话，会有更多细胞被标记）。

3. 用 4%多聚甲醛固定细胞 30～60min，若为小鼠等动物则根据实验需求，冰冻切片或者全胚胎进行后续实验。

4. PBS 洗涤 2 次，每次 5min。

5. 2mol/L HCl 处理 1h，使被标记的 DNA 变性，暴露 BrdU 抗原表位（EdU 不需要此步骤，因为 EdU 较小不需盐酸处理即可暴露抗原表位）。

6. PBS 洗涤 2 次，每次 5min。

7. 用 1% BSA 封闭 1h。

8. 加一抗（抗 BrdU 或者抗 Edu 抗体），4℃过夜。

9. 第二天用 PBS 洗涤 5 次，每次 10min。

10. 孵育二抗，2h 室温，或者 4℃过夜（如使用荧光二抗，须避光）。

11. PBS 洗涤 5 次，每次 10min。

12. 滴加抗淬灭剂，并用指甲油封片，荧光显微镜观察。

【注意事项】

1. BrdU/EdU 处理细胞的时间可变，但若处理的时间过长，会导致所有细胞都被标记染色，因此可根据实验需要摸索处理时间。

2. 本实验使用试剂为 BrdU（Sigma，B5002-100MG），BrdU 抗体（Invitrogen，B35128）。EdU（Invitrogen，C10640）或者 EdU（Cellorlab，CX002）。其他试剂步骤可参照说明书修改。

3. 孵育一抗需在 4℃过夜，保证一抗能够充分结合。二抗的孵育也推荐在 4℃过夜，能够充分结合且背景较干净。对于切片染色，使用湿盒，保证抗体溶液不会蒸发。

4. 由于 BrdU 实验时需要 HCl 处理变性暴露抗体表位，而 HCl 处理后 DNA 结构变化，影响后续聚合酶链反应（polymerase chain reaction，PCR），因此 BrdU 逐渐被 EdU 替代（表 5-1）。

表 5-1 BrdU 和 EdU 的比较分析

比较项目	BrdU	EdU
分子大小	大	小，只有 BrdU 的 1/500
敏感性	一般	灵敏
是否影响其他标记	是	否
是否需要 DNA 变性	需要	不需要
实验时间	长	短

【思考题】

1. 2mol/L HCl 处理 1h,会带来哪些变化？BrdU 处理后的组织或细胞,提取 DNA 进行 PCR 扩增时，常常发现 PCR 效果较差，为什么？

2. EdU 为什么不需要 2 mol/L HCl 处理？EdU 处理后的组织或细胞,提取 DNA 进行 PCR 扩增时，会出现 PCR 效果较差的情况吗？

实验四　Annexin Ⅴ–FITC/PI 双染法检测细胞凋亡

【实验目的】　通过学习 Annexin Ⅴ-FITC/PI 双染法的实验原理，掌握检测细胞凋亡的方法和注意事项。

【实验原理】　正常细胞中，磷脂酰丝氨酸（PS）分布在细胞膜磷脂双层结构的细胞质一侧。凋亡早期，PS 移位到细胞膜磷脂双层结构的细胞外一侧，构成巨噬细胞识别凋亡细胞的吞噬信号。因此在凋亡细胞中，PS 暴露于细胞表面。Annexin Ⅴ 蛋白能够高度特异性地识别 PS，因此 Annexin Ⅴ 常常被标记上荧光物，通过荧光显微镜观察或者流式细胞仪检测区分凋亡细胞与正常细胞。

碘化丙啶（PI）是大分子物质，由于活细胞细胞膜具有选择透过性，PI 无法进入活细胞中，因此 PI 对活细胞和早期凋亡细胞是拒染的。而死细胞由于细胞膜破损，PI 可以进入细胞中。因此 Annexin Ⅴ-FITC/PI 双染法能够区分活细胞、早期凋亡细胞和死亡细胞（图 5-1）。

【实验用品】

1. 材料 培养的细胞或组织。

2. 器材 流式细胞仪、涡旋振荡器、离心机、BD 单细胞滤膜、BD 流式管、移液器等。

3. 试剂 Annexin Ⅴ-FITC、PI、PBS、1×binding buffer、胰蛋白酶。实验流程中使用的细胞凋亡检测试剂盒为 BD 556547。其他试剂盒参照说明书操作。

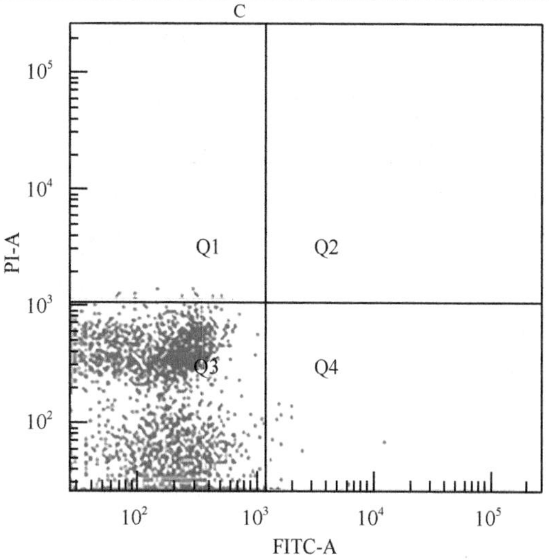

【实验方法】

1. 收集细胞悬液。若为组织，则需要先将组织尽量切成小块,加胰蛋白酶消化成单细胞悬液，过 BD 单细胞滤膜后再进行后续实验。

2. 用预冷的 PBS 洗 2 遍，每次 5min。

3. 1000r/min 离心 10min，弃掉 PBS，用 1ml 1×binding buffer 悬浮细胞。

图 5-1 Annexin Ⅴ-FITC/PI 双染法检测细胞凋亡的象限划分情况

Q3 表示活细胞（PI⁻FITC⁻）；Q4 表示早期凋亡细胞（PI⁻FITC⁺）；Q2 表示晚期凋亡细胞（PI⁺FITC⁺）；Q1 表示死亡细胞或机械损伤细胞（PI⁺FITC⁻）

4. 每个 BD 流式管中转移 100μl 的细胞悬液，进行染色（BD 试剂盒的染色剂加 2μl），其他试剂盒根据要求加入不同的量，表 5-2 中"+"代表加入该试剂，"-"代表不加该试剂。

表 5-2 Annexin Ⅴ-FITC/PI 双染法检测细胞凋亡的分组情况

	对照组				实验组		
	不染色	PI 单染	FITC 单染	双染	实验组 1	实验组 2	实验组 3
PI	-	+	-	+	+	+	+
FITC	-	-	+	+	+	+	+

5. 涡旋振荡，室温避光染色 15min。

6. 补加 400μl 1×binding buffer，流式细胞仪测定细胞凋亡的变化。

【注意事项】

1. PBS 一定要用冰的，即要求提前一天放置在 4℃冰箱中。

2. 一定要使用正常的细胞作对照组（不染色组、PI 单染组、FITC 单染组、FITC 和 PI 双染组），以便流式细胞仪能够界定四个象限的位置。

3. 建议做一组细胞凋亡的阳性对照，正常细胞在 55℃下处理 10min，诱导细胞凋亡。

4. 尽量在 1h 内上机检测，否则荧光会衰减。

5. 消化处理细胞时，操作应轻柔，否则机械致死的细胞会很多。

6. 细胞数量不宜太少，细胞太少则上机耗时较长，难以统计 $1×10^4$～$3×10^4$ 个细胞数量。

【思考题】

1. 为什么需要作对照组（不染色组、PI 单染组、FITC 单染组、FITC 和 PI 双染组）？

2. 实验中如果 Q1 象限（PI⁺FITC⁻）的细胞非常多，可能原因是什么？

实验五　TUNEL检测细胞凋亡

【实验目的】　通过学习 TUNEL 检测的实验原理，掌握细胞凋亡的检测方法和注意事项。

【实验原理】　TUNEL（terminal deoxynucleotidyl transferase-mediated dUTP-biotin nick end labeling）检测即原位末端转移酶标记技术。细胞在发生凋亡时，会激活一些 DNA 内切酶，这些内切酶会切断核小体间的基因组 DNA。基因组 DNA 断裂时，暴露的 3′-OH 可以在末端脱氧核苷酸转移酶（terminal deoxynucleotidyl transferase，TdT）的催化下加上荧光素（FITC）标记的 dUTP，从而可以通过荧光显微镜或流式细胞仪进行检测，这就是 TUNEL 检测细胞凋亡的原理。

【实验用品】

1. 材料　培养的活细胞或组织。

2. 器材　细胞爬片、荧光显微镜、摇床、移液器等。

3. 试剂　0.1% Triton X-100、PBS、指甲油、TUNEL 试剂、4%多聚甲醛、抗淬灭剂、DAPI 或 Hoechst 染色剂。实验流程中使用的 TUNEL 检测试剂盒为 Roche 12156792910。其他试剂盒参照说明书操作。

【实验方法】

1. 对于贴壁细胞，提前一天制备细胞爬片。对于悬浮细胞，需甩片到载玻片上。对于动物组织，需切片或者全胚胎处理。

2. PBS 洗涤 2 次，每次 5min。

3. 用 4%多聚甲醛固定细胞 30～60min。若为动物组织，因组织较厚，不易穿透，则可适当延长时间。

4. PBS 洗涤 2 次，每次 5min。

5. 加入含 0.1% Triton X-100 的 PBS，冰浴孵育 2～5min。若为动物组织，因组织较厚，不易穿透，则可适当延长时间。

6. 加入 TUNEL 反应混合物（enzyme：labeling solution=1：9），37℃避光孵育 1～2h。荧光显微镜下观察染色情况，染色均匀明亮后，可停止染色。

7. PBS 洗涤 2 次，每次 5min。如需细胞核染色，可加一步，DAPI 或者 Hoechst 染色 15min，染色后用 PBS 洗 2 次。

8. 加抗淬灭剂，指甲油封片，荧光显微镜观察。

【注意事项】

1. TUNEL 试剂避光孵育时间的长短，主要取决于样本，终止反应时间以荧光显微镜下观察到最优效果为准。

2. 建议初次使用试剂，做一组细胞凋亡的阳性对照，正常细胞在 55℃下处理 10min，诱导细胞凋亡。

3. TUNEL 试剂可选择荧光染料或者化学染料，化学染料价格便宜，但分辨率不高。荧光染料价格相对较高，但分辨率高，应使用荧光显微镜观察。

4. TUNEL 检测试剂盒为 Roche 12156792910，价格较高，使用量尽量少，以覆盖住细胞或组织即可，避免浪费。

【思考题】　TUNEL 染色能够区分早期凋亡和晚期凋亡吗？

（贾小娥）

第三节　组织和细胞制片技术

组织和细胞制片技术是观察组织和细胞的生理与病理形态变化的一种重要方法,根据是否使用切片机切片分为组织切片法和非切片法。组织切片法以组织为基础,分为石蜡组织切片法、冷冻组织切片法、振动切片法、超薄切片法等,其中石蜡切片法、冷冻组织切片法在临床诊疗和科研工作中较为常见。非切片法包括涂片法、印片法、磨片法等,其中涂片法操作简易,将血、粪、尿、痰、脓液、分泌物等标本经稀释或浓缩后,直接均匀地涂在玻片上进行制片,协助疾病诊断,是常用的检验方法。

本节主要介绍在科研和临床诊疗中常用的组织和细胞制片一系列工作流程,包括各流程基本原理、主要目的及注意事项等内容。

一、石蜡组织切片技术

石蜡组织切片制作要经过取材、固定、脱水、透明、浸蜡、包埋、切片、染色等一系列工作流程,最终制成在显微镜下观察的组织切片。组织处理的每一个流程都非常重要,取材的部位、固定的时间、固定液的选择等都会不同程度地影响组织处理程序、染色效果及切片质量。因此,要制出高质量的切片,操作者必须要掌握组织制片的工作流程、原理及注意事项。

（一）取材

取材是指从人体或实验动物体内取下所需观察的组织和材料的过程。标本主要来源于临床活体组织的检查,手术切除标本以及实验动物模型等途径。已获取的标本,按照病变部位和性质的不同,根据临床诊断要求和科研目的进行规范取材。取材前,需要测量标本大小,称其重量,描述其色泽、质地、形状等情况。取材时,要先暴露组织器官的最大直径面或多作切面,以便观察病变的部位及其毗邻关系,标本切开后,应详细描述其切面的颜色、硬度、病变部位等,然后再选取适宜部位进行取材。所取组织块较理想的体积为 $1.5cm×1.5cm×0.3cm$,组织块不宜过大过厚,以使固定液能迅速而均匀地渗入组织内部,但根据制片材料和目的的不同,组织块的大小可以适当调整。取下的检材,应尽量保持平整,防止弯曲扭转,便于后续的组织包埋和切片。

1. 取材的方法　规范化取材是病理诊断和科学研究规范化的基础,不同组织、器官的解剖结构和组织构成不同,其取材要求不一样,包括取材的原则、顺序、部位等,现将皮肤、肝脏、胃、肠等组织取材方法介绍如下。

（1）皮肤取材:记录整块组织的大小以及皮肤的面积,观察皮肤表面是否有特殊病变(溃疡、突起、糜烂),描述其大小、颜色、形态,该病变切面颜色、质地,累及范围,与周围组织的关系及周围组织的颜色及质地。取材特殊病变,病变与正常组织交界、正常组织以及组织切缘等。

（2）肝脏取材:肝脏称重,并测量大小。观察肝脏表面被膜是否光滑,有无缺损;摆正肝的位置,分清左叶、右叶、方叶及尾状叶,找到肝门部,肝门部两侧沿长轴书页状切开。观察切面颜色、质地,以及是否有阳性病变(如肿块)。如果没有阳性病变,取材时肝左叶、右叶及方叶或尾叶需至少各取一块。如果有特殊病变,描述病变部位、大小、颜色、质地以及边界情况,阳性病变区域、与正常组织交界区域、正常组织均要取材,如果是恶性肿瘤,注意避开肝动脉、门静脉和胆管的切缘取材。

（3）胃取材：胃切除标本，描述胃大弯及胃小弯长度，浆膜面特点，区别分离大、小侧脂肪组织。（除大弯侧病变外）沿大弯侧打开胃，描述胃壁、胃黏膜情况。阳性病变大小、位置、形态及胃壁关系，若为溃疡性病变时，描述溃疡深度、底面情况、周边高度及周围黏膜情况。取材：沿病变中心垂直于浆膜面切开，沿病变最深处取材，与正常组织交界区域、正常组织及标本断端均取材，仔细检查大弯侧、小弯侧脂肪组织及大网膜有无病变；若有病变按规范取材，若无病变常规取材一块。

（4）肠管取材：观察浆膜面情况，沿肠系膜对侧打开肠管，描述肠管长度、直径，肠壁及黏膜情况。阳性病变（肿块、溃疡、息肉、糜烂等）描述其大小、形状、数量及肠壁情况。若为肿块或息肉状病变，描述形状、大小及周围黏膜状况。若为溃疡性病变时，描述溃疡深度、底面情况、周边高度及周围黏膜情况。阳性病变情况取材：病变最深处取材，与正常组织交界区域、正常组织及标本断端取材；仔细查找肠周脂肪中组织肿大淋巴结并取材。若无阳性病变，不同区域取材。

（5）肺段/肺叶取材：利用肺门结构确定肺组织位置。观察肺表面及切面情况，沿气道打开肺，显示切面。如为肿瘤切除标本，测量肿瘤大小，描述其位置、形态及与气道、肺实质、胸膜等关系。取材：肿瘤、肿瘤与正常组织交界、肿瘤与胸膜边缘的垂直切取材，正常组织、支气管和血管切缘、从肺门至支气管周围区域淋巴结均要取材。如果无肿瘤切除标本，不同区域、不同组织常规取材。

（6）乳腺取材：根据腋窝位置及乳腺的左右侧，划分出乳房的 4 个象限，描述乳腺表面皮肤组织及乳头特点，切开乳腺（一般通过乳头），再于第一切面两侧每隔 2cm 做平行切面，观察切面特点，如果为肿瘤切除标本，确定肿瘤的位置（位于哪个象限，据乳头的距离）。取材：肿瘤及周围乳腺组织、皮肤、乳头、肿瘤的深切缘及腋窝淋巴结。如果无肿瘤切除标本，不同区域、不同组织常规取材。

（7）肾脏取材：由沿肾被膜外侧朝肾门方向，将肾脏等分为二，暴露肾脏实质和肾盂；观察肾脏被膜、皮髓质厚度及界线，切面颜色、质地，切面是否有肿瘤，肿瘤的大小、质地、与周围组织关系及是否有出血、坏死、囊性改变等。取材：肿瘤和周围肾组织、肿瘤和肾脏被膜的关系、肿瘤和肾盂黏膜的关系、正常肾脏实质、输尿管断端，查找肾门部淋巴结、肾脏血管瘤栓并取材。如果无肿瘤切除标本，不同区域、不同组织常规取材。

（8）大脑组织取材：将大脑置于取材台面上（取材前需要固定，具体固定方法见后），额叶朝上，从额叶至枕叶每间隔约 1cm 平行切成数个额状断面，按照顺序依次摆放在取材台面上并进行检查，病变区域、病变与正常组织交界及正常组织常规取材。

（9）实体肿物（乳腺纤维腺瘤、脂肪瘤、平滑肌瘤等）取材：观察肿物的形状、大小、包膜、颜色等特点，切开后，描述肿物质地、颜色及是否有出血、囊性改变，取材包括包膜，色泽、质地不一样的区域。如为恶性肿瘤，注意切缘取材。

2. 取材的注意事项　整个取材过程要求迅速、准确。做好标本取材前的各项工作准备是保障取材工作顺利进行的前提。取材刀、解剖剪是否锋利，组织是否新鲜、组织块的厚度是否适宜等都会直接影响标本取材的过程和质量。因此掌握不同组织、器官取材方法后，不同类型标本取材还需要注意一些细节问题。

（1）取材组织要新鲜，部位要准确，每例标本取材前、后，应用流水彻底清洗取材台前和所有相关器械，防止被其他组织或异物污染。

（2）切取有代表性病变区域的组织，适量包括与病变组织邻近的"正常组织"，如果病变组织伴有坏死、出血也要适量切取。

（3）完整切除的肿瘤标本，切取的组织应包括包膜、肿瘤组织切缘（必要时可做切缘涂墨）。

（4）切取组织的块数，依据组织具体病变而定，一般以满足诊断和科研需要为准，切取组织厚度不宜超过 3mm，否则影响脱水效果。

（5）由于脂肪组织脱水效果欠佳，对全脂肪组织的标本取材厚度不宜超过 2mm。

（6）切取组织的取材刀具必须锋利，严禁反复割据组织，防止引起组织挤压变形。

（7）取材切片观察面要平整，否则组织经脱水后变韧，导致组织包埋时组织面不平整，影响后续切片完整性。

（8）常规组织取材病变切面放在包埋盒的底部，以利于组织包埋。

（9）包埋盒置于标本框内，不要将包埋盒排列过于紧密，以利于脱水。

（二）固定

组织的固定是组织切片制备中非常重要的一步，正确的标本固定是制作高质量切片的前提。组织固定就是把组织放入某些化学试剂或采用一些方法迅速将细胞中的蛋白质、脂肪等凝固，尽量使组织和细胞保持与活体时相似的成分和形态，防止组织自溶和细菌性腐败。

1. 固定液 组织固定液分为四类。①醛类：如甲醛和二醛；②氧化剂：如固定钾和重铬酸钾；③蛋白质变性剂：如乙酸、甲醇和乙醇；④其他：如氯化汞和苦味酸等。可以根据组织的类型以及实验要求选择适当的固定液。常用的固定液为4%中性甲醛溶液。4%中性甲醛固定液具有渗透速度快、组织硬化程度小等优势，这些都保证了不同标本有良好的固定效果，临床研究显示，病理组织通过 4%中性甲醛溶液固定，能够保存较长时间，如病理组织的细胞核、细胞质均保存良好。

2. 固定方法 固定的目的是保持细胞、组织的固有形态和结构，固定不良会直接影响切片质量，如标本固定不良，重则导致组织细胞自溶，轻则引起收缩变形，给病理诊断和科研工作带来很大的困难。为保证标本固定的质量，建议临床手术切除的标本和动物模型中摘取体积较大器官时可以先剖开固定，然后再取材。不同组织器官的固定方法不同，具体介绍如下。

（1）中空性器官：胃、肠、膀胱、胆囊等空腔器官，依规范方法剪开后，暴露黏膜面或病变处，按其自然状态平铺于平板上，用大头针将标本边缘处固定于平板上，组织面朝向液面，然后放入 4%中性甲醛溶液中固定。

（2）实质性器官：肝、脾等实质性器官，沿其长轴每间隔 1.5～2.0cm 纵向平行剖开，切成数片，将每片组织轻轻地平放于装有 4%中性甲醛溶液的容器中进行固定；肾脏，沿肾被膜外侧朝肾门方向，做一最大水平切面，再固定；肺组织表面覆盖浸含固定液的薄层脱脂棉（或毛巾），放于装有 4%中性甲醛溶液的容器中进行固定。大脑需从胼胝体内侧切开两个侧脑室，脑底向上，悬浮于容器中固定，脑组织表面覆盖浸含固定液的薄层脱脂棉（或毛巾）。淋巴结先用 4%中性甲醛溶液固定 1～2h 后，再沿其长轴切开继续固定。

（3）其他器官：微小组织先用滤纸包裹，然后放入包埋盒中进行 4%中性甲醛溶液固定。骨组织需要先锯成小片骨组织，脱钙后进行固定。

3. 固定时间 根据组织的大小、厚薄程度，组织的固定时间为 4～48h，如为特殊类型标本，可以适当延长固定时间。例如，小标本肾穿、肝穿、肺穿组织固定 4～6h，阑尾、胆囊、部分器官组织（肝）切除等标本需要固定 6～12h，若是全切子宫、胃癌、肠癌的根治标本需要固定 12～24h，更大的组织要切成小块再固定。如果固定时间过长，可能会导致固定过度，甚至影响染色。

4. 固定的注意事项 标本固定是组织学制片技术中一个重要环节，标本固定不佳直接影响制片质量，固定液的选择、固定液量的多少、固定时间的长短、固定容器的选择等因素均可影响固定效果，为保证固定质量，在固定各环节过程中还需要注意以下事项：

（1）离体组织需立即固定，不宜超过 1h，防止组织自溶。

（2）常规固定液为 4%中性甲醛溶液，由于甲醛易挥发，放置过久会失效，所以固定液最好现配现用。

（3）离体组织用于特殊检查（特殊染色、免疫荧光染色、电镜检查等）应选用其他适宜固定液固定。

（4）微小组织需用滤纸包裹后再进行固定，以防组织丢失。

（5）骨组织需要先锯成小片组织，在 4%中性甲醛溶液中固定 24h 后，再进行组织脱钙。

（6）为达到充分固定目的，固定液用量应为组织总体积的 5～10 倍，至少要完全浸没整个组织。不同类型标本要求固定时间不同，同一类型标本一般低温（4℃）下固定时间应适当延长。

（7）固定的容器要适宜，以使标本不变形为宜。

（8）在固定期间轻轻摇动组织或摇动容器有利于固定液的渗入。

（9）多数固定液对人体有害，因此组织固定要求在通风橱内进行。

（三）组织处理

取材时标本材料很柔软，所取的组织块不一定能满足临床与实验所要求的形状，因此可以在标本固定一段时间后，对标本进行必要的修整，修整后的组织块还要经过脱水、透明、浸蜡、包埋、切片、染色等复杂的处理过程，最终才能制成在显微镜下观察的组织切片。切片制作是一个连续复杂的过程，各个环节都至关重要。

1. 脱水　目的在于将组织内的水分用某种化学试剂置换出来，为石蜡等其他包埋剂浸入组织创造条件。脱水的原理：使用亲水性的试剂，吸收组织中的水分，或者使用溶水性的试剂，不断溶解组织中的液体。乙醇是常规组织制片中最常用的脱水剂，手工操作脱水方案和自动脱水剂方案略有差异，各实验室也可根据实际情况对方案进行调整和改良，以达到最佳脱水效果。一般手工操作脱水方案：80%乙醇 60～120min，95%乙醇Ⅰ 60～120min，95%乙醇Ⅱ 60～120min，无水乙醇Ⅰ 30～60min，无水乙醇Ⅱ 30～60min，无水乙醇Ⅲ 30～60min。自动脱水剂方案：95%乙醇Ⅰ 2×60min，95%乙醇Ⅱ 2×60min，无水乙醇Ⅰ 60min，无水乙醇Ⅱ 60min。

脱水过程中需要注意的事项：①组织充分固定后，才可进入脱水程序；②脱水剂要充分，脱水剂容积至少为组织块体积 5 倍；③脱水剂应及时过滤和更换，以免影响脱水效果；④大小组织要分开脱水，使用不同脱水程序，效果更佳；⑤脱水一般用的是梯度乙醇，其中尤以 95%乙醇最为关键，对于淋巴和脂肪组织，在 95%乙醇中时间要稍长一些；⑥组织脱水应逐步进行，不能直接从高浓度乙醇开始，否则会出现脱水过度现象，导致组织硬脆，出现难切片及脱片现象。

2. 透明　目的是将组织内的脱水剂用透明剂置换出来，并熔化石蜡，帮助石蜡浸透组织，便于包埋。二甲苯是组织透明、染色透明和石蜡切片脱蜡最常用的试剂，然而，二甲苯具有毒性，对工作人员的健康和环境保护有害。在组织透明度、石蜡切片脱蜡和染色透明度方面，生物组织透明剂代替二甲苯，取得了显著成效。

透明过程中需要注意的事项：①透明剂剂量要适宜，透明剂容积为组织块体积 5～10 倍。②透明应及时过滤和更换，以免影响透明效果。③根据组织的大小、种类的不同，确定不同的时间，达到透明目的。时间较短的不能达到透明目的，如果透明时间过长，就会引起组织的硬脆，出现难切片及脱片现象。④二甲苯有一定毒性且挥发性强，因此，组织透明过程应在通风橱内进行。

3. 浸蜡　组织经过透明作用以后，放入溶化的石蜡中浸渍，使石蜡浸入组织块中，这一过程称为浸蜡。石蜡具有宽泛的熔点，45～75℃，熔点低的石蜡硬度低，熔点高的石蜡硬度高。54℃以下的称为软石蜡，54℃以上的称为硬石蜡。根据所在地区和季节的不同，可以选择不同熔点的石蜡，在夏秋季选择熔点高（60～62℃）的石蜡，冬春季节选择熔点低（58～60℃）的石蜡。石蜡的各种熔点，适合切 3～5μm 的切片，如果切 2μm 以下的切片，则选用 70℃ 左右的蜂蜡更好。

浸蜡过程中需要注意的事项：①选取优质的纯净石蜡，不应含有尘粒、杂质及其他异物；②熔蜡的容积应为组织块体积的 5～10 倍；③熔蜡应及时过滤、定期更换；④浸蜡时间要适宜，时间过短会导致组织过软，时间过长则会引起组织变硬、变脆。

4. 包埋　就是将已浸透好的组织用包埋剂包为蜡块的过程。常用的包埋剂为石蜡。将已经过固定、脱水、透明和浸蜡处理的组织块取出，置入充满熔融石蜡的包埋框内包理成块，使组织和包埋剂相融成一体并迅速冷却的过程称为包理。常用的包埋剂是石蜡。一般使用熔点 56℃ 的石蜡，对各类组织几乎均适用。

石蜡包埋过程中需要注意的事项：①包埋应使用纯净的石蜡，使用前应先静置沉淀、过滤；②包埋时，一定严格分件包埋，选取大小合适的模型进行包埋；③石蜡温度适宜，不可过高，温度过高易损伤组织；④不同组织包埋时要注意包埋的方向，如消化道、皮肤等组织包埋时，要使切片能显示此类组织的各层结构。

5. 切片　组织经石蜡包埋后制成的蜡块，用切片机制成切片的过程称为石蜡切片。切片的过程包括修、切、展、贴、烤五步。把蜡块进行厚切修片，修出完整、有代表性的组织切片平面，然后再进行切片，观察病变的连续性，可以连续切片。切下来的各个组织蜡片通常连在一起形成一个蜡带，将其放入水浴中使其舒展、分开，将单独的蜡片贴附于载玻片上。贴片完成后，需将玻片放入烤箱中烤片，烤片温度一般以 65℃ 为宜。时间以 10～30min 为宜，这可以使组织片中的石蜡熔化、初步脱蜡，同时也使组织更牢固地黏附于玻片上，使其在染色过程中不会脱落。

切片过程中需要注意的事项：①一般组织要求切 4～6μm 的切片，特殊组织（如肾脏穿刺活检组织）要求切 1～2μm；②切片时可能会出现切片不成带或切片上出现裂纹、缺口现象，出现这种现象的原因之一就是切片机的刀片上有缺口或刀片不够锋利，因此切片时使用一次性锋利的刀片；③切片时注意切全，防止切漏，小组织应多切；④在夏季切片时，为了避免蜡块过软，可先把蜡块置于冰箱中，切片时再取出，或用冰块冰敷组织块；⑤展片前要保证水浴的干净，以免组织污染；⑥注意玻片清洁，选用较干净的玻片，捞片时注意玻片竖直插入，靠近组织后稍向后倾，然后迅速带起。

6. 染色　制成的组织切片本身没有颜色，为了区别不同的细胞结构，对切片进行染色。根据检测目的的不同，石蜡切片可采用不同染色方法，包括 HE 染色、免疫组织化学染色、特殊染色［过碘酸希夫染色（PAS）、Masson 染色、过碘酸六胺银（PASM）染色、甲苯胺蓝染色、抗酸染色］等，具体内容详见后面相关章节。

二、冷冻组织切片技术

冷冻组织切片技术通过低温使新鲜组织标本快速冷冻，达到一定的硬度后进行切片，冷冻组织中的蛋白质、酶、抗原等化学成分不受影响，它除用于手术中的快速病理诊断外，还可用于组织化学染色、免疫荧光等组织中抗原、抗体及酶类物质的检测。

应用冷冻切片机制备切片是目前最常用的方法。目前市场上冷冻切片机种类较多，应严格按厂商的说明书操作。冷冻切片机至少应于切片前 1h 开机预冷，冷室温度一般为–15～20℃。

1. 取材与包埋 冷冻组织切片需要新鲜组织，忌浸入乙醇、甲醛等固定液，避免过多的水分导致冰晶形成和组织变形；取材大小以 1.5cm×1.5cm×0.2cm 为宜；取材要平整规则，避开脂肪、骨组织、钙化组织等；取好的组织尽快置于冷冻头中央，周围用 OCT（冷冻组织包埋剂）或胶水封住。

2. 切片 通过冷冻温度和时间调节冷冻程度，冷冻不足则无法切片，冷冻过度则导致组织过硬，切片效果不佳。一般情况，脑组织冷冻温度为–18℃～–16℃，甲状腺、肝、脾、肾、淋巴结等组织，皮肤、肌肉、卵巢、胆囊、胃、肠等组织冷冻温度为–24℃～–20℃，含脂肪组织冷冻温度为–30℃～–20℃。冷冻时间一般为 2～4min，冷冻时间也不宜过长，否则会使组织变硬，对于脂肪组织冷冻时间则要长些。待组织块冷冻适当后，试切合适时便迅速进行切片。

3. 染色与封片 冷冻切片常见染色方法为 HE 染色法，也可用于免疫组织化学、免疫荧光、特殊染色（苏丹红Ⅲ）等，详细内容见相关章节。

三、细胞涂片技术

细胞涂片是一种非切片制片法，把收集标本经稀释或浓缩后，直接均匀地涂在玻片中呈薄膜状，染色后，通过显微镜识别细胞结构。常见的细胞涂片法有涂抹法、拉片法、推片法等。涂片质量的基本要求：单向均匀涂布检材，涂片厚薄适当，将检材涂布于载玻片一侧的 2/3 处，另 1/3 部位粘贴标签。对于收集不同标本，制作程序不同。如果检材是痰液、皮肤表面刮取（刷取、拉取）物、阴道排出物、子宫颈刮取物、黏膜刷取物，则直接涂片、固定后再染色。如果检材是液体，包括胸腔积液、腹水、尿液、胃液、脑脊液、穿刺液、冲洗液、灌注液等，一般均应先行离心（2000r/min，10～20min）后，取其沉淀物制作涂片；制作好的涂片应立即固定和染色。液体检材也可用全自动细胞制片机直接制作细胞涂片。全自动细胞制片机操作简单，标准化，涂片上细胞呈薄层均匀分布，并且可有效去除样本中红细胞及其他杂质，显著改善涂片质量。

实验一 人体阑尾组织石蜡切片制备

【实验目的】 掌握石蜡切片制备程序及注意事项。

【实验原理】 组织标本离体后，要经过固定、脱水、透明、浸蜡、包埋、切片、染色等一系列工作流程，最终制成在显微镜下观察的组织切片。

【实验用品】

1. 材料 人体阑尾组织。

2. 器材 切片机、展片机、烤片机、烤箱等设备；刀片、玻璃切片、载玻片、镊子、盖玻片等耗材。

3. 试剂 固定液（4%中性甲醛溶液），乙醇、二甲苯、石蜡、盐酸乙醇等。

【实验方法】

1. 固定和取材 离体阑尾组织固定 6～12h，常规阑尾近端 1/3 横切面取一块，中 1/3 横切面取一块，盲端纵切面取一块。

2. 脱水　组织固定液 60~120min，80%乙醇 60~120min，95%乙醇 Ⅰ 60~120min，95%乙醇 Ⅱ 60~120min，无水乙醇 Ⅰ 30~60min，无水乙醇 Ⅱ 30~60min，无水乙醇 Ⅲ 30~60min。

3. 透明　二甲苯 Ⅰ 20min，二甲苯 Ⅱ 20min，二甲苯 Ⅲ 30min。

4. 浸蜡　石蜡 Ⅰ 30min，石蜡 Ⅱ 30min，石蜡 Ⅲ 30~40min。

5. 包埋　用加热的弯曲钝头镊子轻轻夹取浸蜡的组织块放入包埋模具中，使组织块的最大面或被特别指定处的组织面向下，将熔化的石蜡倾入包埋模具中，将模具移入冷台上，待包埋模具内的熔蜡凝固后，取出蜡块组织。

6. 切片　将切片刀或刀片安装在持刀座上，将蜡块固定于支持器上，并调整蜡块和刀刃至适当位置，小心移动刀座或蜡块支持器，使蜡块与刀刃接触，旋紧刀座和蜡块支持器。先修块粗切，然后调节切片厚度调节器（一般为 4~6μm），进行切片。

7. 展片　以专用小镊子轻轻夹取完整、无刀痕、厚薄均匀的蜡片，放入展片机的温水中（45℃左右），使切片全面展开。

8. 捞片　将蜡片附贴于蛋白甘油处理过的载玻片上，蜡片应置放在载玻片一侧 2/3 处的中央，留出载玻片一侧 1/3 的位置用于贴附标签。

9. 烤片　一般置于 65℃左右的温箱内烤 30min 或更长时间。

【注意事项】

1. 包埋过程要操作迅速，以免组织块尚未包埋好而熔蜡已凝固。

2. 要使用质量好的切片机，精心维护切片机，切片人员应细心操作，规范地切片，防范被切片刀具割伤。

3. 捞片必须水温适宜、洁净，每切完一个蜡块后，必须认真清理水面，不得遗留其他病例的组织碎片，以免污染。

【思考题】　引起石蜡组织切片脱片的原因有哪些？

实验二　血涂片制备

【实验目的】　掌握血涂片的制备方法，以及红细胞及各种白细胞的形态特点。

【实验原理】　将一滴血液均匀涂在载玻片上，血细胞呈单层分布，制成薄血涂片，染色后，通过显微镜识别细胞结构及细胞计数、细胞测量等。

【实验用品】

1. 材料　人或动物血液。

2. 器材　光学显微镜、医用一次性采血针或采血笔、镊子、经脱脂洗净的载玻片、医用酒精棉球等。

3. 试剂　瑞特（Wright）染液。

【实验方法】

1. 消毒　人体采血用医用酒精棉球消毒采血部位；动物采血时先将耳部剪毛，并用医用酒精消毒。

2. 采血　人体采血部位：指腹或耳垂的皮；动物采血部位：耳部皮肤。采血针刺破皮肤后，第一滴血弃掉，将自然流出的第二滴血置于载玻片的 1/3 处。

3. 涂片　再取另一张边缘光滑的载玻片（用作推片），斜置于血滴的前方，将推片向后移动接触血滴，血液在推片与载玻片的接触处呈均匀线形分散，使推片与载玻片呈 45°，向另一端平稳推出，即涂成血液薄膜。

4. 染色　细胞学涂片的常见染色方法有巴氏（Papanicolaou）染色、瑞特染色、吉姆萨（Giemsa）染色等，此实验中应用瑞特染色（具体染色方法见本章第四节的实验五）。

5. 镜检　显微镜观察可见红细胞及白细胞。

【注意事项】

1. 采血时弃去第一滴血，因含单核细胞较多。

2. 涂片时两玻片的角度以 45° 为宜，角度过大则血膜较厚，角度小则血膜薄。

3. 推进的速度要均匀一致，否则血膜厚薄不匀。

4. 标准的血涂片应做到头、体、尾分明，两边和两端留有空隙。

【思考题】　适合血涂片的染色方法有哪些？请说出不同染色方法的优缺点。

（居红格）

第四节　组织染色技术

经过组织制片后的玻片标本本身是无色的，在显微镜下难以辨认组织和细胞的结构，更无法观察其微小的形态改变，因此，还需对组织进行染色。组织染色技术（tissue staining technique）是用不同的染料着染组织、细胞，使染料通过化学结合和物理吸附将组织、细胞内的各种成分显示不同的颜色，从而达到辨认其微细结构的目的，是组织学、病理学等形态学科用于观察和研究组织细胞形态结构的常用手段。

一、染　　料

染料（dye）是指能使其他物质获得鲜明而牢固色泽的一类有机化合物，观察组织细胞要通过染色后才能更清楚地观察其微细结构。用于组织染色的染料，不仅要有颜色，还要能与组织、细胞有一定的亲和力。

1. 天然染料和人工合成染料　从来源看，染料可以分为天然染料和人工合成染料，天然染料主要有苏木精、胭脂红、番红花、地衣红等；人工合成染料主要是从煤焦油中提取的苯衍生物，如苯胺蓝、结晶紫、苦味酸等，目前在组织染色中的多数染料为人工合成染料。

2. 碱性染料、酸性染料和中性染料　根据染料化学性质不同，可分为碱性染料、酸性染料和中性染料。染料分子电离后可产生有色离子和无色离子，染料在染色过程中表现的酸碱性，是由其在水溶液中电离出的有色离子所带电荷性质决定的。

（1）碱性染料（basic dye）：若染料分子电离后，有色离子是阳离子，即为碱性染料，碱性染料能与酸作用生成盐，大多为细胞核染料。常用的有苏木精、亚甲蓝、中性红、甲基绿、孔雀绿、甲苯胺蓝、沙黄等。

（2）酸性染料（acid dye）：若染料分子电离后，有色离子是阴离子，即为酸性染料，能与碱作用生成钠盐、钾盐、钙盐、铵盐等，大多为胞质染料。常用的有伊红、酸性品红、苦味酸、刚果红、甲基蓝、水溶性苯胺蓝、橙黄 G 等。

（3）中性染料（neutral dye）：是酸性染料与碱性染料混合后中和而成的复合染料，如瑞特染料和吉姆萨染料。

二、染色的基本原理

染料与被染物结合着色的过程是比较复杂的，大多数染色原理至今尚未完全清楚。一般认为染料与被染物间既有物理作用，也有化学作用，也可能为二者共同作用的结果。

1. 物理作用　包括毛细现象、吸附作用、吸收作用和分子间的作用力。

（1）毛细现象：是当含有细微缝隙的物体与液体相接触时，液体靠表面张力沿细微缝隙上升或扩散的现象。染色时，组织上的微孔就可以借助毛细现象吸附染料，不过这种结合不牢固。

（2）吸附作用：是一种物质把它周围的另一种物质的分子、原子、离子集中在界面上的过程。其中具有吸附作用的物质称吸附剂，被吸附的物质称为吸附物。吸附作用可分为物理吸附和化学吸附，物理吸附由范德瓦耳斯力引起，作用力较弱，吸附为多分子层，无选择性，吸附热小，吸附速度快；化学吸附是形成化学键的结果，作用力较强，是单分子层吸附，有选择性，吸附热大，吸附速度慢。一般在低温和常温下进行的吸附多为物理吸附，在较高温度下的吸附常多为化学吸附。

（3）吸收作用：是吸附物进入吸附剂的内部并均匀地分布在其中的现象。如脂肪染色，当苏丹染料的醇溶液与组织细胞中的脂质接触时，染料就从溶液中转移到脂质中去，使脂质着色。

（4）分子间的作用力：由范德瓦耳斯首先提出，所以这种力又叫范德瓦耳斯力，包括取向力、诱导力和色散力。在极性分子间有取向力、诱导力和色散力；在极性分子与非极性分子间有色散力和诱导力；在非极性分子间只有色散力。

2. 化学作用　组织细胞内化学物质的分子中含有酸性、碱性和两性基团。酸性基团，如羟基、羧基、巯基等；碱性基团，如氨基、亚氨基、胍基、嘌呤碱基、嘧啶碱基等；两性基团，含有酸、碱两性基团，如蛋白质是由碱性基团—NH_2 和酸性基团—$COOH$ 的氨基酸组成。

在一定条件下，被染物质分子的这些基团与染料分子的助色团可发生化学结合而着色。组织或细胞内含有酸性物质较多者，如含核酸较多的细胞核，对碱性染料有较强的亲和力，称为嗜碱性（basophilia）；含有碱性物质较多者，如多数细胞的细胞质，对酸性染料有较强的亲和力，称为嗜酸性（acidophilia）。

溶液的酸碱性对染料的染色也有较大影响，同一分子在不同条件下所表达的酸碱性也有差异，如蛋白质会根据不同的环境，产生酸碱不同的两性电离。所以为了达到最佳的染色效果，在染料的选择过程中，对染料的 pH、染色过程都要认真考虑，尽量避免交叉染色和共染现象的发生。

3. 媒染　有些染料直接与组织接触时，染料与组织之间的作用力很弱，因此组织着色很浅，甚至不着色。媒染剂（mordant）可在组织与染料间起到媒介作用，将染料先与媒染剂（如金属离子）结合形成色淀，再与染料结合，可生成组织-媒染剂-染料结合物，这一过程称作媒染（mordanting）。如用苏木精，多采用钾明矾、铁铵矾、钾铬钒等作为媒染剂。

4. 促染　促染剂（accelerant）是指能增强染料的染色能力，但不参与染色反应的一类物质，类似于化学反应中的催化剂，这一过程称为促染。促染剂主要是一些酸或碱，通过影响蛋白质所处的酸碱环境来影响蛋白质的电离，从而达到促染的目的，如亚甲蓝染液中的氢氧化钾、伊红染液中的冰醋酸、硫堇染液中的石炭酸、洋红染液中的硼砂、金属浸润法中常用的巴比妥等。

三、染色方法

组织学与病理学中染色方法很多，最常见的染色方法是苏木精-伊红（hematoxylin-eosin，HE）染色。但对常规 HE 染色也难以诊断的疾病，可以通过特殊染色进一步确诊，一般将 HE

染色以外的染色方法统称为特殊染色（special stain）。

（一）苏木精-伊红染色

苏木精-伊红（HE）染色，早在一百多年前，HE 染色就开始应用于生物和医学研究，是应用最为广泛的染色方法。

1. 染料 主要包括苏木精染料和伊红染料。

苏木精是最早用于生物学上的天然染色剂之一，它是从洋苏木树的树芯提炼出来的，为浅褐色结晶或淡黄褐色的粉末状物。苏木精易溶于乙醇、甘油，也可溶于热水，其本身没有染色能力，但经过氧化后，能产生具有染色能力的苏木红（hematein），这一过程称为成熟。苏木精成熟的方式包括自然氧化和人工氧化。自然氧化：将配制好的苏木精液在开口瓶中放置 2 个月以上，在日光和空气中氧气的作用下被氧化，时间越长，染色效果越好。人工氧化：在苏木精液中加入氧化剂，如过锰酸钾、氧化汞、磺酸钠、过氧化氢等，可使苏木精立即氧化成熟。此种方法放置时间越长、染色效果越低，因为苏木精继续氧化可生成无色的化合物，因此一次不宜配制过多，置于 4℃冰箱内避光保存可以延长使用时间。氧化后的苏木精对组织并无亲和力，需要加入媒染剂才能达到染色的目的。一般用于明矾苏木精的媒染剂为钾明矾或铵明矾，用于铁苏木精的媒染剂是三价铁离子。苏木精是一种良好的细胞核染色剂。细胞核内的染色质主要是脱氧核糖核酸（DNA），DNA 双螺旋的两条链上的磷酸基向外，带负电荷，呈酸性，很容易与带正电荷的苏木精碱性染料以离子键或氢键结合而被染色。苏木精在碱性溶液中呈蓝色，所以细胞核被染成蓝色。

伊红又称曙红，为桃红色或粉红色的粉末。常规 HE 染色中常用的是水溶性伊红 Y 和醇溶性伊红 Y。细胞质内主要成分是蛋白质，为两性化合物，细胞质的染色与 pH 有密切关系，当 pH 调到蛋白质等电点 4.7～5.0 时，细胞质对外不显电性，此时酸或碱性染料不易染色。当 pH 调至 6.7～6.8 时，大于蛋白质等电点的 pH，表现酸性电离，而带负电荷的阴离子，可被带正电荷的染料染色，同时细胞核也被染色，胞核和胞质难以区分。因此必须把 pH 调至胞质等电点以下，可在染液中加入醋酸使胞质带正电荷（阳离子），这样可被带负电荷（阴离子）的染料染色。伊红 Y 是一种化学合成的酸性染料，在水中离解成带负电荷的阴离子，可使细胞质、结缔组织等被染成不同程度的红色或粉红色，与蓝色的细胞核形成鲜明的对比。

2. 分化作用 为了防止不应该着色组织的着色和应该着色组织的过染，使组织染色的深浅、对比恰到好处，染色的层次更加分明，一般要进行分化。如 1%盐酸乙醇分化作用就是脱去细胞核中结合过多的染料和细胞质中吸附的染料。应注意把握分化尺度，须在显微镜下控制，才能恰到好处。分化过后一定要将组织上残留的分化液冲洗干净，否则会引起组织褪色或染色过淡。

3. 蓝化作用 苏木精用 1%盐酸乙醇分化之后处于红色离子状态，只有在碱性条件下才处于蓝色离子状态，所以分化之后必须用水洗去酸中止分化，再用流水、温水或弱碱性水溶液使染上苏木精的细胞核变蓝，这一过程称蓝化作用。自来水的 pH 为 6～7，相对于盐酸和苏木精来说，都呈弱碱性，因此适时的流水冲洗可以清除切片分化时盐酸的残留，防止切片褪色。

（二）特殊染色

有些细胞、组织由于常规染色方法无法满足研究要求，需要专门针对某一结构进行染色，统称为特殊染色。特殊染色技术是在 HE 染色基础上发展起来的染色技术，可以显示组织细胞中 HE 染色观察不到或难以观察到的特殊的物质和结构。由于特殊染色具有简单、快速和低成本的特点，是临床病理诊断中重要的辅助手段。如观察骨磨片可通过大力紫染色，观察血涂片可通过吉姆萨染色或瑞特染色法，区分胶原纤维与肌纤维可采用 Masson 染色法，显示神经元尼氏体可用尼氏染色法等。

1. 胶原纤维染色　为了区分胶原纤维（collagen fiber）和肌纤维（muscle fiber）可采用 Masson 染色法、改良的 van Gieson 苦味酸丽春红 S 法（简称改良 VG 法）和马洛里（Mallory）三色法等。将两种或三种阴离子染料混合一起或先后作用，利用染料分子的大小和组织的渗透性不同，完成胶原纤维染色。

组织的渗透性取决于组织的结构密度，不同的组织和细胞成分，它们的孔隙大小是不同的。孔隙的大小，决定了组织的渗透性。如已固定的组织用一系列阴离子水溶性染料先后或混合染色，则可发现红细胞被最小分子的阴离子染料着染，肌纤维与胞质被中等大小的阴离子染料着染，而胶原纤维则被大分子的阴离子染料着染。由此说明了红细胞对阴离子染料的渗透性最小，肌纤维与胞质次之，而胶原纤维具有最大的渗透性。根据组织不同的渗透性能，选择分子大小不同的阴离子染料进行染色，便可把不同组织成分显示出来。

染料分子的大小，主要由其分子量来体现。小分子量者易于穿透结构致密、渗透性低的组织，而大分子量者则只能进入结构疏松、渗透性高的组织。一般来说，结构疏松、渗透性高的组织多选择大分子染料，而结构致密、渗透性低的组织多选择小分子染料。常用作胶原纤维染色的几种阴离子染料的分子量由小到大分别是：苦味酸（黄色），分子量 229.11；橙黄 G（橙黄色），分子量 452；丽春红（红色），分子量 480.42；酸性品红（红色），分子量 585.53；苯胺蓝（蓝色），分子量 737.72；亮绿（绿色），分子量 792.72；甲基蓝（蓝色），分子量 799。

2. 网状纤维染色　网状纤维（reticular fiber）是结缔组织内的一种纤维，分布广泛。常以两种形式存在，一种是以网状组织形式分布，即有网状纤维和网状细胞同时存在，多分布于造血器官和淋巴网状器官，如红骨髓、脾、淋巴结、肝、扁桃体和胸腺，消化管和呼吸道管壁的淋巴组织内，并成为这些器官的网状支架；另一种是以网状纤维单独存在，没有网状细胞伴随，见于上皮的基膜，另外平滑肌、脂肪细胞、毛细血管和神经纤维也都有网状纤维包裹。

在 HE 染色下，网状纤维难以与胶原纤维、弹性纤维区分。1904 年 Bielschowsky 最初将银浸染技术用于神经原纤维的研究，后经 Maresch 于 1905 年发展应用于网状纤维染色。用银氨液浸染后用甲醛还原能使网状纤维变成黑色，故网状纤维又称嗜银纤维。

3. 弹性纤维染色　弹性纤维（elastic fiber）是结缔组织内的一种纤维，新鲜时弹性纤维呈黄色，广泛分布于身体各处，如在动脉壁、肺泡壁和皮肤中均有弹性纤维分布。

弹性纤维由两种成分组成，即集合成束的弹性微原纤维和均质的弹性蛋白。弹性微原纤维浸没于弹性蛋白中构成弹性纤维。在 HE 染色标本中，弹性纤维和胶原纤维相似，均着染深浅不一的红色，量少者两者较难区分。若用特殊染色就可把它们显示出来。弹性纤维染色的主要机制是带负电荷的弹性蛋白与带弱正电荷的染料是通过非极性吸附染色的。常见的弹性纤维染色法有醛品红法、间苯二酚碱性品红法、地衣红法、铁碘苏木精法、维多利亚蓝法、稀释间苯二酚碱性品红法等。

随年龄的增长，特别是到了老年的时候，弹性纤维可发生生理性的变化，这时可观察到弹性纤维的纵向分裂，断成碎片，最后成为颗粒。在病变时，也可观察到弹性纤维的破坏、断裂、崩解。弹性纤维染色可用于多种疾病的诊断，如观察动脉壁弹性纤维的变化以诊断心血管疾病，鉴别肌上皮瘤与涎腺多形性腺瘤，诊断皮肤弹力纤维病变等。

4. 尼氏体染色　尼氏体（Nissl body）分布于神经元胞质和树突中，呈强嗜碱性斑块状或细颗粒状。尼氏染色方法是德国病理学家 Nissl 于 1892 年创立，用来显示神经元内的尼氏体等结构。尼氏体广泛见于各种神经元，不同神经元中的尼氏体形状、大小和数量则各有差异。

尼氏体的化学成分是含有铁质的核酸蛋白，可以被碱性染料如焦油紫、亚甲蓝、甲苯胺蓝和硫堇等染成蓝紫色。尼氏染色法可以用来观察神经元内的细胞结构，还可以观察、了解神经元的损伤情况。在神经元受损时，尼氏体的数量可减少甚至消失，因此根据形状大小和数量差异，可判别神经损伤程度。

5. 血液细胞染色　血细胞可分为红细胞、白细胞、血小板，是血液组织的有形成分。为能更好地区分各种白细胞、显示白细胞中的颗粒，可采用特殊染色方法。常用的血液细胞染色方法有瑞特染色法、吉姆萨染色法及瑞特-吉姆萨联合染色法，这些方法是在罗氏染色法基础上改良而来。瑞特染液和吉姆萨染液中均含碱性染料亚甲蓝和酸性染料伊红，可将血细胞中的细胞核与细胞质染上不同颜色。瑞特染色法是最经典、最常用染色法，尤其对于细胞质成分、中性颗粒等可获得很好的染色效果，但对细胞核的着色能力略差。吉姆萨染液对细胞核、寄生虫（如疟原虫等）着色较好，结构更清晰，但对细胞质成分的着色能力略差。采用瑞特-吉姆萨联合染色法可使细胞质、颗粒、细胞核等均获得满意的染色效果。

实验一　苏木精-伊红染色

【实验目的】　通过学习 HE 染色技术，掌握常规组织病理染色基本方法，理解嗜酸性、嗜碱性和中性。

【实验原理】　染料苏木精可将细胞核及细胞质内的嗜碱性物质等染为蓝色，染料伊红可将大部分细胞质及胶原纤维、肌纤维、红细胞等染为深浅不等的红色。

【实验用品】

1. 材料　将组织固定于 10% 的甲醛液中，石蜡包埋切片，切片厚 5~8μm。

2. 器材　染缸、烧杯、量筒、移液器、电子天平、载玻片、盖玻片、光学显微镜等。

3. 试剂　二甲苯、无水乙醇、95% 乙醇、氨水、浓盐酸、苏木精染液、伊红染液、蒸馏水、中性树脂等。

1% 盐酸乙醇：将 100ml 70% 的乙醇中加入 1ml 浓盐酸。

苏木精染液：有多种，如 Harris 苏木精染液、Mayer 苏木精染液、改良 Lillie-Mayer 苏木精染液等。以下以 Harris 苏木精染液为例。

将 1g 苏木精溶于 10ml 无水乙醇配成 I 液；将 20g 硫酸铝钾溶于 200ml 蒸馏水（加热煮沸溶解）配成 II 液，去火；将 II 液加入 I 液，煮沸，再去火；待 30s 后慢慢加入 0.5g 氧化汞（不要一下子全部倾入，否则会引起染液向上喷溅伤人），煮沸，此时染液呈深紫色，立即置入冰水（要事前准备好）中，使染液迅速冷却，目的是防止氧化汞在高温中过度氧化苏木精，待冷却至室温后加入冰醋酸 8ml，过滤即可用。

伊红染液：常用伊红水溶液。

0.5% 伊红水溶液：将 1g 水溶性伊红 Y 溶入 200ml 蒸馏水中，加冰醋酸 1 滴搅拌混匀。

【实验方法】

1. 将切片烤片 30~60min。

2. 二甲苯 I 脱蜡 5~10min，二甲苯 II 脱蜡 5~10min。

3. 无水乙醇洗涤 1~5min（或无水乙醇 I、无水乙醇 II 各洗涤 1~3min）。

4. 95% 乙醇洗涤 1~5min（或 95% 乙醇 I、95% 乙醇 II 各洗涤 1~3min）。

5. 80% 乙醇洗涤 1~5min。

6. 蒸馏水冲洗 1~2min。

7. 苏木精染液染色 5～10min，然后流水冲洗 0.5～1min。

8. 1%盐酸乙醇分化数秒。

9. 流水冲洗 5～20min（或氨水、碳酸锂返蓝）（镜下观察，细胞核着蓝色，其他组织基本无色）。

10. 伊红染液染色 1～5min，然后蒸馏水冲洗数秒。

11. 80%乙醇洗涤 1～2s。

12. 95%乙醇洗涤 1～2s。

13. 无水乙醇Ⅰ洗涤 5～10s，无水乙醇Ⅱ洗涤 10～60s。

14. 二甲苯Ⅰ洗涤 1～2min，二甲苯Ⅱ洗涤 1～2min。

15. 中性树脂封片。

【注意事项】

1. 为防止组织片产生收缩、龟裂现象，组织染色时需在液体环境中转移切片。

2. 脱蜡要干净，脱蜡使用的二甲苯若已使用多次，应延长脱蜡时间；若室温偏低，应延长脱蜡时间，也可将溶蜡剂置于恒温箱中进行脱蜡。

3. 苏木精染色后，若不进行分化或分化不足，组织着染过深，使核质的境界不清晰；若分化过度，胞核着染过淡不清楚。分化尽量在显微镜下控制进行，一般以细胞核着色清晰、胞质基本无色为佳。

4. 分化后要充分水洗，若水洗不充分，留有酸液，易使切片褪色。

5. 苏木精染液配制的好坏决定染色的优劣，如用氧化汞作为氧化剂的苏木精染液，在染色过程中易在液面形成一层氧化膜，在每次染色前必须过滤或用纸把氧化膜移除，以免污染切片。苏木精染液一般染过三四百张切片后，着色力会减弱，着色不鲜艳，呈灰蓝色，应及时更换新液。

6. 伊红染液染色时间为 1～5min，如染液陈旧，会着色困难。在伊红染液中加入冰醋酸 1 滴，可帮助恢复伊红染色力。如伊红过染，掩盖细胞核的蓝色，可将切片水洗或在 80%乙醇中延长数秒。

【思考题】

1. HE 染色要先脱蜡，脱蜡时乙醇的浓度是由低到高还是由高到低？

2. HE 染色中为什么要进行分化？

实验二 Masson 染色

【实验目的】 通过学习 Masson 染色法，理解其染色的基本原理。

【实验原理】 HE 染色中，胶原纤维与肌纤维都染为红色，Masson 染色后胶原纤维呈蓝色（被苯胺蓝所染），肌纤维呈红色（被酸性品红和丽春红所染）。因此通过 Masson 染色能够区分胶原纤维与肌纤维，在病理诊断上主要用于胶原纤维与肌纤维的鉴别。

【实验用品】

1. 材料 将组织固定于 10%甲醛溶液中，石蜡包埋切片，切片厚 5～8μm。

2. 器材 染缸、烧杯、量筒、移液器、电子天平、载玻片、盖玻片、光学显微镜等。

3. 试剂 二甲苯、无水乙醇、95%乙醇、浓盐酸、Masson 染液、苏木精染液（配制方法见苏木精-伊红染色）、1%磷钼酸液、蒸馏水、中性树脂等。

Masson 染液：

（1）丽春红酸性品红液：酸性品红 0.3g，丽春红 0.7g，蒸馏水 99ml，冰醋酸 1ml。

（2）亮绿液：亮绿 0.2g，蒸馏水 100ml，冰醋酸 0.2ml。

（3）苯胺蓝液：苯胺蓝 2g，蒸馏水 98ml，冰醋酸 0.2ml。

【实验方法】

1. 将切片烤片后常规脱蜡至水，依次经二甲苯、无水乙醇、95%乙醇、80%乙醇、70%乙醇和蒸馏水洗涤，各自时间可以参考 HE 染色。

2. 苏木精染液染色 5～10min。

3. 1%盐酸乙醇分化数秒。

4. 自来水返蓝。

5. 丽春红酸性品红液染色 5～8min。

6. 水洗。

7. 1%磷钼酸液染色 3～5min。

8. 苯胺蓝液或亮绿液染色 5min（若染色效果不佳，可在冰醋酸中脱色后重新染色）。

9. 蒸馏水水洗 1～2s。

10. 95%乙醇 1～2s。

11. 无水乙醇Ⅰ、无水乙醇Ⅱ各 5～10s。

12. 二甲苯Ⅰ、二甲苯Ⅱ各 1～2min。

13. 中性树脂封片。

【注意事项】

1. 为防止组织片产生收缩、龟裂现象，组织染色时需在液体环境中转移切片。

2. 苯胺蓝染色后用 1%冰醋酸处理，目的是去除附于原浆内的蓝色，使染色鲜艳和清晰。

3. 丽春红酸性品红液和 2%苯胺蓝液用小口砂塞瓶存放，可保存使用 2 年左右。

4. 如使用甲醛固定的标本染色效果欠佳，可采用脱蜡后经 Bouin 液媒染。

【思考题】 Masson 染色法染色后，肌纤维被染为何种颜色？

实验三 尼氏染色

【实验目的】 通过学习尼氏染色法，明确神经元染色的方法，理解其染色基本原理。

【实验原理】 碱性染料如焦油紫、亚甲蓝、甲苯胺蓝和硫堇等可将尼氏体染成蓝紫色。显示尼氏体的染色方法有多种，如硫堇法、焦油紫法、甲苯胺蓝法及混合染色法等。以下以焦油紫法为例。

【实验用品】

1. 材料 将组织固定于 10%甲醛溶液中，石蜡包埋切片，切片厚 5～8μm。

2. 器材 染缸、烧杯、量筒、移液器、电子天平、载玻片、盖玻片、光学显微镜等。

3. 试剂 二甲苯、无水乙醇、95%乙醇、浓盐酸、焦油紫溶液、中性树脂、蒸馏水等。

焦油紫（cresyl violet）溶液：1g 焦油紫溶于 100ml 蒸馏水，溶解后过滤待用。

【实验方法】

1. 切片依次经二甲苯、无水乙醇、95%乙醇、80%乙醇、70%乙醇和蒸馏水洗涤，各自时间可以参考 HE 染色。

2. 1%焦油紫溶液染色 10min 至 1h,然后水洗。

3. 70%乙醇分色数秒至数 min。

4. 依次经 70%乙醇、80%乙醇、95%乙醇,各脱水 1~2min。

5. 无水乙醇洗涤 2 次,每次 5min。

6. 二甲苯洗涤 2 次,每次 10min。

7. 中性树脂封片。

【注意事项】

1. 焦油紫溶液的染色时间也是根据染液配制时间、切片厚度和环境温度灵活掌握。

2. 应该在显微镜下观察分色程度,以尼氏体呈深色而背底基本无色为最佳。如分色不够,可以退回乙醇再次分色。如分色过度,也可退回再染。

3. 尼氏染色应充分脱水,否则容易褪色。

【思考题】 尼氏染色法的主要原理是什么?

实验四 弹性纤维染色

【实验目的】 通过学习弹性纤维染色,掌握区分弹性纤维与胶原纤维的方法。

【实验原理】 以下以醛品红法为例。醛品红(aldehyde fuchsin)是碱性品红中加入三聚乙醛和盐酸配制而成。盐酸是作为一种酸性催化剂,它可使三聚乙醛逐渐解聚产生乙醛,乙醛有较高的活性,释出后与碱性品红染料外露的氨基反应生成乙醛碱性品红螯合物,这时颜色转变为深紫色,即所谓成熟。这种成熟的全品红对特殊的蛋白质及含硫酸根的黏多糖具有很强的亲和力,与弹性纤维能很好地结合,还对肥大细胞颗粒、脂褐素、乙型肝炎表面抗原、主细胞、胰岛 B 细胞和脑垂体的嗜碱性细胞有很好的着染。

【实验用品】

1. **材料** 将组织固定于 10%甲醛溶液中,石蜡包埋切片,切片厚 5~8μm。

2. **器材** 染缸、烧杯、量筒、移液器、电子天平、载玻片、盖玻片、光学显微镜等。

3. **试剂** 二甲苯、无水乙醇、95%乙醇、盐酸、2%草酸、酸化高锰酸钾液、醛品红液、橙黄 G 液、中性树脂、蒸馏水等。

酸化高锰酸钾液:0.5%的高锰酸钾 1 份,0.5%硫酸 1 份,临用前混合后使用。

醛品红液:碱性品红 0.5g 溶于 70%乙醇 100ml 中,再加入浓盐酸 1ml、三聚乙醛 1ml。配制后,室温下存放 2~3 天,待转变为深紫色即成熟可用。置于 4℃中可存放约 3 个月。

橙黄 G 液:橙黄 G 2g,蒸馏水 100ml,磷钨酸 5g。混合后,使其尽量溶解,静置一夜后,吸上清使用。

【实验方法】

1. 切片常规脱蜡至水,依次经二甲苯、无水乙醇、95%乙醇、80%乙醇、70%乙醇和蒸馏水洗涤,各自时间可以参考 HE 染色。

2. 酸化高锰酸钾液氧化 5min,然后水洗。

3. 2%草酸漂白 1~2min,然后流水冲洗 2~3min。

4. 70%乙醇脱水 1min。

5. 醛品红液浸染(加盖)10~15min。

6. 70%乙醇脱水 2 次,每次约 30s,至切片不再有紫色脱出,然后水洗。

7. 橙黄 G 液染色 1~3s,然后水洗。

8. 常规脱水、透明、中性树脂封片。

【注意事项】

1. 醛品红液新配时呈红紫色,成熟后呈深紫色,在成熟之后方可使用。配制时的三聚乙醛要新鲜,若使用陈旧的三聚乙醛,醛品红染色弱或不着色。醛品红液染色最佳时间一般在7～10天,若为放置4℃冰箱中的旧染液,应该适当延长染色时间。

2. 橙黄G液要淡染,若过染则会掩盖弹性纤维的深紫色。可以采用滴染的方式,滴入橙黄G液后即水洗,如过深,可延长水洗时间;如过浅,可再次滴染。

【思考题】 通过醛品红法,弹性纤维被染为何种颜色?

实验五 血液细胞染色

【实验目的】 通过血液细胞染色,明确血细胞的组成,使学生能够在显微镜下区分各种血细胞。

【实验原理】

瑞特染色法:瑞特染料是由酸性染料伊红和碱性染料亚甲蓝组成的复合染料。亚甲蓝为四甲基硫堇染料,有对醌型和邻醌型两种结构,通常为氯盐,即氯化亚甲蓝。伊红通常为钠盐。即伊红和亚甲蓝混合后,产生伊红化亚甲蓝中性沉淀,即瑞特染液。吉姆萨染液由天青、伊红组成。经瑞特染色或吉姆萨染色,细胞内的碱性蛋白质如红细胞中的血红蛋白、嗜酸性粒细胞中的嗜酸性颗粒等,与酸性染料伊红结合,染成粉红色,为嗜酸性物质;白细胞的细胞核蛋白、淋巴细胞和单核细胞的嗜碱性颗粒等可与碱性染料亚甲蓝或天青结合,染成紫蓝色,为嗜碱性物质;中性颗粒呈等电状态,与伊红和亚甲蓝均可结合,染成淡紫色,为中性物质。根据细胞质内颗粒的嗜色性和细胞核的特点,可以区分不同类型的白细胞、红细胞、血小板。

吉姆萨染色法:吉姆萨染液由天青、伊红组成。染色原理和结果与瑞特染色法基本相同。相对而言,吉姆萨染液对胞质着色力较强,使细胞中的嗜天青、嗜酸性、嗜碱性颗粒着色清晰;但是对胞核着色偏深,核结构显色不佳。

常采用瑞特染色与吉姆萨染色联合使用。下面以瑞特染色法为例。

【实验用品】

1. 材料 人末梢血涂片。

2. 器材 研钵、染缸、烧杯、量筒、移液器、电子天平、采血针、碘伏消毒棉签、蜡笔、载玻片、盖玻片、吸耳球、光学显微镜等。

3. 试剂 二甲苯、无水乙醇、95%乙醇、瑞特染料、甲醇(AR级以上)、磷酸二氢钾、磷酸二氢钠、磷酸盐缓冲液、甘油等。

瑞特染液:

Ⅰ液:将瑞特染料1.0g放入研钵中,分次加甲醇共600ml入研钵,边加入边研磨,直至染料全部溶解,存于棕色瓶内,加15ml甘油密封保存。

Ⅱ液:磷酸盐缓冲液(pH 6.4～6.8)。在1000ml蒸馏水中加入0.3g磷酸二氢钾、0.2g磷酸二氢钠,使用磷酸盐溶液校正pH,密封保存。

【实验方法】

1. 血涂片制备方法见本章第三节的实验二。

2. 用蜡笔或专用笔在血膜两侧各画一条线,防止染液外溢。

3. 滴加瑞特染液Ⅰ 3～5滴,使其迅速盖满血膜,染色0.5～1min。

4. 滴加等量或稍多的瑞特染液Ⅱ,轻轻摇动玻片或用吸耳球对准血涂片吹气,使染液充分混合;5～10min后,用流水冲洗,待自然干燥或用吸水纸吸干。

5. 显微镜下观察各种血细胞的形态结构。

【注意事项】

1. 甲醇必须纯净，如甲醇中丙酮含量过多，染色偏酸，使白细胞着色不良。

2. 新鲜配制的瑞特染液常常偏碱性，在室温下储存一段时间后，染色效果更佳。

3. 染色时染料过少，易蒸发沉淀，染料一旦沉积在血涂片上，不易冲洗，不利于观察。

4. 瑞特染液配制后应密闭保存，以免甲醇挥发或氧化为甲酸。

【思考题】 经过染色，不同的血细胞及细胞内的颗粒被染为何种颜色？

（陈　晶）

第五节　一般组织化学技术

组织化学（histochemistry）是运用物理学、化学、免疫学、分子生物学等方法，对组织或细胞内的化学成分进行定性、定位、定量研究的科学。组织化学自出现以来，已取得很大进展，与相关学科的发展是分不开的，其中，细胞生物学、生物化学以及分子生物学与组织化学的形成与发展有着更加密切的关系。

组织化学始自比利时植物学家 Raspail（1830 年）发表的论著《在生理学中使用显微镜观察化学物质》，初期（1830～1870 年）的组织化学主要用于解释生物界中的生理现象，之后（1890～1920 年）随着显微镜的改进和组织学染色技术的发展，组织化学开始脱离生理学而趋向于阐明组织细胞的结构及化学组成，即从生理组织学的概念转变为显微化学。与此同时（1900～1935 年），为阐明组织细胞的功能，特别是疾病组织中某些化学成分的变化，更促进了组织化学技术的应用，也丰富了在显微镜下证实无机物、色素、脂类、糖类、蛋白质、核酸等物质存在的组织化学相关内容。此后，又出现了酶组织化学、电镜组织化学和定量组织化学。20 世纪 60 年代，随着免疫学及分子生物学的发展，出现了免疫组织化学等新的领域。进入 20 世纪 90 年代，免疫组织化学进一步发展、完善和提高，免疫电镜术、定量组织化学、凝集素和荧光组织化学也得到长足发展。

研究组织或细胞的化学成分及其化学反应机制是进一步了解机体器官、组织、细胞的生理和病理功能的一种必要方法。组织化学是研究组织中化学成分的分布、含量及其变化，其目的是通过一定的化学手段将组织或细胞内的某种化学成分显示于组织切片内。基于组织生理或病理改变的复杂性，组织中分子的多样性，组织化学具有将形态学、生物化学、分子生物学及生理功能紧密联系的特点，因此，组织化学技术在医学基础和临床各学科以及相关生物学科领域的应用备受重视。

一、组织化学技术的基本要求

在应用组织化学技术显示组织细胞内化学物质及其定位、定量以及代谢状态时，需满足以下几点要求：

1. 在进行组织固定和处理时，尽可能保持组织细胞生前的形态结构、化学成分和酶活性。

2. 具备高度的特异性，鉴别所示物质的类属，才能正确地分析实验结果，可以借助阴性及阳性对照，显示方法的特异性。

3. 应有一定的灵敏性，才能显示含量极微（$10^{-12} \sim 10^{-8}$g）的物质。

4. 具有高度稳定性，生成的反应产物必须在原位形成有色的细小沉淀或小结晶，色深、不溶（或不被电子透过），保证定位的精确而稳定，以便于重复观察。

二、常用组织化学技术的种类

根据显示原理，组织化学技术大致可分为以下几种类型。①化学方法：根据化学反应的原理，在组织切片上生成沉淀显示其定位。绝大部分组织化学方法属于此类，如显示磷酸酶的金属阳离子法，显示中性糖原的 PAS 反应，显示 DNA 的福尔根（Feulgen）反应等。②类化学方法：此种方法虽然染色反应有特异性，但机制不明。如 Besl 胭脂红显示糖原，Mayer 胭脂红显示糖蛋白等。③物理学方法：应用物质的物理学特性，如苏丹染料溶于脂类而使脂类显色；其他如荧光分析法、组织吸收光谱法、组织 X 射线显微分析法、放射自显影法等。④免疫学方法：利用免疫学原理研究组织或细胞的化学成分，如免疫组织化学法。⑤显微烧灰法：测定有机物燃烧后残留物中的无机物质。以下介绍研究组织和细胞内碳水化合物、脂类、酶、核酸及蛋白质的常用组织化学技术，这些方法较为经典且易于掌握，在教学和科研工作中具有实用意义。

（一）碳水化合物

碳水化合物是糖类及其衍生物的总称，可分为单糖、寡糖和多糖。碳水化合物的种类繁杂，不同种类生物的碳水化合物可有很大的区别，因其结构复杂，尚缺乏更先进的检测手段，所以目前能够用组织化学技术显示的碳水化合物都是一些聚合的大分子物质。以下就碳水化合物的分类和显示方法做一简要介绍。

1. 多糖（polysaccharide） 是由糖苷键结合的糖链，也称聚糖。糖原是动物组织中唯一存在的纯多糖，由 D-葡萄糖的分支或直链组成，在肝和肌肉内最丰富。糖原在动物组织内很不稳定，组织分解后极易转化，固定处理前易溶于水，而且固定剂常使糖原呈颗粒状并聚集在细胞一端。一般通过 PAS 反应或 Best 卡红染色法显示糖原。

2. 黏液物质（黏多糖） 是含氮的不均一多糖，结缔组织间的无定形成分、骨和软骨的基质以及杯状细胞内的黏原颗粒等高分子量的糖类与蛋白质形成的复合物，其中糖为主要成分。依据黏液物质中含有的酸性基团（如硫酸基和羧基等）不同，可将其分为中性黏液物质、酸性黏液物质、混合性黏液物质。

（1）中性黏液物质：由乙酰化己糖基团构成，但无游离酸或硫酸酯。主要分布于胃、肠、呼吸道上皮、甲状腺胶质等部位，尤其在十二指肠腺较丰富，PAS 反应呈阳性。

（2）酸性黏液物质：在相应的 pH 条件下，可通过阿利新蓝和（或）天青 A 染色法显示，或呈现异染性。酸性黏液物质主要有硫酸化和非硫酸化两种。硫酸化黏液物质有结缔组织黏多糖（强硫酸化）和上皮硫酸黏蛋白（弱硫酸化）。非硫酸化黏液物质中有的富含唾液酸，如结缔组织及上皮唾液黏蛋白，见于某些动物舌下腺等部位。

（3）混合性黏液物质

1）黏蛋白：是一类主要由黏多糖组成的糖蛋白，是超过 4% 的多糖与蛋白复合物，呈 PAS 反应阳性。可见于基底膜及杯状细胞（黏液样细胞）。

2）糖蛋白：是不少于 40% 多糖与蛋白的复合物，PAS 反应呈阳性。存在于胶原及网状纤维等处。

3）黏脂类（糖脂）：是碳水化合物（常为半乳糖）与脂的化合物，含脂肪酸、神经鞘氨醇及己糖，PAS 反应呈阳性，冷冻切片脂染色呈阳性。见于脑苷脂及神经节苷脂。

（二）脂类

脂类是构成细胞结构的成分之一，包括脂肪和类脂两大类。脂肪是由甘油和脂肪酸构成的甘油三酯，是体内储能和供能的重要物质；类脂是与脂肪酸相结合可形成酯的一类物质，包括磷脂、糖脂、类固醇等。脂类物质结构复杂，变化性较大，但均是由较简单的分子以不同形式共同结合而成的，其在生活状态的组织内并不以游离形式存在，而是以其本身的代谢前体呈现。

根据脂类的染色性质而将其分为中性脂类和酸性脂类两种。前者包括甘油三酯、胆固醇及胆固醇酯、类固醇及某些糖脂等。后者包括脂肪酸及磷脂等。脂类显示方法可分为物理学方法和化学方法两大类。物理学方法中，常用苏丹红Ⅲ、苏丹红Ⅳ、苏丹黑、油红 O 和尼罗蓝等。溴-苏丹黑方法简便、灵敏，能显示任何脂类。油红 O 显示中性脂肪效果较好，能显示小的脂滴。另外，许多脂类如胆固醇和不饱和脂肪酸的氧化产物、维生素 A 和脂褐素等，在紫外线照射下发出荧光，可用荧光显微镜观察。化学方法中有尼罗蓝、铜-红氨酸、过氯酸-萘醌等分别显示磷脂、脂肪酸、胆固醇等。

（三）核酸

核酸（nucleic acid）是广泛存在于动植物细胞、微生物体内与生命有关的重要物质，是生命的最基本物质之一。核酸分子由含氮碱基（嘌呤和嘧啶）、戊糖（核糖或脱氧核糖）以及磷酸等三类比较简单的化合物组成。根据核酸化学结构的不同，可以将其分为两大类，即脱氧核糖核酸（deoxyribonucleic acid，DNA）及核糖核酸（ribonucleic acid，RNA）。两种核酸的碱基组成不同，生理作用也各异。

关于检测核酸的组织化学方法主要有福尔根反应、甲基绿法、甲基绿-派洛宁法。利用核酸的化学结构特性进行相应显示的组织化学方法，其优势在于能够进行定位研究。例如，核酸的磷酸根具有嗜碱性，有些碱性染料可以与其结合而着色，可以用天青、亚甲基蓝、碱性藏红、甲基绿、甲基紫等碱性染料予以显示；DNA 可被稀酸水解而生成醛基，后者能将无色的希夫试剂还原而产生紫红色产物，即福尔根反应。上述组织化学方法只是粗略检测核酸，随着分子生物学技术的发展，目前主要是通过同时进行靶核酸扩增和可检测信号的生成来检测样品中的靶核酸。

（四）酶

酶是生物体内催化各种代谢反应的特殊蛋白质，人体的各种功能活动都与酶的活性有关。在酶的显示方法中，从原理上可分为两大类：第一类是显示酶的活性，最终反应产物来自底物，通常用酶组织化学方法；第二类是显示酶的本质，从而证明酶的存在，通常用免疫组织化学方法。酶的种类较多，其结构与功能也各具差别，可分成以下几类。

1. 酶的分类　目前通过组织化学技术所能显示的酶已有百余种，主要有以下几类：

（1）水解酶：是催化水解反应的一类酶的总称，也可以说它们是一类特殊的转移酶，用水作为被转移基团的受体，如磷酸酶、酯酶、肽酶等。

（2）氧化还原酶：是催化氧化-还原作用反应的酶，包括脱氢酶、氧化酶和过氧化物酶等。其中脱氢酶催化底物脱氢，如琥珀酸脱氢酶，氧化酶是直接或间接用氧催化接收电子的酶，如细胞色素氧化酶。

（3）转移酶：是催化两个化合物之间功能基团转移的酶。

（4）连接酶（合成酶）：是指能够将两个其他分子共同结合形成新分子的酶。

（5）裂解酶：催化底物分解为更小物质的酶，从底物上移去一个基团而形成碳双键。

（6）异构酶：催化同分异构体的相互转化。

2. 酶的组织化学方法 酶可以作为抗原，用免疫组织化学方法进行定性、定位、定量检测，而酶活性检测有多种方法，以下是几种主要检测酶活性的组织化学方法。

（1）金属阳离子沉淀反应：酶的活性可使孵育底物分解，其生成的基团与金属离子结合而沉淀，最后使酶的活性所在处形成不溶性的有色盐。

（2）偶联偶氮沉淀反应：本法是以含有某种萘酚化合物为底物，应用较广的组织化学测定方法。酶活性使一部分萘酚释放，以同时偶联或后孵育偶联方法与某重氮盐结合。重氮盐是原发性芳香族胺与亚硝酸的反应产物，经重氮化作用过程所形成。重氮盐与某芳香化合物（如萘酚）形成的反应产物成为不溶性偶氮染料，所染处即标志着酶的活性所在。

（3）吲哚酚法：酶活性促使吲哚酚底物释放吲哚基，并很快被氧化为不溶性靛蓝最终产物。

（4）氧化还原反应法：在氧化还原反应中，氢被从某物质中移除（氧化作用），转移到另一物质中（还原作用）。如氧化酶的显示是酶的活性催化底物将氢转移到四唑盐，使之还原成为非水溶性甲腊色素于该酶活性所在处。

（五）蛋白质

蛋白质是构成生物体的重要组成物质，是生命活动的执行者。氨基酸是构成蛋白质的基本单位，氨基酸主要靠肽键相互连接，脱水缩合成为多肽（polypeptide），多肽链是蛋白质分子的基本结构。蛋白质分子中的结合键，除肽键外，还有氢键、二硫键、盐键、酯键及酰胺键等。

通过组织化学方法鉴定蛋白质主要是显示其自由氨基和自由羧基，以及通过显示氨基酸的特殊活性基团来鉴定其所含氨基酸的类别，如酪氨酸的酚羟基等。此外，蛋白质是两性电解质，其末端氨基及侧链的 ε-氨基、胍基、咪唑基等碱性基团游离时，蛋白质带正电荷，末端羧基及 γ-羧基游离时则带负电荷。游离度取决于溶液的 pH。在酸性液中，羧基游离度减小，氨基游离度增大，蛋白质带正电荷，而易与带负电荷的酸性染料结合，若仍与碱性染料结合，说明蛋白质分子内含有更多的羧基，属于酸性蛋白质，如谷氨酸的 γ-羧基。在碱性液中，其羧基、氨基的游离度相反，致蛋白质带负电荷，但如仍与酸性染料结合，则说明蛋白质分子中除末端氨基外，尚含有其他阳离子基团，如 ε-氨基等，属于碱性蛋白质。因此，对组织中蛋白质的鉴定可参照以下步骤进行：①在酸性溶液中（pH4.2 以下），用酸性染料染色后出现阳性结果者即表明有蛋白质存在，并进一步用显示氨基或羧基法予以证实。常用的酸性染料有溴酚蓝、坚牢绿、丽春红及萘酚黄等。②在碱性溶液中（pH8.0 以上），用酸性染料染色后呈现结果者，表明是碱性蛋白质，即应进而分析所含碱性氨基酸的种类。如果第二步呈阴性，应改在酸性溶液中用碱性染料染色；③出现阳性结果，需进一步用 5%三氯醋酸溶液于 95℃中处理切片 15min 以除去核酸。然后再重复该步方法：不受三氯醋酸影响仍出现阳性者，即为酸性蛋白质，而呈阴性反应者即为含有核酸的核蛋白。常用的碱性染料为亚甲基蓝等。如第二步及第三步皆为阴性，即可能是中性蛋白质，应进而检查是否含有酪氨酸及色氨酸等氨基酸。

由此可知，用组织化学技术显示蛋白质，只是利用某些氨基酸的反应，且显示某种蛋白质分子的氨基酸，也只根据氨基酸的某种反应或特种键来表明它是某类蛋白质而已。目前常用的蛋白质检测技术是免疫组织化学技术和蛋白质印迹法。

三、组织化学技术的应用

组织化学技术是将组织、细胞的形态和功能相结合，在保持完整的细胞形态和结构的前提下，运用化学反应将被检细胞内的各类化学成分和细胞结构及生理活性物质原位地显示。该技术主要应用于对细胞及周围组织中化学成分进行定性、定位和定量研究,阐明化学物质与组织、细胞结构和功能的关系。

新近的组织化学和细胞化学的分类是:①光镜组织化学(light microscopy histochemistry):通过呈色反应显示组织细胞内的化学物质,反应的强弱代表化学物质含量的多少。有关染色方法,一种是普通染色,应用最广泛的是苏木精-伊红染色,属于组织学技术范畴;另一种是特殊染色,属于组织化学范畴。组织化学染色的目的,主要是显示组织中的化学成分而不是组织结构,而且特别强调原位,即取材后化学成分在组织中不能移位、扩散或降解。②电镜细胞化学(electron microscopic cytochemistry):是光学显微镜在组织化学、细胞化学基础上的延伸与发展,是普通细胞化学技术在电镜水平上的发展和应用。电镜细胞化学主要用于研究细胞内各种成分在细胞超微结构水平的分布状态,与光镜组织化学的区别在于:光镜细胞化学是利用特定的化学显色反应,将要研究的细胞成分以显色的方式在细胞原位显示出来;电镜细胞化学则利用特定的化学反应,形成高电子密度、不溶性的反应产物,在细胞原位借助电子显微镜进行超微结构的原位分析。

总之,组织化学方法原则上是运用已知的化学反应过程使细胞组织内的各种化学物质在原位形成可见的最终有色产物,因其具有将形态、生物化学、分子生物学以及生理功能紧密联系的特点而被广泛应用于医学生物学领域。

实验一　过碘酸希夫反应

【实验目的】　通过学习过碘酸希夫反应(periodic acid-Schiff reaction,PAS反应),理解糖原的基本化学结构及组织化学显示原理,掌握基本的显示糖原的组织化学技术。

【实验原理】　过碘酸是一种氧化剂,许多糖残基含有的二醇基($CHOH—CHOH$)可被过碘酸氧化为二醛($CHO—CHO$),过碘酸不再进一步氧化已生成的醛基。二醛基能与希夫试剂(Schiff reagent)反应生成紫红色不溶性复合物。

【实验用品】

1. 材料　石蜡切片或新鲜组织恒冷箱冰冻切片。

2. 器材　染色缸、电炉、光学显微镜等。

3. 试剂　过碘酸溶液、希夫试剂、苏木精液、乙醇、二甲苯、中性树脂等。试剂配制如下:

(1)过碘酸溶液:过碘酸1g;蒸馏水200ml。

(2)希夫试剂:在酒精灯上将烧杯中100ml蒸馏水煮沸取下,立即将碱性品红(副品红或新品红)1g倒入其中,使其溶解。冷却到50℃时过滤。加偏重亚硫酸钠(钾)或亚硫酸氢盐2g及1mol/L HCl 20ml。室温下避光放置18~24h,溶液变为草黄色。再加优质活性炭300mg,用力摇动1min,以去除品红中的杂质,用布氏漏斗,放上粗滤纸或玻璃丝快速滤过。此时溶液为清明的浅黄色,将其放入适当大小、瓶盖严密的黑褐色瓶中,避光储存在0~5℃冰箱中。

【实验方法】

1. 切片脱蜡至水,冰冻切片可覆盖一薄层火棉胶(切片浸入0.25%火棉胶溶液)。

2. 0.5%过碘酸溶液氧化2~5min,蒸馏水充分漂洗。

3. 希夫试剂染色,室温15min,流水冲洗10min,蒸馏水漂洗1min。

4. 苏木精液复染1min,流水冲洗,蒸馏水漂洗。

5. 乙醇脱水,二甲苯透明,中性树脂封片。

6. 观察结果:糖原、中性糖共轭物和部分酸性糖共轭物呈紫红色(PAS反应呈阳性)。经消化的对照片糖原所在部位 PAS 反应呈阴性（对照片于脱蜡后，切片用 1%淀粉糖化酶 37℃消化 1h，也可在室温下用唾液消化 30min，换唾液后再消化 30min）。

【注意事项】

1. 苏木精染液复染勿过深，注意掌握染液的浓度和控制复染时间。

2. 过碘酸和希夫试剂的浓度、pH 和作用时间、温度等对 PAS 反应结果的强弱有影响。温度增高、作用时间延长可使糖醛酸的二醇基也发生氧化，过碘酸氧化时间超过 15min，可出现非特异性反应。

3. 组织切片可因多种原因而有自由醛基存在，最好作阳性对照，即用一张相邻的切片不经过碘酸氧化便进入希夫试剂中，若出现红色，即为假阳性。必要时可用硼氢化钠（sodium borohydride）于过碘酸氧化前封闭自由醛基。

【思考题】 组织化学染色能显示单糖吗？试述其原因。

实验二 溴-苏丹黑法显示脂类

【实验目的】 通过学习苏丹黑 B 类的脂溶性染料物理法显示脂类，理解脂类物质的基本组织化学显示原理，掌握溴-苏丹黑法显示脂类物质的技术。

【实验原理】 苏丹黑 B（sudan black B）属于脂溶性染料，溶解于脂滴中而使其染成黑色。不同于四氧化锇染料（其是与脂类物质发生化学反应的化学法），标准的苏丹黑方法，染料不能溶于固体脂类。而溴-苏丹黑法显示脂类是通过应用溴化步骤，使不饱和脂肪酸在有机溶剂中溶解度减小，再与苏丹黑法结合，可显示任何脂类。溴化不仅可作为不溶于染料的脂肪酸和磷酸甘油的溶剂，也可使结晶胆固醇变为在室温时呈液态的衍生物，因此有利于苏丹染料渗透而着色。

【实验用品】

1. **材料** 新鲜组织恒冷箱冰冻切片。

2. **器材** 染色缸、电炉、恒温箱、蜡笔、光学显微镜等。

3. **试剂** 乙醇、饱和苏丹黑染液、2.5%溴液、0.5%偏重亚硫酸钠、明矾卡红液、甘油明胶、苏木精、蒸馏水等。试剂配制如下：

（1）饱和苏丹黑染液：70%乙醇 100ml 中加入苏丹黑-B 0.5g，加温溶解，待冷却后，过滤使用。

（2）明矾卡红液：卡红 2g，铵明矾 3～5g，蒸馏水 100ml，放入三角烧瓶内混合，瓶外用蜡笔标记液面的水平，煮沸 1h 后充分溶解，补加蒸馏水至原来的液面。冷却，过滤后加麝香草酚 1g 以防腐。

（3）甘油明胶：颗粒明胶 15g，蒸馏水 100ml 放于广口瓶中，37℃过夜，完全溶解后加入甘油 100g（相当于 80ml），在水浴中加热 5min 并搅匀，趁热经两层纱布过滤，加入 1～2 粒麝香草酚防腐。

【实验方法】

1. 切片经 2.5%溴液作用 30min，室温，在通风橱内操作。

2. 蒸馏水冲洗数次，0.5%偏重亚硫酸钠洗涤 1min，去除多余的溴。

3. 蒸馏水充分冲洗。

4. 50%乙醇脱水 2～3min。

5. 70%乙醇脱水 2～3min。

6. 饱和苏丹黑染液染色 5～10min。

7. 50%乙醇换洗分化 3 次，各 30～60s（也可再用 70%乙醇进一步快速分化）。

8. 蒸馏水冲洗。

9. 2%明矾卡红液复染 10min。

10. 蒸馏水冲洗。

11. 甘油明胶封固。

结果观察：脂类呈黑色，细胞核呈红色，对照片无色[作为对照的切片进入氯仿-甲醇（2：1）溶液内，室温下 1h，梯度乙醇下行至 70%各 2min，去除氯仿-甲醇后再进入步骤 4]。

【注意事项】

1. 饱和苏丹黑染液不要一次配制太多，够用即可，因连续使用 2～3 周后染色效果下降，并易产生沉淀，须过滤后再用。

2. 滤纸上附着的苏丹黑粉末，干燥后收集起来可重复使用。

3. 苏丹黑的质量很关键，质量差的不着色或易褪色。

4. 冰冻或恒冷箱切片贴到干净的载玻片上，空气干燥后再进入步骤 1 也可以。

5. 丙二醇（propylene glycol）较乙醇的溶解度大，着色深，提取脂类的可能性较小，必要时可选用。

【思考题】 显示脂类的方法有哪些，对切片的要求如何？

实验三 金属阳离子沉淀法显示碱性磷酸酶

【实验目的】 通过学习确定水解酶（以碱性磷酸酶为例）在组织和细胞内的定位及其活性的金属阳离子沉淀法，理解酶类的基本组织化学显示原理，掌握金属阳离子沉淀法显示酶类物质的技术。

【实验原理】 这种方法是以酶作用于底物，如证明碱性磷酸酶时，其底物是甘油磷酸钠，在酶的作用下，分解出磷酸与混合孵育液中的氯化钙离子相结合，变为磷酸钙而沉着，随后浸入硝酸钴溶液中，经置换变为磷酸钴，再浸渍于黄色硫化铵溶液中，使其变成可以观察到的黑色硫化钴。此种方法也称钙-钴法。

【实验用品】

1. 材料 新鲜组织恒冷箱冰冻切片。

2. 器材 染色缸、电炉、孵育盒、恒温箱、光学显微镜等。

3. 试剂 甲醛-钙固定液、孵育液、2%硝酸钴溶液、1%硫化铵溶液、苏木精、甘油明胶、蒸馏水等。试剂配制如下：

孵育液（pH 9.0～9.4，pH 9.2 即可）：2% β-甘油磷酸钠 10ml；2%巴比妥钠 10ml；2%氯化钙（或硝酸钙）20ml；2%硫酸镁 1ml；蒸馏水 5ml。

【实验方法】

1. 切片放入孵育液中，37℃中孵育 1～3h。

2. 蒸馏水洗一次，1～2min。

3. 置 2%硝酸钴溶液中作用 2min。

4. 蒸馏水洗 1min。

5. 置 1%硫化铵溶液中作用 1min。

6. 流水冲洗后可复染细胞核。

7. 甘油明胶封片。

结果观察：酶活性部位呈现黑色硫化钴沉淀（对照采用从孵育液中去除底物或用左旋咪唑处理）。

【注意事项】

1. Ca^{2+}要足量。

2. 硫化铵溶液，用时现配，淡黄色比白色好。配制成淡黄色，在实验中可提供 S^{2-}（用时加 2～3 滴）。

3. 务必用蒸馏水将钴离子洗净，以防止出现假阳性。

4. 有些组织中有色素（含铁血黄素、黑色素），可能会影响结果。

【思考题】 请简述实验中所述证明酶的反应有什么缺陷。

实验四 偶联偶氮法显示酸性磷酸酶

【实验目的】 通过学习确定水解酶（以酸性磷酸酶为例）在组织和细胞内的定位及其活性的偶联偶氮法，理解酶类的基本组织化学显示原理，掌握偶联偶氮法显示酶类物质的技术。

【实验原理】 这种方法是以含有某种萘酚化合物为底物，应用较广泛的酶组织化学测定方法。酶活性使一部分萘酚释放，以同时（"同时偶联"）或稍后（"后孵育偶联"）与某重氮盐结合。重氮盐是原发性芳香族胺与亚硝酸的反应产物经重氮化作用过程所形成，其与某芳香族化合物（如萘酚）形成的反应产物成为不溶性偶氮色素，显示处即证明酶的活性所在。

【实验用品】

1. 材料 新鲜组织恒冷箱冰冻切片。

2. 器材 染色缸、电炉、孵育盒、恒温箱、光学显微镜等。

3. 试剂 孵育液、2%甲基绿水溶液、蒸馏水、甘油明胶等。孵育液的配制如下：α-萘酚磷酸钠 20mg；N,N-二甲基甲酰胺 0.25ml；蒸馏水 25ml；0.2mol/L 醋酸盐缓冲液（pH5.0）25ml；坚牢蓝 B 30mg；10% $MnCl_2$ 2 滴。

配制时应依次溶解，充分搅拌，过滤后使用。

【实验方法】

1. 切片放入孵育液 37℃中孵育 10～30min。

2. 用蒸馏水洗数次。

3. 2%甲基绿水溶液复染。

4. 用蒸馏水洗，甘油明胶封片。

结果观察：酶活性部位呈现暗红色，细胞核显绿色。

【注意事项】

1. 对照采用去底物实验，即从孵育液中去除底物（萘酚 AS–BI 磷酸盐），通常反应物不能被检出。

2. 注意酶的保存和影响酶催化反应的因素（酶浓度、底物浓度、激活剂浓度、抑制剂影响、pH 和温度的影响）。

【思考题】 请列出重氮盐的类型及对应的偶氮颜色。

（岳淑芬 周劲松）

第六节　免疫组织化学技术

免疫组织化学（immunohistochemistry，IHC）技术，又称免疫细胞化学（immunocytochemical，ICC）技术，是利用抗原和抗体特异性结合的原理，用标记抗体在原位显示组织或细胞内抗原的一门技术，可对相应抗原进行定位、定性和相对定量的研究，具有高度的特异性、灵敏性和准确性。免疫组织化学技术不是测定抗原抗体复合物本身，而是测定复合物中的标记物，通过标记物的放大作用，进一步提高该技术的敏感性。组织或细胞内具有抗原性的物质，如肽类、激素、神经递质、细胞因子、受体、表面抗原等，均可用免疫组织化学技术来显示。

常用的标记物有荧光素、酶、生物素、铁蛋白等。目前常用的主要荧光素有异硫氰酸荧光素（fluorescein isothiocyanate，FITC），呈现黄绿色荧光；四乙基罗丹明（RB200），呈现明亮橙红色荧光；四甲基异硫氰酸罗丹明（tetramethylrhodamine isothiocyanate，TRITC），呈现橙红色荧光。常用的标记酶有辣根过氧化物酶（horseradish peroxidase，HRP）、碱性磷酸酶（alkaline phosphatase，AKP）、酸性磷酸酶（acid phosphatase，ACP）、葡萄糖氧化酶（glucose oxidase，GOD），其中 HRP 最常用，其次是 AKP。

1941 年，Coons 和 Coworkers 通过荧光素标记抗体，检测可溶性肺炎双球菌多糖抗原，首先建立了免疫荧光技术。1960 年，Nakane 建立酶标抗体技术。1970 年，Stemberger 改良上述技术，建立过氧化物酶-抗过氧化物酶复合物法（PAP 法）。1981 年，Hsu 等建立 ABC 法。20 世纪 90 年代，分子杂交技术、原位杂交技术等发展应用。由此可见，免疫组织化学技术自建立以来，经不断改良和发展，已成熟应用于生命科学领域的基础和临床科研以及临床病理诊断。

一、基本原理

免疫组织化学技术是利用标记的已知抗体与待测组织或细胞中的靶抗原结合，形成抗原抗体复合物，通过对标记物的显色，在显微镜下观察，从而证明靶抗原的存在。

二、常用方法

免疫组织化学常用方法有直接法、间接法、PAP 法、抗生物素蛋白-生物素-过氧化物酶复合物法（avidin-biotin-peroxidase complex method，ABC 法）、链霉抗生物素蛋白-过氧化物酶法（streptavidin- peroxidase，SP 法）等，其中后两种的敏感性和特异性较强，是目前常用的方法。

（一）根据抗原抗体结合方式

1. 直接法　标记物（荧光素或酶）标记第一抗体，直接与组织或细胞中的抗原结合，形成抗原抗体复合物，从而显示靶抗原（图 5-2）。其优点是方法简单，用时短；特异性强。缺点是一种标记抗体只能显示一种抗原；敏感性差。

2. 间接法　标记物（荧光素或酶）标记第二抗体，第一抗体不标记。特异性抗体（第一抗体）与组织或细胞中的抗原结合，标记的第二抗体与结合在抗原上的第一抗体反应，形成抗原-抗体-标记抗体复合物，从而显示靶抗原（图 5-3）。其优点是只要不同的第一抗体均来自同一种属，同一标记的第二抗体就能用来显示不同特异性抗原；敏感性较直接法强。缺点是较直接法费时，非特异性染色较强。

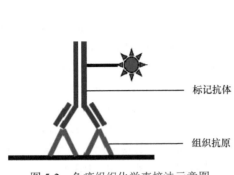

图 5-2 免疫组织化学直接法示意图

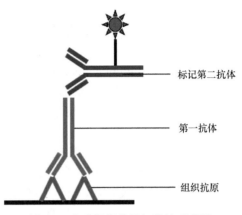

图 5-3 免疫组织化学间接法示意图

（二）根据标记物的性质

1. 酶桥法（enzyme bridge method） 首先用酶免疫动物，制备效价高、特异性强的抗酶抗体；然后以第二抗体作为桥梁，将组织中与抗原结合的一抗与抗酶抗体连接起来；再将酶结合在抗酶抗体上，经酶的底物显色显示抗原的分布（图 5-4）。其优点是任何抗体均未被酶标记，酶是通过免疫学原理与抗酶抗体结合的，避免了共价连接对抗体和酶活性的损害，既能提高方法的敏感性，又能节省第一抗体用量。缺点是抗酶抗体不易纯化，而且其与酶的亲和力低，冲洗时易丢失，使方法的敏感性降低。

2. PAP 法 也是一种非标记抗体酶法，其原理与酶桥法相同，都是借助桥抗体将酶连接在组织抗原结合的第一抗体上，所不同的是先将抗酶抗体与酶结合制成 PAP 复合物（图 5-5）。其特点是 PAP 复合物结构稳定，冲洗时酶分子不易脱落，因此该方法敏感性较酶桥法高，背景染色轻；但 PAP 复合物制备较复杂，且特异性抗体与 PAP 复合物中的抗 HRP 抗体必须为同一动物种属。

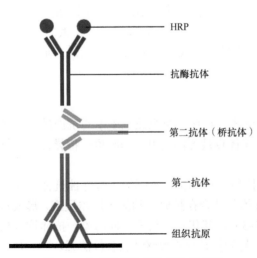

图 5-4 免疫组织化学酶桥法示意图

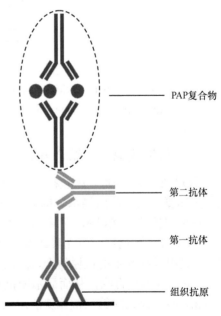

图 5-5 免疫组织化学 PAP 法示意图

3. ABC 法 利用抗生物素蛋白（avidin）与生物素（biotin）具有高度亲和力这一特性，先将生物素与 HRP 结合，形成生物素化 HRP，然后与抗生物素蛋白按一定比例混合，制备 ABC。用生物素化第二抗体与第一抗体结合，再与 ABC 连接形成抗原-第一抗体-生物素化第二抗体-ABC 复合物，最后用底物显色剂显色，以显示抗原分布（图 5-6）。其优点是较 PAP 法敏感性强，特异性强，应用范围广；缺点是某些脏器存在内源性生物素干扰，抗生物素蛋白与核酸及细胞膜中磷脂有非特异反应，会出现一定程度的背景染色。

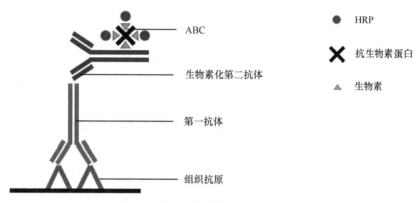

图 5-6 免疫组织化学 ABC 法示意图

抗生物素蛋白是一种糖蛋白，由 4 个相同亚基构成，与生物素、酶等具有高度亲和力。生物素（又称维生素 H），是分子量较小的一种维生素。生物素与抗生物素蛋白有很强的亲和力，二者一旦结合就很难解离。一个抗生物素蛋白的 4 个亚基，其中一部分与生物素化的辣根过氧化物酶结合，另一部分与生物素标记的抗体结合，因此，抗生物素蛋白作为桥连接于生物素标记的酶和生物素标记的抗体之间，而生物素标记的辣根过氧化物酶又可作为桥连接于生物素之间，起到多级放大作用，因而敏感性较强。

4. SP 法 是 ABC 法的进一步改良，是用链霉抗生物素蛋白（streptavidin）代替 ABC 法中的抗生物素蛋白，过氧化物酶标记链霉抗生物素蛋白，而非生物素。链酶抗生物素蛋白也有 4 个亚基可与生物素结合，而且亲和力更高。其优点是敏感性强，特异性强，背景染色程度低。

三、操作流程及注意事项

（一）标本材料

免疫组织化学技术所用到的标本材料主要为组织标本和细胞标本两大类。组织标本包括石蜡切片和冰冻切片，细胞标本包括组织印片、细胞爬片和细胞涂片。石蜡切片是制作组织标本最常用、最基本的方法，组织形态保存好，能长期存档，利于回顾性研究。虽然石蜡切片在制作过程中，甲醛固定会对组织细胞内抗原暴露有一定影响，但可进行抗原修复。因此，石蜡切片仍然是免疫组织化学首选的标本制作方法。

（二）染色前的处理

1. 组织材料的处理 正确的取材、固定、脱水、透明、浸蜡十分重要，组织材料处理是获得良好结果的前提，必须保证要检测的细胞或组织取材新鲜，固定及时，形态保存良好。脱水透明要充分但时间不宜长，浸蜡时间要足够但温度不能高，否则组织硬脆使切片不能完好平整。组织块大小要适中，一般在 1.5cm×1.5cm×0.3cm，要本着"宁大勿厚"的原则，组织块厚度不宜超过 0.3cm，否则会导致固定、脱水、透明、浸蜡等环节处理不当，造成染色过程中出现组织脱片现象。

2. 固定方法要正确　组织细胞固定时尽量选用最低浓度的固定液和最短的固定时间。针对组织渗透性，以保持组织结构的完整性和抗原活性来选择固定液，一般认为，4%中性甲醛溶液可用于多种抗原的保存，固定时间视固定液性质、组织块大小、组织种类而定。因为，固定容易引起组织抗原决定簇的封闭与交联，但可以通过抗原修复的方法来修正。为避免交联键的形成，也可选用 Bouin 固定液。此外，组织固定不足或固定过度均会导致不同区域的免疫组织化学显色程度不一。

（1）防止发生脱片现象：由于在免疫组化操作过程中极易出现脱片现象，为保证实验的顺利进行，一般须采用黏附剂对已清洗的载玻片进行处理，常用的有 APES、Poly-L-Lysine、Histogrip 等。切片的厚度应在 4～5μm，过厚的切片不仅容易脱片，而且还影响免疫反应和观察效果。某些实验室认为切片在 60～65℃恒温烤箱里烤片至少 1h 才不至于脱片，也有的实验室在 56～60℃恒温烤箱里过夜烤片。温度太高或时间太长均对抗原有破坏，建议 50～55℃左右烤片 3～4h，既可保持抗原活性，又可避免脱片现象发生。

（2）脱蜡要彻底：切片的脱蜡步骤与常规 HE 染色的脱蜡步骤相同，但免疫组织化学要求脱蜡彻底干净，因此最好与常规 HE 脱蜡分开，以达到更好的染色效果。脱蜡的时间可根据季节调整，夏季 3～5min，冬季 10～20min。脱蜡前可对切片适当加温，可加快脱蜡速度，效果会更好。

（三）染色过程中的应用

1. 内源性过氧化物酶的灭活　如果采用过氧化物酶检测系统，则必须对内源性过氧化物酶进行封闭处理，一般用 0.3%或 3% H_2O_2·甲醇。0.3% H_2O_2·甲醇对染色结果和组织细胞的抗原性均无较大影响，3% H_2O_2·甲醇对抗原可能有轻微损害，但封闭效果较好。如果封闭处理效果不好，组织中的红细胞、粒细胞、单核细胞等存在内源性过氧化物酶，可与显色剂 DAB 或 AEC 起反应而出现假阳性染色。

2. 抗原修复　制备石蜡切片所使用的固定液中大多有甲醛，由于形成醛键或蛋白质之间发生交联而使抗原决定簇隐蔽，因此在免疫组织化学实验中进行抗原修复或暴露，是影响染色结果的关键因素。选择合适的抗原修复方法尤为重要，大多实验室采用酶消化法和加热抗原修复两种方法。酶消化法是最早的抗原修复方法，常用的酶有胰蛋白酶、胃蛋白酶等，现已很少应用。常用的加热抗原修复法有水浴加热法、微波法和高压法，高压法优于其他两种方法。加热抗原修复液有柠檬酸盐缓冲液、Tris、EDTA 等，目前首选 0.01mol/L 柠檬酸盐缓冲液（pH6.0），其优点是染色背景清晰，适合于大多数抗体；后两种对部分抗原修复效果较强，但染色背景同时加深，易造成假阳性结果，适用于比较难以表达的抗体。通过加热使抗原修复液温度保持在 92～98℃并持续 10～15min，室温冷却使蛋白质结构自然恢复，切不可将切片从抗原修复液中取出冷却。

3. 血清封闭　使用封闭血清是为了防止第一抗体与切片中的剩余位点结合，一般是在滴加第一抗体之前使用；同时为避免第二抗体与封闭血清中的成分发生非特异性结合，封闭血清种属的选择需与第二抗体的相同，可以减少非特异性显色。BSA 封闭效果不如血清，因为其无法封闭 Fc 受体。

4. 第一抗体的使用　常用的第一抗体有单克隆抗体和多克隆抗体，其中单克隆抗体特异性强，但亲和力相对小，检测抗原灵敏度低；多克隆抗体特异性弱，但抗体的亲和力强，灵敏度高。第一抗体有两种类型：即用型和浓缩型，一般建议采用浓缩型。即用型抗体可按厂家提供的实验操作条件进行；浓缩型抗体必须进行预实验以确定合适的稀释度，选择最佳的稀释滴度后再进行批量实验，应遵循"现用现配"的原则。抗体浓度不可太高或太低，一般以得到最大强度的特异性染色和最弱的背景染色为准。抗原抗体结合除需在一定浓度范围内进行外，一抗稀释液的适宜 pH 为 7.2～7.4，也是抗原抗体反应的必要条件。如果抗体购置量较大，可以 50～100μl/支分装，−40℃至−20℃冰箱保存备用，一般可保存 1～2 年。冷冻的抗体应在室温下缓慢解冻，绝对不能用高温快速解冻。

5. 检测系统的选择 根据第一抗体选择免疫组织化学检测系统，常用的第一抗体一般为单克隆抗体（鼠抗）和多克隆抗体（兔抗或羊抗），检测试剂盒中的第二抗体必须与其匹配，分别为抗鼠、抗兔或抗羊免疫球蛋白，如果错配会导致假阴性结果。一般可采用广谱检测系统，选用既抗鼠又抗兔、抗羊免疫球蛋白的抗体。目前通用的检测系统是以生物素标记的辣根过氧化物酶为基准的检测方法，有 SP 法、LSAB 法、ABC 法等，都是简便易行并被广泛采用的方法。

6. 显色系统 在免疫组织化学技术中标记抗体的酶常用辣根过氧化物酶，其显色剂有 DAB（呈棕黄色）和 AEC（呈红色），其中 DAB 显色形成的沉淀物稳定而不易褪色，因此较为常用。DAB 显色液应现用现配，配制后放置时间不宜超过 30min，过时则不能使用。显色时应在镜下观察，控制显色时间，一般为 5～8min，若超过 10min，不管有无阳性都应终止反应。切勿显色时间过长，以免造成假阳性结果。DAB 显色后需要用苏木精衬染，以便于观察组织形态结构，染色时间在 20～30s，不要超过 1min，再用自来水或 PBS 充分返蓝。

7. 正确掌握滴片技术和孵育条件 滴加抗体等试剂前，必须甩净组织周围的水分，并用软纸快速地把组织周围吸干，切勿因耗时太长而使组织变干。滴加的抗体等试剂应与切片上的组织刚好吻合，确保组织完全被试剂覆盖，而且必须在湿盒中孵育（图 5-7）。第一抗体在 4℃冰箱中孵育过夜，效果更佳；滴加其他试剂的孵育温度一般为室温或 37℃即可。

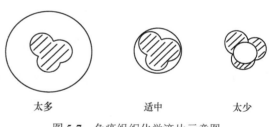

太多　　　　适中　　　　太少

图 5-7 免疫组织化学滴片示意图

8. 设立对照 为确定结果的可靠性必须设立对照，一般是针对一抗设立对照，常用的包括阳性对照、阴性对照、空白对照、替代对照、吸收和抑制试验等。

（1）阳性对照：用已知抗原阳性的切片与待检标本同时进行免疫组织化学染色，对照切片应呈阳性结果，即阳性对照。这将证明实验过程符合要求，尤其是当待检标本呈阴性结果时，阳性对照更为重要。

（2）阴性对照：用不含已知抗原的标本作对照，结果应为阴性，即为阴性对照。当待检标本呈阳性时，阴性对照就显得十分重要，用以排除假阳性。如果一个相同的组织块同时要做多种指标染色时，仅需做一张阴性对照即可，但要保证阴性对照的实验处理条件与一抗处理条件相同。

空白对照、替代对照、吸收和抑制试验也属于阴性对照。空白对照是用免去第一抗体的抗体稀释液或缓冲液代替第一抗体，染色结果为阴性。替代对照是采用制备第一抗体的同一种属动物的正常血清（未作免疫）替代第一抗体。

四、免疫组化常见问题的处理

当免疫组织化学染色未出现预期结果时，应系统地查找原因，但每次只能排除一种可能的原因。

1. 标本无染色　如果显色反应后，标本无颜色出现，应从以下几个方面进行重点分析：①一抗与二抗种属不匹配，如一抗是羊来源的抗体，二抗一定要用抗羊的抗体；②试剂失效或漏加试剂或试剂加入顺序颠倒；③检查抗体的稀释度和稀释抗体所用的稀释液及 pH；④未进行抗原修复；⑤用已知阳性的标本同时做阳性对照。

2. 染色弱　如果阴性对照呈阴性而阳性对照标本呈弱阳性，除考虑上述原因之外，还应注意：①抗原修复是否恰当，免疫组织化学染色的成败很大程度上取决于组织内抗原的保存及暴露，最好应用加热抗原修复法；②抗体浓度低或孵育时间短；③滴加试剂时切片上遗留冲洗液过多，而导致试剂稀释；④抗体或试剂超过有效期。

3. 非特异性染色　其原因可能是：①石蜡切片脱蜡不彻底；②在染色过程中切片干燥或洗涤不彻底；③一抗的使用浓度是否过高或孵育时间过长；④内源性过氧化物酶未阻断或生物素未封闭；⑤封闭血清选用错误，一般使用二抗动物血清；⑥DAB 显色时间过久或浓度过高。

4. 染色过强　其原因可能是：①抗体浓度过高或孵育时间过长；②孵育温度过高，超过 37℃；③DAB 显色时间过长或浓度过高。

总之，免疫组织化学最终信号的强弱取决于多种因素，包括组织的固定包埋、抗原修复、一抗的敏感性、检测系统的有效性以及所使用的显色系统。对染色结果的判定要持科学的、严谨的态度，严格地进行实验对照，排除假阳性和假阴性。随着免疫组织化学自动染色仪的不断发展和使用，不仅大大提高了免疫组织化学工作的效率，而且也为免疫组织化学的标准化提供了可靠的保证，尽管如此还要注意固定液和抗原修复液 pH 对免疫组织化学染色的影响。

实验一　免疫组织化学 ABC 法

【实验目的】　通过学习免疫组织化学 ABC 法的原理，掌握 ABC 法的技术要点，在组织或细胞原位对某种蛋白质进行定位和定量研究。

【实验原理】　ABC 法又称亲和素-生物素-过氧化物酶复合物法，是最敏感的免疫组织化学染色法之一。其基本原理是将特异性一抗与组织细胞相应抗原结合后，通过生物素化二抗与一抗结合，借助亲和素与生物素的天然亲和性，将亲和素与偶联了过氧化物酶的生物素连接为复合物，通过过氧化物酶的组织化学显色反应，显示组织或细胞中的抗原。

【实验用品】

1. 材料　人体或动物组织的石蜡切片。

2. 器材　湿盒、恒温箱、移液器、EP 管、光学显微镜等。

3. 试剂　固定液（4%多聚甲醛或 Bouin 液）、羊抗人多克隆抗体、ABC 检测试剂盒、DAB 显色试剂盒、抗原修复液、抗体稀释液、0.01mol/L PBS、苏木精染液、中性树脂、蒸馏水等。

【实验方法】

1. 切片脱蜡、水化。0.01mol/L PBS 洗 3 次，5min/次。

2. 滴加 0.3% H_2O_2·甲醇，室温下 30min。0.01mol/L PBS 洗 5min×3 次（如需抗原修复，可在此步后进行）。

3. 滴加正常兔血清封闭，室温下 30min，甩去多余血清，勿洗片。

4. 滴加一抗（如羊抗人多克隆抗体），37℃孵育 2～3h 或者 4℃过夜；阴性对照用 PBS 代替。0.01mol/L PBS 洗 3 次，5min/次。

5. 滴加生物素化二抗（如兔抗羊 IgG），室温下 30min。0.01mol/L PBS 洗 3 次，5min/次。

6. 滴加 ABC，室温下 30min；0.01mol/L PBS 洗 3 次，5min/次。

7. DAB 显色，镜下掌握时间，蒸馏水终止显色反应。

8. 脱水、透明，中性树脂封片。

【注意事项】

1. 组织固定时间不宜过长，以 6～12h 为宜，最长不要超过 24h，避免形成交联键而影响抗原暴露。

2. 放置时间较长或不容易脱蜡的切片，在脱蜡前对切片加温 10～20min，然后再进行脱蜡，否则脱蜡不彻底会引起染色不均匀。

3. 尽量使用足够量的抗原修复液，防止因加热过程液体沸腾溢出或高温液体蒸发而导致干片。

4. 第一抗体的保存是整个实验的关键点，反复冻融可使抗体效价降低。如果不需要长时间保存，一般只需放置在 4℃冰箱。第一抗体最好现用现稀释，稀释后的一抗可在 4℃中保存 1～3 天，超过 7 天效价显著降低。

5. DAB 有致癌作用，在使用时应注意避免接触皮肤和污染环境。

6. 在整个操作过程中切勿出现干片情况，否则会造成假阳性结果。

【思考题】 免疫组织化学 ABC 法与 SP 法有何不同？

（宋 芳 马海英）

第七节 电子显微镜技术

电子显微镜（electron microscope，EM）简称电镜，是研究细胞和组织超微结构及其功能的一种重要工具。20 世纪 30 年代，德国人 Ruska 和 Knoll 等研制出世界上第一台透射电子显微镜（transmission electron microscope，TEM）。1939 年德国西门子公司生产出世界上第一批作为商品的透射电子显微镜。1942 年，剑桥大学 Mullan 制造出世界上第一台扫描电子显微镜（scanning electron microscope，SEM）。电子显微镜的发明，突破了光学显微镜由于光波的衍射效应所限制的分辨极限，使人们对微观结构的认识产生了一次新的飞跃。半个多世纪以来，伴随着样品制备技术的不断创新，电子显微镜技术的应用范围越来越广泛。在生物医学领域，主要用透射电子显微镜观察组织细胞的内部结构，用扫描电子显微镜观察表面或断裂表面形貌。本节主要介绍这两种常用电镜的基本原理、结构和常规生物样品制备技术。

一、透射电子显微镜技术

透射电子显微镜是应用最广泛的一种电子显微镜，适于观察薄样品的显微及亚显微形态结构，观察薄晶体样品的衍射衬度像、晶格像和电子衍射像以及测量微小物体的尺寸。在生物医学上主要用来观察研究组织细胞的亚显微结构，蛋白质、核酸等大分子的形态结构及病毒的形态结构等。利用分析附件或者结合生物样品的制备技术，还可在超微结构水平上进行定性定量的综合分析。

（一）透射电子显微镜的结构和基本原理

透射电子显微镜，简称透射电镜，以电子束为光源，以电磁场作为透镜（电磁透镜），电子束在电磁场的作用下偏转，产生聚焦或放大，放大的图像成像于荧光屏，可照相记录。透射电镜因用电子束穿透样品、产生物像而得名。

1. 结构 透射电镜主要由电子光学系统、真空系统、冷却系统和电气系统组成。电子光学系统是透射电镜的核心部分，简称镜筒。镜筒自上而下分为：照明系统（包括电子枪、聚光镜、聚光镜可调光阑、聚光镜消像散器、偏转器），样品室（包括样品台、样品驱动装置、样品架），成像系统（包括物镜、物镜可调光阑、物镜消像散器、中间镜、中间镜可调光阑、中间镜消像散器、投影镜），观察与记录系统（包括双目放大镜、荧光屏和CCD相机）。在镜筒中，电子枪发射电子束并被加速，照明电子束泛光式作用于薄样品，产生带有样品结构信息的透射电子，进入成像系统，经成像系统放大，在荧光屏上获得样品的透射电子像，并被CCD相机记录。

2. 基本原理 透射电镜下观察时，由于标本中不同成分与重金属盐结合程度的差异，因而对电子的吸收与散射程度不同，所以在荧光屏上呈现出图像的明暗反差。被重金属盐染色多的部位，电子束照射时，产生电子吸收或电子散射，而透过标本的电子数量少，在荧光屏上的成像显得暗，称为电子密度高；反之，在荧光屏上的成像显得亮，称为电子密度低或电子透明（图5-8、图5-9）。

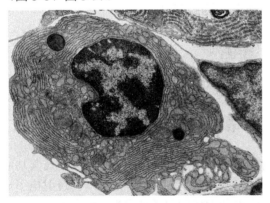
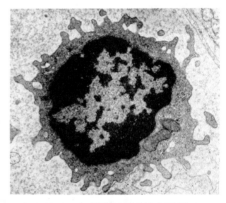

图5-8 浆细胞透射电镜图　　　　　图5-9 淋巴细胞透射电镜图

分辨力（又称分辨率）是电子显微镜最重要的参数之一，分辨力的高低决定一台电镜的优劣。分辨力体现电镜辨认物体间细节的本领，通常以能否分辨两个物体的最小间距来衡量。人眼能分辨0.2mm的间距，光镜的分辨率为200nm，透射电镜的分辨率可达到0.2nm，目前最新型透射电镜的分辨率已达到0.07nm。

（二）透射电子显微镜生物样品制备

在透射电镜技术中，由于电子易被散射或被样品吸收，故穿透力低，须制备超薄切片（50～80nm），因此在透射电镜生物样品制备技术中重点介绍超薄切片技术。超薄切片技术是生物电镜技术中最基本、应用最多的样品制备技术，其制作过程包括取材、固定、浸洗、脱水、渗透、包埋、聚合、切片和电子染色等几个主要程序（图5-10）。

1. 取材

（1）取材要求：取材是超薄切片技术的关键环节。由于生物组织离体后，细胞将会立即释放出各种水解酶引起细胞自溶，使细胞内部微细结构发生变化。因此，为尽可能避免产生人工假象，取材时有以下要求：①取材要快，一般要求在1min内把组织块浸入固定液。②组织块要小，一般切成 0.5～1.0mm³。③所用固定液及容器须预冷，以降低离体细胞内水解酶的活性，尽可能减少细胞自溶。④由于电镜观察视野小，具有很大的局限性，所以，选择部位要准确可靠。⑤切割组织的刀、剪必须锋利干净，避免拉、锯、压等动作造成细胞损伤。

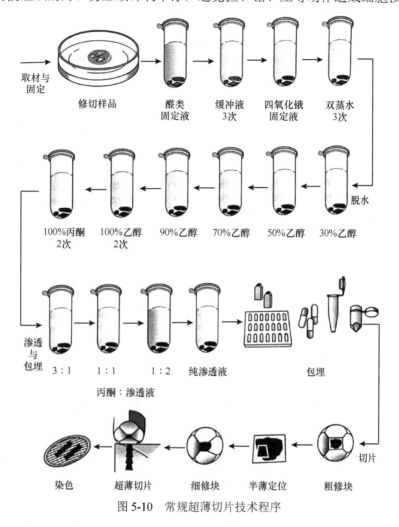

取材与固定 → 修切样品 → 醛类固定液 → 缓冲液3次 → 四氧化锇固定液 → 双蒸水3次

脱水 ← 30%乙醇 ← 50%乙醇 ← 70%乙醇 ← 90%乙醇 ← 100%乙醇2次 ← 100%丙酮2次

渗透与包埋 → 3:1 → 1:1 → 1:2 → 纯渗透液 → 包埋
丙酮：渗透液

切片 → 粗修块 → 半薄定位 → 细修块 → 超薄切片 → 染色

图 5-10　常规超薄切片技术程序

取材最重要的操作是定位准确。例如，脑组织取材要使用脑定位仪；而心脏、肾、肝、肺、皮肤、胰岛、脑垂体等器官，应根据研究目的、依照解剖图谱精确切取；对上皮组织，如血管内皮、消化道、泌尿生殖道、呼吸道黏膜等，应注意组织取材的极性；另外，肌组织、神经组织切片的纵断面和横断面超微结构特征不同，要注意组织取材的方向性。

（2）取材步骤：大部分动物组织的取材步骤如下。将动物麻醉，暴露所需脏器，根据研究要求确认取材位点，在不中断血液供应的情况下，快速用锋利剪刀剪下小块组织（或用手术刀切割），用生理温度下的新鲜磷酸缓冲液迅速冲洗组织液、血液等污物。预先备好一个蜡盘，并在上面滴一滴固定液（或缓冲液），快速将离体的组织置于液滴内（生理温度），按照样品的大小、形状要求，即刻用双面刀片把组织块切成几个 1mm³ 样品颗粒、1mm²×3mm 样品条或厚度小于 1mm 的薄片。用牙签挑起其中 2～3 粒样品，移至盛有 1～2ml 新鲜固定液小瓶中并贴好标签，0.5h 后置于 4℃冰箱中保存。对于有特殊要求的器官组织，如脑、脊髓、睾丸等，需要先进行灌注固定后再行取材。

2. 固定

（1）固定的作用。标本固定的目的在于：①破坏细胞的酶系统，阻止细胞的自溶；②稳定细胞物质成分，如核酸、核蛋白、糖类和脂类，使之发生交联，减少或避免抽提作用，以保存组织成分；③在一些细胞组分之间以化学反应和物理反应建立交联，以提供一个骨架来稳定各种细胞器的空间构型；④能提供一定的电子反差。

（2）常用的固定剂。理想的固定剂须具备的条件有：①能迅速渗入组织细胞内，尽快固定细胞以减少组织自溶；②能稳定细胞各种结构成分，使其在脱水、渗透及包埋等过程中不溶解和丢失；③避免细胞结构膨胀或收缩，以保证获得真实结构的电镜图像；④能保存酶的活性以供电镜细胞化学研究。

目前尚未找到一种能满足上述全部功能的理想固定剂，较理想和常用的固定剂有四氧化锇、醛类、高锰酸钾等。四氧化锇（osmium tetroxide）俗称锇酸，为一种强的氧化剂，呈浅黄色结晶，其水溶液为中性，有极大的毒性。戊二醛通常是 25%或 50%的水溶液，其 pH 为4.0～5.0，须保存在低温处，且不宜存放时间过长。高锰酸钾是一种强的氧化剂，对磷脂蛋白类有特别良好的固定作用，可用于保护细胞的膜相结构，如细胞膜、内质网等，尤其是对神经髓质效果更为显著，但对于胞内的颗粒性或纤维状结构几乎不能固定，常用于植物叶绿体结构及神经纤维结构的研究。

（3）固定方法：用于生物样品超薄切片技术的主要固定方法是化学固定法。采用戊二醛（或戊二醛+多聚甲醛）固定 1～3h 后，经相应的缓冲液冲洗，再用 1%四氧化锇后固定 1～2h。生物样品有多种多样，对于不同的材料和组织部位，其固定方式是不同的。

1）浸泡固定：适用于一些能允许在短时间内停止供血而仍保持其功能和结构的器官或组织，以及一些病理检查的样品。其方法是经解剖（或手术）尽快从机体中取出所需组织，并按取材要求，把组织切成小块，放入小瓶子内作常规双重固定。

2）血管灌注固定：适用于取材较复杂或对缺氧较敏感的器官或组织，须采用血管灌注固定。可根据动物的大小选用全身灌注或局部灌注的方式。

3）培养细胞的固定：如所固定材料为微生物、单细胞原生动物、细胞提取物或组织培养的细胞，则应先离心倾去上面的培养液（或上清液），然后才按常规方法进行双重固定。戊二醛固定时间为 15～30min，四氧化锇固定时间为 15～40min。对于试管或培养瓶培养的单层细胞，在倾去培养液后，即加入前固定液，并轻刮下细胞，用 2000r/min 离心 15～20min，使细胞成团。然后倾去上清液，再缓慢加入新鲜的前固定液，以免将细胞团冲散，并继续进行双重固定。

（4）固定时注意事项：①固定液的浓度：固定液浓度要适宜。一般戊二醛常用浓度为1.5%～4%，四氧化锇为 1%～2%。②固定液的渗透压：固定液的渗透压须调节到接近组织、细胞的生理值。固定液的渗透压是通过改变缓冲液的浓度或者通过增加钠、钙和镁等电解质或葡萄糖和蔗糖等非电解质来调节的。③固定液的 pH：固定液 pH 必须接近所要固定组织的 pH。由于大部分动物组织的平均 pH 约 7.4，因此，电镜固定液的 pH 都选用中性（7.2～7.4）。④固定时的温度：低温能降低酶的活性，减少细胞自溶，因此，大部分样品宜在 0～4℃下固定。

3. 浸洗 醛类固定液固定后，组织中残留的醛易与四氧化锇反应产生细微的小颗粒沉淀，所以浸洗要彻底。由于经醛类固定液固定的组织细胞，其生物膜尚存渗透压，对 pH 变化有响应，所以浸洗液要采用与醛类固定液相同的缓冲液，避免样品环境发生太大变化。经四氧化锇固定后的组织已经变成黑色，残留的未还原锇会被接下来的脱水剂还原产生二次黑化，因此必须彻底浸洗，以减少二次黑化。四氧化锇固定液中的组织细胞已不存在渗透压问题，浸洗液可用双蒸水。浸洗液温度应大致与固定液温度相同。浸洗时间对不同的样品有不同的要求，但一般样品为浸洗 2~3 次，每次 5~10min，并不是时间越长越好。

4. 脱水　是指用适当的有机溶剂取代组织细胞中的游离水，因水分的存在会使组织结构在电镜高真空状态下急剧收缩而遭破坏，另外包埋剂是非水溶性的，细胞中的游离水会影响包埋剂的浸透，因此，脱水是一个很重要的步骤。

（1）常用脱水剂：常用脱水剂有乙醇、丙酮和过渡液环氧丙烷等。其中，因乙醇引起细胞中脂类物质的抽提较丙酮少，且不使组织材料变硬、变脆，为最常用脱水剂。但乙醇不易和用于包埋的环氧树脂相混溶，为此在转入包埋剂前，要用"中间脱水剂"——环氧丙烷过渡，它比乙醇和丙酮易与环氧树脂混溶，且挥发快，利于浸透和包埋。环氧丙烷极易挥发、易燃，并可形成具有爆炸性的过氧化物，室温下应存放在易燃品存放处。

（2）脱水的原则和方法：生物样品中的水分占据着一定空间，急剧脱水会引起细胞收缩，必须采用"等级系列脱水法"，即用逐级加大脱水剂的浓度逐步把水分置换出来。一般标本在 30%、50%、70%、80%、90%、95% 乙醇或丙酮中分别停留 5~10min，100% 乙醇或丙酮脱水 3 次，每次 10~15min。室内相对湿度要在 50% 以下。根据标本本身结构致密程度或特殊需要，可适当延长或缩短脱水时间，选择合适的起始浓度或增加脱水系列的等级。用 100% 乙醇或丙酮脱水时，必须先用无水硫酸铜或用无水氧化钙吸收脱水剂中的水分，以保证组织细胞充分彻底脱水。另外，脱水时间不可过长，以尽量减少细胞成分的抽提和丢失。

5. 渗透和包埋、聚合　渗透和包埋的目的是取代活组织中的水分以及支持整个结构，以便标本有特定的机械性以利于切片。

（1）常用包埋剂及配方：包埋剂种类颇多，目前普遍使用的是环氧树脂。为改善包埋块的切割性能，有时在环氧树脂包埋剂配方中再加一些增塑剂，以调节包埋块的韧性。环氧树脂包埋剂对细胞微细结构有较好的保存性能，聚合后体积收缩率较小，为 2%~5%，而且在真空中能经受较长时间的轰击。但它操作不大方便，反差较弱。环氧树脂的型号较多，常用 Embed812、Spur 树脂、TAAB812，还有国产的环氧树脂 618 和 600 等。

（2）渗透和包埋、聚合的步骤：样品在完全脱水后，即可进入渗透。第一步是将样品置于 100% 脱水剂及等量包埋剂的混合液中（室温下 30min 或数小时）；第二步是将样品置于纯包埋剂中（室温 6h 或过夜）；然后将渗透后的样品挑入已装有包埋剂的多孔橡胶模板中，将包埋剂灌满，放入标签，然后根据包埋剂聚合时所需的温度及时间聚合，制成包埋块。

6. 超薄切片　超薄切片的最大面积为 0.5mm×0.5mm 左右，要切出较理想的超薄切片，不仅超薄切片机质量好，还要有渗透、包埋好的包埋块，以及要有好的切片刀和熟练的技术操作等。其步骤是：

（1）定位、修块：聚合后的标本块须经修整，去除多余树脂，暴露组织，以便切片。修正的区域类似金字塔形，表面修成方形或梯形。

（2）切片刀准备：用于超薄切片有钻石刀和玻璃刀。

（3）载网和支持膜制备：切下的超薄切片需贴附在载网上，才能对其进行观察。载网直径约为 3.05mm，由导体材料制成。材质有银、钯、钼、铝、钛、不锈钢、尼龙-碳等，而最常用的是铜网、镍网或金网。一般不需使用支持膜，但如果观察面积较大，则需使用，以提高切片的稳定性。常用的支持膜是具有电子通透性的塑性膜（由火棉胶制成）。

7. 电子染色　所谓电子染色是利用某些金属盐（如铅、铀、锇等）能与细胞的某些结构和成分结合，以增加其电子散射能力，进而达到提高反差的一种方法，不同结构成分上吸附有不同数量重金属原子，结合重金属原子较多的区域（即结构致密、原子序数高的部分）具有较强的电子散射能力,在电镜下呈现为电子致密的黑色;结合重金属原子较少的区域则为浅黑色、灰黑色,没有结合重金属的区域是电子透明的区域,因此,经过电子染色处理可提高样品反差,增加图像清晰度。

常用的电子染色剂。①乙酸铀:也称乙酸双氧铀,是最常用于透射电镜染色的铀盐,它以提高核酸、蛋白质和结缔组织纤维的反差为主,对膜染色效果较差。乙酸铀具有放射性和剧毒,其作用是累积的,应采取适当的防护措施。②柠檬酸铅:是目前使用最广泛的电镜染色剂,密度大,对各种组织结构都有广泛的亲和作用,尤以提高细胞膜系统及脂类物质的反差为好,对不能被四氧化锇染色的糖原更具有染色作用。由于铀和铅具有不同的染色特征,所以目前切片普遍都采用双重染色。即先用乙酸铀染色后,再用柠檬酸铅染色,相互补充,从而获得较佳的染色效果。

二、扫描电子显微镜技术

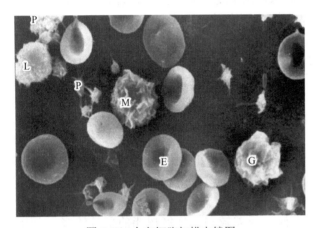

扫描电子显微镜,简称扫描电镜,是利用电子束与固体样品作用产生的各种物理信号进行成像或成分分析,对于生物样品而言,主要是应用二次电子像进行表面形貌的观察(图 5-11)。扫描电镜的种类繁多,根据发射源不同,可以分为热电子发射型扫描电镜和场发射型扫描电镜两大类。近代扫描电镜的最大特点是具有相当高的形貌分辨率,为纳米和亚微米尺度的研究提供了极大便利。扫描电镜还具有很宽的放大倍率范围,操作时放大倍率连续可调,使用非常方便。

图 5-11　人血细胞扫描电镜图

E. 红细胞;G. 粒细胞;L. 淋巴细胞;M. 单核细胞;P. 血小板

（一）扫描电镜的结构和基本原理

1. 结构　扫描电镜主要是由电子光学系统、扫描系统、样品室、信号探测与处理系统、图像显示与记录系统、真空系统、电控和操作系统组成。电子光学系统(镜筒)由电子枪、聚光镜、物镜、电磁偏转线圈和消像散器组成。聚光镜和物镜(末级透镜)均为会聚透镜,末级透镜的内膛有足够的空间容纳消像散器,偏转线圈和两组相互垂直的扫描线圈。扫描电镜由电子枪发射出一定能量的电子束,经多级电磁透镜会聚后,形成最终的电子束探针,入射在样品表面。电子束在扫描线圈的作用下,对样品表面进行逐点、逐行扫描;利用检测器接收样品产生的二次电子和背散射电子等信号,放大后形成图像,反映样品表面形貌信息。扫描电镜可能达到的最佳分辨率取决于探针的最终尺寸(用标准测试样品),因此电子光学系统的设计要保证探针的尺寸尽可能小,且又能获得尽可能大的束流。

2. 基本原理　在扫描电镜的镜筒中,由电子枪发射电子束,在几百伏至几十千伏的加速电压作用下,经聚光镜和物镜的会聚形成具有一定能量、一定束流密度、直径为纳米尺度的微细电子束斑,通过扫描线圈驱动,在样品表面按一定时间、空间顺序作光栅式扫描。聚焦电子束在样品表面激发出二次电子、背散射电子以及特征 X 射线等信号,分别被检测器收集,再转换成电信号,经计算机转化为可供观察和记录的数字图像。

（二）扫描电镜生物样品制备

根据研究对象的性质及目的要求不同，扫描电镜制样方法也各不相同。大部分生物样品具有以下主要特点：①含水量较多，有的可达 80%以上，质地较柔软；②机械强度低，对热、干燥、压力和电子束轰击的耐受力差；③一些生物样品的形貌结构易受渗透压、pH、湿度等环境因素影响；④绝大多数生物组织主要是由低原子序数元素组成，导电性能差，二次电子产率低。因此，为了保持生物样品的自然状态，提高样品的导电性能，一般生物组织细胞均需要经过取材、清洗、固定、脱水、干燥及金属镀膜等处理后，才能进行电镜观察（图 5-12）。

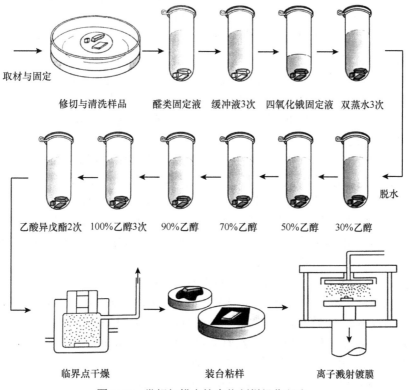

图 5-12　常规扫描电镜生物制样操作程序

1. 取材　应遵循以下原则：①取材前做好药品及器材准备，并根据实验目的与需要，制订取材方案。取材用的刀片等器械要使用锋利的不锈钢材质；操作要轻巧敏捷，避免对样品的牵、拉、挤、压等损伤，尽量避免取材器械与待观察面的接触，特别注意保护好观察面，做好观察面的标记。②取材部位要准确，取样大小要适当。以观察组织表面结构为主的样品，样品块可取材部位要准确，取样大小要适当。以观察组织表面结构为主的样品，样品块可以稍大，其直径最大不宜超过 5mm，高度可在 3～5mm；为提高固定、脱水、干燥及镀膜效果，在满足所需要观察内容的前提下，样品块以尽量小、薄为宜，选取有代表性的部位，减少非观察部位。③材料应尽量新鲜，要按研究目的、样品的特点，选恰当的时间取样。

2. 清洗　扫描电镜主要观察样品表面，因此在很多情况下需要对样品表面进行清洗，如清除覆盖于样品表面的黏液、血液等污物，通过清洗充分显露样品表面的微细结构。清洗方法如下：

（1）直接吹拭法：对于表面干燥、坚硬的样品，如骨、齿、表皮、毛发、指甲等，可用洗耳球等吹拂，也可用软毛笔轻轻刷除，清洁表面灰尘和其他杂物。

（2）振荡水洗法：对于培养细胞、气管内壁等一般组织细胞，在固定前或固定后都要用双蒸水、生理盐水、各种缓冲液等对样品进行浸洗、漂洗、流洗或冲洗。将样品放入干净的玻璃小瓶内，倒入足量的清洗液，按一定方向轻轻摇动小瓶，并反复更换新清洗液，以达到充分清洗的目的。对于表面覆盖黏液和杂质等的样品，多在固定之前先彻底清洗干净后，再放入固定液中。

（3）酶解法：对表面覆盖大量黏液的样品如胃黏膜、肠黏膜等组织，可在样品被预固定之后，选用不同的低浓度蛋白酶，如胃黏膜用胰蛋白酶、肠黏膜用糜蛋白酶等，将这些黏液类物质分解成易溶于水的物质或颗粒状沉淀，再用水洗去。

（4）离心清洗法：与样品比重差异大的杂质，如游离细胞、微生物及其他微小生物样品的去除可以用离心清洗法。离心的速率、时间与次数，要视样品及需分离物的大小和重量而定。

（5）有机溶剂清洗法：某些特殊样品则需要针对性地选用一些特殊的清洗液，如表面有蜡质的材料，要用氯仿、二甲苯脱蜡等处理再清洗；如乳腺组织，含有多种蛋白质与脂质，所以需分别用 16%甘油和 20%乙醇浸泡处理，才能清洗干净。

清洗生物样品时应注意：在选择清洗液时，使其 pH、渗透压及温度接近组织细胞处于活体状态时的生理条件。在多次更换清洗液的操作中，应避免夹持样品。用喷射或作用较强的溶剂清洗样品时，要严格控制溶剂浓度、温度和处理的强度、时间。用有机溶剂清洗时，防止溶剂挥发而使样品暴露于空气中。

3. 固定 扫描电镜生物制样常用戊二醛、多聚甲醛和四氧化锇作为固定剂。一般多聚甲醛与戊二醛混合固定液作前固定，用四氧化锇作后固定，即 40g/L 多聚甲醛和 2.5%戊二醛固定 1～3h，经缓冲液充分清洗后，用 10g/L 四氧化锇固定 30～60min。对于某些材料，可用戊二醛单一固定，时间可视具体情况而定。有些样品也可用四氧化锇单一固定，时间一般在 30～60h，如观察固体培养的真菌菌丝，可用四氧化锇蒸气熏蒸固定，但目前多采用冷冻固定替代。对于缺血缺氧反应敏感的组织可选择灌注固定法，操作同透射电镜制样。

4. 脱水 脱水剂通常是水溶性、低表面张力的有机溶剂，如乙醇、丙酮、叔丁醇等，脱水剂的浓度由低至高，浓度梯度为 30%、50%、70%、80%、90%、100%，以逐渐去除样品中的水分。一般情况下，样品在每一级浓度中停留时间为 10～15min。如果样品块较小，则脱水时间相应缩短，如单层细胞，其每级脱水时间可缩短为 2～5min。对于容易变形的样品，需要从更低浓度开始，如 10%，减小级差，增加级数。

5. 干燥 脱水后样品内仍含有脱水剂及少量残留水分，需进一步干燥处理，生物样品所含的水分或脱水剂与大气接触面之间存在气相与液相的界面，样品干燥过程中受表面张力的影响，破坏样品的内部结构或引起畸变。因此，干燥过程是扫描电镜制样中的最关键步骤，目前常用的样品干燥法主要有以下几种：

（1）自然干燥法：又称空气干燥法，是经（或不经）脱水处理的样品在大气中自然挥发的方法，是一种最简便而比较原始的干燥法。在干燥过程中，样品易受表面张力的作用而发生形变，对大多数生物样品来说不宜采用，只适用于比较坚硬，如骨组织、毛发等样品。

（2）临界点干燥法：所谓临界点就是指使物质的气态和液态两相之间达到相同密度，成为均一流体状态时的温度和压力的总称。多数液体在室温下都存在明显的气相-液相界面，若容器体积不变（如密闭容器），随温度升高，变热膨胀，饱和蒸气压增高，气相密度增加，液相密度下降；当温度达到某一特定值时，气相和液相密度相等，相互混合成一种均一的流体，相界面消失，此时的状态称为临界状态，此时的温度和压力分别称为临界温度和临界压力。处于此状态时，无论在多大气压下，气态不再变为液态，如果缓慢放气减压，样品含有的液态物质全部气化，并且不受表面张力影响，从而实现样品干燥，此方法即为临界点干燥法，简称CPD 法，是目前认为既可靠又理想的样品干燥法。

（3）叔丁醇冷冻干燥法：脱水后用 100%叔丁醇进行置换，控制叔丁醇的体积，使其冷冻降温变为固体时刚好浸没样品。放入真空罩内抽气，使固态的叔丁醇逐渐升华变成气态，以达到干燥的目的。目前已有专用的叔丁醇冷冻干燥仪。

（4）真空冷冻干燥法：是将新鲜样品或仅作固定及脱水处理的样品，迅速投入液氮或其他制冷剂中，样品快速冷冻固定后抽真空，样品中已结为固态的"水分"及其溶剂在真空状态下升华而使样品干燥。组织内液体由固相直接升华为气相，因此不存在气相与液相之间的表面张力问题。真空冷冻干燥法可以直接干燥含水样品，也可以样品脱水后再在有机溶剂中进行冷冻干燥。

6. 粘样　利用粘接剂把样品固定在样品托上，以保证样品在样品托上的稳定性，增强样品与样品托之间的导电性，观察时表面不造成电荷堆积而发生放电现象。常用粘接剂有银粉导电胶、碳粉导电胶、双面胶带。

7. 样品表面导电处理　生物样品和其他非导电样品，特别是经过干燥处理的样品，其导电性能很差，当受到电子束照射时，会产生电荷积累，造成电子充放电效应。此外，生物样品元素成分中的原子序数大都较低，次电子发射率低，而且不能耐受电子轰击，故必须对样品进行增加导电性能处理。目前，对生物样品的导电处理主要包括金属镀膜法和组织导电法两类。

（1）金属镀膜法：该方法是使样品表面覆盖薄层金属膜，这层薄膜与样品表面的凹凸形态完全一致，使标本表面的形貌得以反映。常用的金属有金、铂、钼或金/铂、铂/铯合金。镀膜的方法有真空镀膜法和离子溅射镀膜法。

（2）组织导电法：其目的是提高导电率，克服生物材料的荷电效应，提高样品表面二次电子发射率。组织导电处理也称导电染色，是利用某些金属盐类能与生物材料中的蛋白质、脂类和淀粉等结合，使样品表面离子化，使组织导电性增加；并且提高二次电子的发射率。可用乙酸铀、碘化钾、丹宁酸等处理标本。

实验一　小鼠脑组织超薄切片样品制备

【实验目的】　通过学习小鼠脑组织超薄切片样品制备，掌握超薄切片制作中的技术要点。

【实验原理】　超薄切片是透射电镜样品制备中最基本、最常用的技术。其制备过程与石蜡切片有许多相似之处，即包括样品的取材、固定、浸洗、脱水、渗透、包埋、切片等基本步骤，有所不同的是：使用的试剂不同，对样品制备过程中各种条件的要求更严格、更精细。

【实验用品】

1. 材料　小鼠。

2. 器材　脑组织振动切片或脑组织分割器、体视显微镜、透射电镜、滤纸、超薄切片机、注射器、单面刀片、塑料包埋管、载网等。

3. 试剂

（1）固定液：40g/L 多聚甲醛，2.5%戊二醛，0.1mol/L 蔗糖溶于 0.1mol/L 磷酸缓冲液（pH 7.2～7.4）。

（2）10g/L 四氧化锇溶液：用 0.1mol/L 磷酸缓冲液配制而成。

（3）10g/L 乙酸双氧铀：用去离子水配制而成。

（4）乙醇：30%、50%、70%、85%、95%、100%。

（5）环氧丙烷。

（6）EMbed 812。

（7）BDMA（*N*, *N*-二甲基苄胺）或 DMP-30（2, 4, 6-三甲氨基甲基苯酚）。

（8）生理盐水等。

【实验方法】

1. 灌流固定 将小鼠麻醉，打开胸腔，将头皮针固定于左心室后，剪断回心静脉。用15ml 的生理盐水以 5ml/min 的速率慢慢注射。待没有血水流出时，将 30ml 的固定液，同样以 5ml/min 的速度缓慢注射于小鼠的体内。灌流固定后用湿润的纸巾将小鼠盖上保湿，1h 后解剖。

2. 将取出的脑组织用脑组织振动切片或脑组织分割器切成 1mm 厚的切片，放在新鲜配制的固定液中继续在室温固定 2h，然后 4℃下固定过夜。

3. 10g/L 四氧化锇溶液固定 2h，在通风橱中进行（以下过程均在室温下进行）。

4. 去离子水清洗 3 次，每次 15min。

5. 10g/L 乙酸双氧铀水溶液室温避光 1h，或 4℃过夜。

6. 去离子水清洗 3 次，每次 15min。

7. 梯度乙醇脱水（30%、50%、70%、85%、95%、100%），每个梯度 15min。

8. 环氧丙烷处理 2 次，每次 15min，在通风橱中进行。

9. 环氧丙烷-EMbed 812（1∶1）浸透 1h。

10. 环氧丙烷-EMbed 812（1∶2）浸透过夜。

11. 100% EMbed 812（注意上述 EMbed 812 都不加 BDMA 或 DMP-30）室温下 2h；置换加入含有 BDMA 或 DMP-30 的 EMbed 812，2h。

12. 用三明治方法包埋脑片，60℃聚合 48h。

13. 修整包埋块 在体视显微镜下操作，以包埋块顶面暴露出的样品为中心，用单面刀片倾斜 45°修出 4 个斜面，去掉多余的树脂和样品，修成金字塔状。

14. 超薄切片 将修好的包埋块固定在样品臂的样品夹持器中，顶端露出约 2mm，居于"切片窗"中央；将带有水槽的玻璃刀放在刀台夹缝中固定紧，使刀刃与刀台夹缝旁边的标尺等高，调整刀台的间隙角为 3°～5°；调节水槽液面；设定好切片机的速率与厚度（玻璃刀的超薄切片速率设置为 2～5mm/s，厚度设置为 50～70nm），自动进行切片；之后捞取漂浮在水槽液面上的切片，将切片平整地贴附在载网的膜上，用滤纸片接触载网的边缘，吸干水分，将载网放在载网盒中，电子染色后即可在透射电镜下观察。

【注意事项】

1. 小鼠脑组织含有大量的水分，而神经髓鞘组织结构致密。如果固定不及时、不充分，很容易引起细胞结构的变化，尤其是神经髓鞘组织的变形。所以，采用合适的固定方法和固定条件是小鼠脑组织和神经髓鞘组织样品制备的关键一环。

2. 灌流固定结果的好坏对于中央神经系统超微结构的保持具有决定性的作用。有效灌流固定后的脑组织应该有足够的硬度，很容易用振动切片机或脑组织分割器切成 1mm 厚的切片。绝大多数神经髓鞘横切图片应该是圆形的，髓鞘内膜和神经髓鞘之间应该没有间隙。如果灌流固定不成功，补救的办法是马上将组织切成 1mm 的小块，浸入新鲜固定液中固定，但是其髓鞘的超微结构不会很理想。

3. 灌流固定可以迅速地将固定液经过血液循环系统分布到组织间隙，有效地固定血管丰富的组织。脑组织含有丰富的血管、大量的水分，直接切割会对组织结构造成损伤。经过灌流固定后结构变硬，便于操作以及保存超微结构。此外，低温会减少细胞的通透性和分子过膜的主动或被动交换，而且会使膜去极化，并提高其对离子渗透性的抵抗性。对于结构致密的神经髓鞘组织室温固定尤其重要。

4. 乙醇与大多数树脂不易混溶，因此如果用乙醇脱水，则要使用转换剂（环氧丙烷），置换出乙醇后才能进行浸透和包埋。环氧丙烷沸点为 33.9℃，熔点为–112℃，遇明火、高热或与氧化剂接触，极易引起燃烧。

5. 包埋剂大都具有一定的毒性，有的对皮肤具有刺激性或者致癌性，因此在操作时应有防护意识，严格佩戴手套，避免皮肤接触包埋剂。切忌将未聚合的包埋剂丢弃于实验室普通垃圾桶中。

6. 此方法适用于脑组织、坐骨神经等。

【思考题】　超薄切片技术与石蜡切片技术有哪些异同点？

实验二　游离细胞扫描电镜样品制备

【实验目的】　通过学习游离细胞扫描电镜样品制备，掌握含水生物样品制备技术要点。

【实验原理】　生物扫描电镜样品制备过程必须遵循两个基本原则：一是尽量保持生物样品的原始状态；二是增加样品导电性能，提高二次电子产率。因此，一般生物系组织细胞均需要经过取材、清洗、固定、脱水、干燥及金属镀膜等处理后，才能进行电镜观察。

【实验用品】

1. 材料　小鼠。

2. 器材　离心机、临界点干燥器、离子溅射仪、扫描电镜、玻璃毛细管、离心管、载玻片等。

3. 试剂　抗凝剂、生理盐水、1%戊二醛固定液、双蒸水、乙醇、导电胶等。

【实验方法】

1. 用玻璃毛细管从小鼠眼内眦取血，抗凝，离心清洗 2～3 次，用生理盐水按 1∶3 稀释，涂于蚀刻好的载玻片上。

2. 1%戊二醛固定液固定 10min；双蒸水清洗 3 次，5min/次。

3. 乙醇梯度脱水（50%、70%、80%、90%、100%），每级 5～10min。

4. 用临界点干燥法进行干燥，干燥后样品一般会变成白色，同时易脆，因此取放样品动作要轻，防止损伤。

5. 用导电胶将样品粘于扫描电镜的样品座上，离子溅射法镀金属膜后用扫描电镜观察。

【注意事项】

1. 一般外周血需要抗凝处理，固定之前进行 2～3 次离心清洗。一般以 2500～3000r/min 离心 5min，去掉样品表面的杂质，充分显露样品表面的细节，否则杂物堆积成块，影响观察效果。

2. 涂细胞的玻璃片或载玻片，在离子溅射仪里蚀刻数秒钟，可使滴附的细胞紧凑、不易脱落，而且分散均匀。

3. 细胞比组织更容易受固定液渗透压的影响，所以固定液的浓度、渗透压及稀释固定液的缓冲液都非常重要。宜选用低浓度固定液和等渗清洗液，以免细胞膨胀或皱缩，引起细胞变形。

4. 此方法适用于血液、尿液、胸腔积液、腹水、脑脊液中细胞及卵细胞、精子细胞等的样品制备。

【思考题】　扫描电镜主要观察样品表面，因此在很多情况下需要充分清洗以显露样品表面的微细结构，扫描电镜生物样品制备技术中常用的清洗方法有哪些？

（杨美霞）

第六章 医学动物实验及其相关技术

人类对疾病发生机制、诊疗方法的认识和理解在很大程度上归功于临床前的动物实验。制备各种疾病动物模型并借此开展科学研究，为减轻病患痛苦、提高健康水平、探索医学前沿提供了宝贵的信息。为了能科学规范地指导学生和科研工作者开展实验动物相关实验研究，本章主要介绍实验动物的常用技术、动物行为学检测与方法、动物实验常用指标检测、常用疾病动物模型复制、药物代谢动力学及药效学实验。

第一节 动物实验的常用技术

在医学科学研究中，动物实验是必不可少的重要手段。通过对动物的实验观察和分析，研究并解决医学上存在的问题。动物实验的方法很多，在医学各学科领域都有其不同的应用，但一些基本的实验方法是共性的，如动物的分组、捉拿与固定、样本采集、麻醉、给药量的确定等。

一、实验动物的分组和编号标记

在进行动物实验时，需要将实验动物根据研究需求分成若干组。在分组前要将实验动物进行标记加以区别，不同种类的动物采用不同的标记方法。

（一）实验动物的分组

实验动物分组是实验设计中的一个重要环节，为使各组动物具有可比性，必须遵循随机化原则，即每一只动物都有同样的机会被分配到各个组，以避免人为因素的干扰。随机化分组可分为完全随机化分组和分层随机化分组。完全随机化是将实验动物进行编号、排序，如按照动物的体重进行排序，从随机数字表或随机数发生器获得随机数，将随机数从小到大排序，然后对排序后的随机数进行分组，这样的完全随机化分组在一定程度上保证了各处理组的均衡性。为了保证各处理组间达到良好的均衡性，还可按照可能影响结果的混杂因素进行分层，如体重，然后在每一层内进行完全随机化分组，即分层随机化分组。

（二）实验动物的编号标记

在进行动物实验分组时需要将每一只动物进行区别，可根据动物的品种、实验的类型及方式，选择合适的标记编号方法。一般来说，大、小鼠多采用染色标记法；家兔宜使用耳孔法；犬、猴、猫较适合挂牌法，即用金属制的牌号固定于实验动物的耳上，大动物可系于颈上。染色标记法适用于被毛白色的实验动物如大白鼠、小白鼠等，方便易操作，是最常用的方法。常用的颜料有 3%～5%苦味酸溶液（黄色）、0.5%中性品红溶液（红色）、2%硝酸银溶液（咖啡色）和煤焦油的乙醇溶液（黑色）等。

1. 单色涂染法 用毛笔或棉签蘸取上述某种溶液，在动物身体的不同部位涂上斑点，以示不同号码。编号的原则是先左后右、先上后下。一般把涂在左前腿上的计为 1 号，左侧腹部为 2 号，左后腿为 3 号，头顶部为 4 号，腰背部为 5 号，尾基部为 6 号，右前腿为 7 号，右侧腹部为 8 号，右后腿为 9 号。此法简单、易认，适用于每组实验动物不超过 10 只的情况

（图 6-1）。

2. 双色涂染法 若动物编号超过 10 或更大数字时，可使用上述两种不同颜色的溶液，即把一种颜色作为个位数，把另一种颜色作为十位数，这种交互使用可编至 99 号。如把红色记为十位数，黄色记为个位数，那么右前腿红斑，右后腿黄斑，则表示是 79 号。

3. 直接标号法 直接用染色剂在实验动物被毛、肢体上编写号码，但如果实验动物太小或号码位数太多时，不宜用此法。

注意：这些标记须清晰、耐久；涂色时应顺毛和反毛均涂色，防止褪色；实验周期较长会使涂染剂自行褪色，或由于动物舔毛、摩擦、换毛、粪尿和饮水浸湿被毛等，造成染色标记模糊不清，因此应不断补充和加深染色。该法不适合哺乳期的子畜，因母畜容易咬死子畜或把染料舔掉。

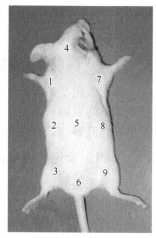

图 6-1 单色涂染法

二、实验动物的捉拿与固定

为保证顺利进行实验，不损害动物健康且不影响观察指标，同时防止被动物咬伤，需正确抓取和固定动物。

（一）小鼠的捉拿固定方法

若只想移动小鼠，可用拇指和示指的指腹抓住其尾部中央，将其倒提起来，也可用手将其捧起来移动。进行注射、灌胃等其他操作时，需先用右手抓住鼠尾中央，提起小鼠，放在鼠笼盖或其前爪能抓牢的物体表面，并稍向后提，用左手的拇指和示指迅速提住小鼠的后颈部皮肤，将鼠体置于左手手心中，用无名指和小指将鼠尾压在手掌上，右手即可进行各种操作（图 6-2）。进行解剖、手术时，根据需要可先进行麻醉，再用线绳将鼠的前后肢依次固定在鼠板上。尾静脉取血或注射时，可用小鼠尾静脉注射架固定，或将小鼠放到适当大小的容器中，只暴露其尾部。

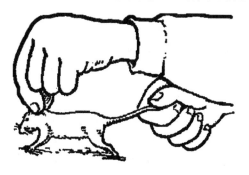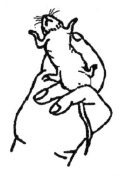

图 6-2 小鼠的捉拿

（二）大鼠的捉拿固定方法

抓取大鼠时最好戴上帆布手套，抓取方法基本同小鼠。进行注射、灌胃时的抓取方法也同小鼠，当鼠身被拉长时，左手顺势按、卡在大鼠躯干背部，稍加压力向头颈部滑行，左手的拇指、示指捏住大鼠两耳后部的头颈皮肤，其余三指和手掌握住大鼠背部皮肤，右手即可进行其他操作（图 6-3）。进行尾静脉取血或注射时，可将大鼠放入固定盒内或小黑布口袋，只暴露其尾部。进行解剖、手术时，需将大鼠固定于鼠板上，方法同小鼠，再用一棉绳拴住两只门齿向前拉紧以固定其头部。

（三）豚鼠的捉拿固定方法

豚鼠较胆小，易受惊吓，在抓取时须稳、准、快。抓取幼小的豚鼠时，可用两手将其捧起；抓取成熟豚鼠时，用右手手掌迅速扣住豚鼠背，抓住其肩胛上方，以拇指和示指环握其颈部，左手托住其臀部。也可用固定器固定豚鼠或将其四肢固定于木板上。

（四）家兔的捉拿固定方法

捉拿家兔时，如图6-4所示，右手抓住家兔颈部皮毛提起家兔，左手托住其臀部，使其大部分重量集中于左手上，注意不能抓家兔的双耳或抓提其腰部背部。进行注射时，只需抓牢家兔或按住即可。进行解剖、手术时，需将家兔固定于兔台上，必要时先进行麻醉，用绳固定其四肢于兔台上，再用一根棉绳拴住两颗门齿向前拉紧固定其头部。

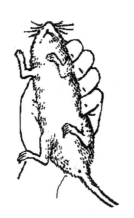

图6-3　大鼠的捉拿

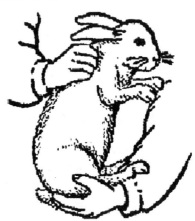

图6-4　家兔的捉拿

（五）蛙类的捉拿固定方法

抓取蛙类动物时，左手将蛙握于手中固定，拇指按压背部，示指下压头部前端使头前俯，右手进行操作。根据实验需要可破坏其脑和脊髓。

（六）犬的捉拿固定方法

捉拿实验用犬时，先用特制长柄钳夹住其颈部，将其按压在地，绑住狗嘴，防止咬人，注意捆绑的松紧要适宜。麻醉后应立即解绑，以防鼻腔积存的黏液导致其窒息甚至死亡。犬的固定方法包括头部固定和四肢固定，固定头部需用特制的狗头固定器，若取仰卧位固定，四肢的固定方法同家兔。

三、实验动物的给药途径

实验研究中，常需要对动物采用一定的给药方式，具体的给药途径常根据实验目的、实验条件及药品性质等来确定。常见的给药方式有注射给药、经口给药、经皮给药等。

（一）注射给药

常见的注射给药方式有：皮下注射、腹腔注射、静脉注射、肌内注射。

1. 皮下注射　注射时选取皮下组织疏松的部位，大小鼠、豚鼠一般选择颈后肩胛间、腹部、腿内侧，犬、猫多选择大腿外侧，兔多选择背部或耳根部。先将注射部位常规消毒，一只手的拇指及示指轻轻捏起皮肤，另一只手持注射器将针头水平刺入皮下，此时针头在皮下可左右摆动，固定后即可进行注射。为防止药液外漏，拔针时需用手捏住针刺部位。小鼠注入药量一般不超过 0.1～0.2ml/10g 体重，大鼠不超过 0.3～0.5ml/100g 体重，豚鼠不超过 0.5～2ml/只，家兔不超过 0.5～1ml/kg 体重，犬不超过 3～10ml/只。

2. 腹腔注射　大小鼠进行腹腔注射时，左手抓住动物，使其腹部向上，右手将注射针于左（或右）下腹部刺入皮下，针头向前推 5～10mm，然后以 45°穿过腹肌刺入腹腔，此时有抵抗力消失的感觉（落空感），固定针头，注入药液。家兔的进针部位为下腹部的腹白线两侧，离开腹白线 10mm 处进针即可。犬的进针部位为脐后腹中线两侧边 10～20mm 处。为避免伤及内脏，可使动物处于头低位，使内脏移向上腹。一般小鼠一次注入药量不超过 0.1～0.2ml/10g 体重，大鼠不超过 0.5～1ml/100g 体重，豚鼠不超过 2～5ml/只，家兔不超过 2～3ml/kg 体重，犬不超过 5～15ml/只。

3. 静脉注射　不同的实验动物，静脉注射的方法不同。

（1）家兔：耳缘静脉位于其耳外缘，表浅易固定，是家兔静脉注射常选用的部位。先除去注射部位的被毛，用手指弹动兔耳使静脉充盈，消毒后，以左手拇指和无名指固定耳尖部（耳缘静脉远心端），示指和中指固定耳缘静脉的近心端，右手持带有针头的注射器，尽量从静脉的远心端刺入静脉，抽动针管，有回血即可推注，为固定针头可移动拇指于针头上，注射完毕后拔出针头，用手或棉球压迫止血。

（2）大鼠和小鼠：一般采用尾静脉注射。鼠尾共有 4 条明显的血管，一般选择左右两条静脉进行注射。进针部位靠近鼠尾末端，一般以鼠尾末端 1/3 或 1/4 处较好，进针部位不能太靠下，因为越往下，静脉越细，操作越困难。注射前，先将鼠固定于鼠筒内或扣在烧杯中露出尾巴。用 50℃左右的温水浸润或用医用酒精棉球反复擦拭使血管扩张。此时左手示指和中指夹住鼠尾，保证被夹住的后半部分不动，无名指作为支点，与拇指配合弯曲鼠尾，此处即进针点。右手持注射器，以针头与静脉平行的角度（小于 30°）向尾根部进针。先缓慢注射少量药液，如进针阻力不大，注射部位皮肤不发白，表示针头已进入静脉，可继续注入。若推注感到明显的阻力，应重新穿刺。注射完毕后用棉球按压止血。小鼠注入药量一般不超过 0.1～0.2ml/10g 体重，大鼠一次注入药量不超过 0.3～0.5ml/100g 体重。

除尾静脉注射外，大鼠还可采用舌下静脉注射：将其麻醉后固定于鼠板，用止血钳稍拉出舌头，露出舌下正中小静脉；左手持止血钳固定舌尖部，右手持注射器在舌下静脉近中部向舌头基底部方向进针，使针头平行于血管方向刺入舌下静脉，缓慢向前推进，当进针顺利则表明针头已进入舌下静脉，可缓慢推注药液；注射完毕，抽出针头，用棉球压迫注射部位止血。大鼠还可麻醉后进行股静脉注射或颈外静脉注射。

（3）豚鼠：一般用前肢皮下静脉或后肢小隐静脉注射。一次注射量不超过 1～5ml/只。

（4）蛙类：破坏蛙的脑和脊髓后，使其仰卧固定于蛙板上，沿腹中线稍左剪开腹肌，可见腹静脉贴着腹壁肌肉下行，将注射针沿血管平行方向刺入即可。

（5）犬：已麻醉的犬可选择股静脉注射给药；未麻醉的犬可选用前肢内侧头静脉或后肢外侧小隐静脉给药，也可选用颈部的静脉给药。一次注射量不超过 5～15ml/只。①后肢外侧小隐静脉给药：小隐静脉在后肢胫部下 1/3 的外侧面浅表皮下，由前侧向后走向。将犬侧卧固定，剪去注射部位的毛，消毒后，助手用手紧握其股部，或用橡皮带绑紧静脉近心端处，压迫血管，使血管充盈。将注射针向近心端刺入静脉，回抽针栓，有回血即可推注药液。放松对静脉近端的压迫，然后一手固定针头，一手将药液缓缓注入静脉。因静脉表浅而易滑动，故应固定静脉，针头不可刺入过深，方向一定要与血管平行。②前肢内侧头静脉给药：前肢内侧头静脉在前肢内侧面皮下，靠前肢内侧外缘走向，比后肢外侧小隐静脉略粗，血管较易固定，因此常用作静脉注射及取血用，注射方法与后肢外侧小隐静脉相同。③颈部的静脉给药：助手抱住犬，术者用左手拇指压迫颈部的上 1/3 处，使颈静脉充盈，注射针刺入静脉，回血后即可推注药液。

4. 肌内注射　在进行肌内注射时，应选肌肉发达、无大血管通过的部位。大小鼠、豚鼠可注射大腿外侧肌肉，家兔可在腰椎旁的肌肉、臀部或股部进行肌内注射。注射时针头垂直迅速刺入肌肉，回抽针栓如无回血，即可进行注射。一般小鼠一次注入药量不超过 0.05～0.1ml/10g 体重，大鼠不超过 0.1～0.2ml/100g 体重，豚鼠不超过 0.2～0.5ml/只，家兔不超过 0.1～0.3ml/kg 体重。

（二）经口给药

多用灌胃法。此法剂量准确，溶液或混悬液均可灌服，可反复给药，操作简便，适用于大鼠、小鼠、家兔等动物。一般灌胃前应禁食 4～8h。

1. 灌胃给药　给大鼠、小鼠、豚鼠灌胃时，一般使用注射器和灌胃针。左手抓住鼠颈部及背部皮肤，无名指、小指固定鼠的尾部，并使鼠的头部和躯干伸直，呈垂直体位。右手持注射器，将灌胃针由嘴角插入动物口中（避开牙齿），经舌面紧沿上颚插入食管。进针时如无阻力，说明进入食管，可推注药液。遇有阻力时，可轻轻上下滑动，不可强行插入，以免损伤或穿破食管；若动物出现强烈挣扎、进针阻力很大或动物呼吸困难，可能是插入气管内，须立即退出针头重插。一般灌胃针插入长度为小鼠 2.5～3.5cm、大鼠或豚鼠 3.5～5.5cm。小鼠灌胃量为 0.2～1ml，大鼠为 1～4ml，豚鼠为 1～5ml。

给兔、犬灌胃时，一般要借助开口器及灌胃管进行灌胃。兔的开口器由 2cm×2cm×10cm 的木片或竹片制成，呈纺锤形，其正中垂直开一个直径 6～8mm 的圆孔；犬的开口器可用木料制成长 10～15cm 的长方形，粗细应适合狗嘴，中间钻一个直径为 5～10mm 的圆孔；灌胃管可采用导尿管。先将动物固定（兔呈竖立体位），再将开口器固定于上下门齿之间，将灌胃管从开口器的小孔插入动物口中，沿咽后壁进入食管，可将灌胃管外端插入盛水的烧杯中观察管口是否有气泡冒出，以确定灌胃管是否进入胃中。为保证管内药液全部进入胃内，应再注入适量清水，将管内残留药液冲出，随后紧捏灌胃管外口并拔出，然后取出开口器即可。

2. 经口其他形式给药　对于较大动物，可将药物掺入饲料或饮用水中，称为喂饲。喂饲的药物应不易挥发、不易破坏、不与食物起化学作用、无特殊的气味等。但此法的给药量不准，各个动物服药量差异较大。

将药物的液体或混悬液用注射器、吸管等滴入动物口腔，送至咽部，让其自行吞咽，称为经口滴入。

（三）经皮给药

为鉴定药物或毒物经皮肤的吸收作用、局部作用、致敏作用和光感作用等均须采用经皮肤给药的方法，一般选用与人的皮肤最近似的动物，如家兔、豚鼠、猪，有时也用大鼠行涂皮实验。兔和豚鼠常选择在背部一定面积的皮肤脱毛后，将药液涂在皮肤上，药液经皮肤吸收。有时也用小鼠或大鼠做浸尾实验，可定性判断毒物经皮吸收的能力。

四、实验动物样本采集方法

实验中常需要对实验动物的血液、尿液等进行检测，因此须掌握动物生物样本的采集或收集方法。

（一）血液采集方法

根据动物种类、检测目的、实验方法及所需血量确定各种实验动物的采血部位和方法。应注意不宜一次采血量过多或采血过于频繁，有些检查项目需空腹或禁食一定时间后采血，如肝功能、血糖、血脂等。多次重复采血时，采血时间应相对固定。另外，采血用具、采血部位须消毒，采血后须进行压迫止血。

1. 大鼠、小鼠　根据检测目的、采血量等选择不同的采血方法。

（1）割尾采血：先将动物固定或麻醉，将鼠尾浸泡在约45℃的温水中数分钟，或用医用酒精涂擦鼠尾，使鼠尾血管充盈。擦干鼠尾后，用锐器割去尾尖1～2mm（小鼠）或3～5mm（大鼠），让血液自由顺管壁流入试管。采血结束后消毒伤口，并用局部压迫、烧烙等法止血。另外也可在鼠尾部做一横切口，割破尾动脉或尾静脉，收集血液及止血方法同上。一般小鼠可取血约0.1ml/次，大鼠约0.5ml/次，每只鼠可采血10次以上。

（2）眶后静脉丛取血：左手抓住鼠两耳之间的头部皮肤以固定头部，并轻轻向下压迫颈部两侧，使头部静脉回流困难，从而使眼球充分外突，利于眶后静脉丛充血。右手持7～10cm长的毛细玻璃管（内径1～1.5mm，须提前浸入1%肝素溶液），与鼠面成45°将毛细玻璃管刺入下眼睑和眼球之间，轻轻向眼底部方向移动，为切开静脉丛需在此处旋转毛细玻璃管，把毛细玻璃管稍向下倾斜，血液即可流出。一般刺入深度为小鼠2～3mm，大鼠4～5mm。当感到刺入有阻力时，停止推进，同时将毛细玻璃管退出0.1～0.5mm，可边退边抽取血液。大鼠、小鼠、豚鼠、家兔都可采用眶后静脉丛取血，两眼均可取血，小鼠可采血0.2～0.3ml/次，大鼠0.5～1ml/次。

（3）眶动脉或眶静脉取血（摘眼球取血）：将动物倒持固定，压迫颈背部，使眼球突出并充血，剪去鼠胡须。以弯头小镊子（或止血钳）迅速钳取眼球，并使血液从眼眶内流入EP管。可轻按动物心脏部位，以获取更多的血液。此法为一次性取血方法，取血后动物多死亡。

（4）颈动脉或颈静脉采血：将动物麻醉后仰卧固定，剪去颈部的被毛，消毒后分离暴露颈动脉或颈静脉，用注射针或连接采血管的采血针沿颈静脉或颈动脉平行方向刺入，抽取所需血量。此法小鼠可取血约0.6ml，大鼠约8ml。

（5）股动脉或股静脉取血：将动物麻醉后仰卧固定，消毒后切开左侧或右侧腹股沟皮肤，分离股静脉或股动脉，将注射针或连接采血管的采血针沿静脉或动脉平行方向刺入取血。若连续多次进行股静脉取血，取血部位需尽量选择远心端。一般小鼠可采血0.2～0.8ml，大鼠0.4～1.6ml。

（6）腹主动脉采血：将动物麻醉后仰卧固定，沿腹正中线皮肤切开腹腔，暴露腹主动脉，用注射器或连接采血管的采血针抽取血液。

2. 豚鼠　常采用耳缘剪口采血法、背中足静脉取血法、心脏采血法、股动脉采血法。

（1）耳缘剪口采血：消毒后，用刀片割破豚鼠耳缘，血可从切口自行流出，切口边缘涂抹1%肝素溶液或20%柠檬酸钠溶液，防止凝血。此法可采血约0.5ml。

（2）背中足静脉取血：助手固定豚鼠，将其后肢膝关节伸直，实验者将动物足背面消毒后，以左手拇指和示指拉住豚鼠的趾端，右手拿注射针刺入背中足静脉。拔针后立即出血，呈半球状隆起，可用吸管吸取。反复取血时应交替使用两后肢。

（3）心脏采血：将豚鼠背位固定，通常在胸骨左缘第4～6肋间，选择心跳最明显的部位作穿刺。若注射针正确刺入心脏，血液随心脏跳动而进入注射器内。取血应迅速，以防止注射器内凝血；成年豚鼠采血应不超过10ml。

（4）股动脉采血：取血方法同大鼠、小鼠，一次可采血10～20ml。

除上述方法外，还可通过眼眶静脉丛取血及颈静脉取血，方法参照大鼠、小鼠采血法。

3. 家兔　常采用心脏采血及兔耳中央动脉或耳缘静脉、后肢胫部皮下静脉、股静脉、颈静脉取血的方法。

（1）心脏采血：将家兔仰卧位固定，在第3肋间胸骨左缘3mm心脏搏动最强处，将针头垂直刺入心脏，血即进入注射器。取血量可达20～25ml/次。此法可进行心腔内注射和取血，一般1周后可重复进行心脏穿刺术。

（2）兔耳中央动脉或耳缘静脉取血：先拔去兔耳血管表面皮肤的被毛，常规消毒，轻揉兔耳或用医用酒精涂抹皮肤使血管扩张。用注射器或连接采血管的采血针从耳中央动脉末端刺入动脉，抽取血液，取血量可达15ml/次；或用针头刺破耳缘静脉末梢取血，取血量可达5ml/次。

（3）后肢胫部皮下静脉取血：先将家兔仰卧固定，然后拔去胫部被毛，在小腿上端扎橡皮管，小腿外侧皮下可见充盈的皮下静脉，经皮穿刺可取血，取血量为2～5ml/次。

（4）股静脉、颈静脉取血：将家兔麻醉后做股静脉或颈静脉的血管分离术，然后用注射器或连接采血管的采血针沿血管方向刺入抽取血液。

4. 犬　最常用前肢内侧皮下头静脉和后肢外侧小隐静脉取血。前肢内侧皮下头静脉位于前肢内侧面皮下，靠前肢内侧外缘走向；后肢外侧小隐静脉位于后肢胫部下1/3的外侧面浅表皮下，由前侧向后走向。采血时，先将其固定，用止血带扎住穿刺部位的上方，使静脉充盈，然后用注射器或连接采血管的采血针采血，可取血10～20ml/次。

亦可用颈静脉采血的方法，此法取血量较多。先将犬麻醉固定（也可不麻醉），取侧卧位，剪去颈部的被毛，消毒后，将颈部尽量后仰，助手用手压住颈静脉入胸部的皮肤，使静脉怒张。操作者用左手绷紧进针部位的皮肤，右手拿注射器或采血针沿血管向心端刺入。

除上述方法外，还可从犬的心脏或股动脉、股静脉采血。

（二）体液采集方法

实验中常需要检测实验动物的尿液、骨髓、精液等，因此须掌握其采集或收集方法。

1. 尿液的采集　常采用代谢笼法、导尿管法、输尿管插管法、反射排尿法。

（1）代谢笼法：此法适用于大小鼠。将鼠放在特制的笼内饲养，通过笼子底部的大小便分离漏斗，将尿液与粪便分开，达到采集尿液的目的。由于鼠的尿量较少，一般须收集2～5h或更长时间内的尿液。

（2）导尿管法：以雄性家兔尿液的收集为例，一般按30～60ml/kg给2kg以上的雄兔灌水，1h后麻醉家兔，并将其固定于兔台上，局部消毒后，由尿道徐徐插入无菌导尿管（顶端应先涂上灭菌的凡士林），一般无阻力。根据动物大小决定插入深度。当导尿管插入膀胱时，尿液立即从管中流出，用胶布固定导尿管，压迫下腹部排空膀胱，然后收集正常尿液，给药后再收集尿液。在收集尿液期间应经常转动导尿管。

（3）输尿管插管法：在动物输尿管内插一根塑料套管收集尿液，适用于家兔、猫、犬等。常用于一侧肾功能研究时分侧收集尿液。以家兔为例，操作方法如下：家兔麻醉后仰卧固定于兔台上。剪毛、消毒后，于耻骨联合上缘向上沿正中线作4cm长的皮肤切口，沿腹白线剪开腹壁，将膀胱翻出腹外，在膀胱底两侧找到输尿管。在输尿管靠近膀胱处，用细线系一松结，以玻璃分针或有钩小镊提起输尿管管壁，于输尿管上剪口，并向肾脏方向插入一根适当粗细的细塑料导管，将松结打紧以固定插管，这时可见尿液慢慢由导管流出。实验过程中，用浸润温热生理盐水的纱布覆盖于手术部位，以保持动物腹腔温度和湿润肠管。

（4）反射排尿法：这种采集尿液的方法适用于小鼠，因小鼠被人抓住尾巴提起时排尿反射比较明显。当实验需要采集少量尿液时，可利用此方法提起小鼠，吸取排出的尿液。

2. 精液的采集　常采用阴道栓采精液法、人工阴道套采精液法等。

（1）阴道栓采精液法：雄性大、小鼠的精液和雌鼠阴道分泌物混合后，可在雌鼠阴道内凝结成白色、稍透明、圆锥形的栓状物，称为阴道栓，一般交配后2～4h即可在雌鼠阴道口形成，并可在阴道停留12～24h。然后将阴道栓进行涂片染色后，镜检凝固的精液。

（2）人工阴道套采精液法：本法适用于犬、羊、猪等大动物，采用特制的人工阴道套套在实验动物阴茎上采集精液，待动物交配完毕，取下阴道套，拆下采精瓶，取出精液。

（3）其他采精液法：用电流等物理方法刺激雄性动物的阴茎或其他性敏感区，使雄性动物被刺激发情，直至射精，用采精瓶采集射出的精液。

3. 阴道液的采集　常采用棉拭子法、滴管冲洗法采集阴道液。

（1）棉拭子法：用生理盐水湿润消毒棉拭子，然后挤干棉拭子上的生理盐水，轻轻插入雌性动物阴道内，沿阴道内壁擦拭、转动，取出后做阴道涂片，进行镜检。

（2）滴管冲洗法：用已消毒的钝头滴管吸取少量无菌生理盐水仔细、反复冲洗被检雌性动物阴道，将冲洗液吸出滴在载玻片上晾干后染色镜检。

4. 骨髓的采集　小动物因骨骼小，不易穿刺，一般处死后从胸骨或股骨采集骨髓。大鼠、小鼠脱臼处死后，解剖剥离出胸骨或股骨，用一定量的 D-Hanks 液冲洗出胸骨或股骨的全部骨髓液；如取少量骨髓，可剪断胸骨或股骨，将断面的骨髓挤在有稀释液的玻片上，也可用针头插入骨髓腔后取出骨髓，将骨髓移到有血清的玻片上，混合后涂片、晾干、染色即可。

大动物骨髓采集法与人的骨髓采集法相似，多采取活体穿刺的方法，一般取有造血功能的骨组织，如胸骨、肋骨、髂骨、股骨、胫骨的骨髓。将动物麻醉后固定，局部脱毛、消毒。左手把穿刺点周围的皮肤拉紧，右手持穿刺针在穿刺点处垂直刺入，穿入牢固后，轻轻左右旋动，穿刺针钻入，当穿刺针到达骨髓时，常有落空感。

五、麻　醉

多数实验动物不能顺从地接受各种实验处理，特别是手术或可能引起疼痛的实验，为减少动物的痛苦及动物挣扎等因素对实验结果的干扰，常需要对实验动物进行必要的麻醉。

（一）常用麻醉方法及麻醉剂

根据动物的种类、实验目的、实验时长等选择不同的麻醉方法及麻醉剂。

1. 全身麻醉　主要包括吸入麻醉和注射麻醉。根据不同的实验目的和麻醉方法等选择不同的麻醉剂。

（1）麻醉方法：常用的麻醉方法主要有吸入麻醉和注射麻醉。①吸入麻醉是将挥发性麻醉剂由动物呼吸道吸入体内而产生麻醉效果，通常适合于麻醉时间较短的动物实验或用作基础麻醉或注射麻醉的辅助麻醉。②注射麻醉是使用非挥发性全身麻醉剂进行麻醉，适合于2h以上的实验。兔、猪、犬等大动物常采用静脉注射的方法进行麻醉；大鼠、小鼠、豚鼠等小动物采用腹腔注射的方法。注射麻醉后，动物即倒下，全身无力，反应消失，表明已达到适宜的麻醉效果，是进行手术的最佳时期；若动物四肢开始抖动，表明接近苏醒；若实验过程中，动物发生抽搐等症状，说明麻醉过量，可能是死亡的前兆，需立刻进行急救处理。

（2）常用麻醉剂：分为挥发性和非挥发性两大类。①挥发性麻醉剂：包括乙醚、氯仿、异氟烷、七氟烷等。乙醚吸入麻醉适用于各种动物，其麻醉量和致死量差距大，所以安全性较高，动物麻醉深度易掌握，且麻醉后可较快苏醒，但乙醚可引起上呼吸道黏膜液体分泌增多，再反射性地影响呼吸、血压和心脏活动，且易引起窒息，应注意观察，防止麻醉过深。异氟烷可用于全身麻醉的诱导和维持，其吸入和消除都在肺部，极少被吸收，不会产生肝、肾毒性，是吸入式麻醉中常用的麻醉剂。②非挥发性麻醉剂：种类较多，包括巴比妥类的衍生物，如戊巴比妥钠、苯巴比妥钠、硫喷妥钠等，常用的还有氨基甲酸乙酯和水合氯醛，这些麻醉剂的优点是一次给药可维持较长的麻醉时间，麻醉过程平稳，动物无明显的挣扎现象，苏醒较慢。动物麻醉时应根据对麻醉的要求、动物的特点及耐受性来选用，一般来说，大鼠的实验常用戊巴比妥钠，兔的急性实验常用氨基甲酸乙酯静脉或腹腔注射，犬的实验用硫喷妥钠静脉滴注或用戊巴比妥钠，猫实验常用氯醛糖或氯醛糖和氨基甲酸乙酯合用。

戊巴比妥钠易溶于水，水溶液较稳定，常用于大小鼠、豚鼠、兔、犬等的麻醉；根据动物实验不同，可配制成 2%～3%的水溶液，由静脉或腹腔注射。静脉注射时一般剂量为 25～35mg/kg 体重，腹腔注射时一般剂量为 40～50mg/kg 体重；一次给药后麻醉维持时间为 2～4h，一次补充量不宜超过原药量的 1/5。氨基甲酸乙酯，又称乌拉坦，易溶于水，水溶液较稳定，对兔的麻醉作用较强，是家兔急性实验常用的麻醉剂，对犬则起效较慢；一般配制成 20%～25%的水溶液，可静脉和腹腔注射；静脉注射时一般剂量为 0.75～1.20g/kg，一次给药后麻醉持续时间为 2～4h；麻醉时对动物呼吸、循环无明显影响，但对动物肝、骨髓有毒性，适合于急性动物实验。

2. 局部麻醉 可保持动物处于清醒状态，对重要器官功能干扰轻微，麻醉并发症少，是一种比较安全的麻醉方法。

（1）常用方法：局部麻醉的方法主要有表面麻醉、浸润麻醉和区域阻滞麻醉。①表面麻醉：即穿透力强的局部麻醉剂直接作用于黏膜表面，从而使黏膜下神经末梢麻醉。将局部麻醉剂配成不同浓度的溶液、凝胶、糊剂，可滴入、喷雾、涂布或灌注到眼、鼻腔、喉、空腔、外耳道等黏膜处，产生麻醉。②浸润麻醉和区域阻滞麻醉：是沿手术切口线逐层注射局部麻醉剂或在手术区周围部位注射麻醉剂，阻滞神经纤维而达到麻醉作用，适合于犬、猫皮肤撕裂缝合及皮肤肿瘤的切除和皮肤活组织的采集等。

（2）常用局部麻醉剂：常用局部麻醉剂有酯类和酰胺类。①酯类局部麻醉剂：有普鲁卡因、可卡因、丁卡因和氯普鲁卡因等。普鲁卡因的亲脂性低，对黏膜的穿透力差，因此只能注射用药，常用于浸润麻醉和区域阻滞麻醉。②酰胺类局部麻醉剂：包括利多卡因、布比卡因、甲哌卡因等。

（二）麻醉深度的判定

在麻醉过程中，必须进行安全有效的麻醉。主要麻醉剂的共同麻醉深度的判断指标如下：

1. 呼吸运动 若动物呼吸加快或不规则，说明麻醉过浅；若呼吸数和换气量减少，且由不规则的呼吸转变为规则的胸腹式呼吸，说明已达到麻醉深度；若动物换气量明显减少，且以腹式呼吸为主，说明麻醉过深，动物有生命危险。

2. 眼的表现 若动物有眼球运动，角膜反射灵敏，说明麻醉过浅；若角膜反射迟钝，说明麻醉程度适宜；若角膜反射消失，伴瞳孔散大，说明麻醉过深。

3. 皮肤夹捏反应　麻醉过程中可随时用止血钳或有齿镊夹捏动物的皮肤。若夹捏反应灵敏，则麻醉过浅；若夹捏反应刚好消失，说明已达到麻醉深度。

4. 肌张力　麻醉过程中，动物的肌张力降低，达到最佳麻醉深度时腹肌明显松弛。

麻醉效果的判断需要综合考虑上述各项观察指标。最佳麻醉深度的标志是动物卧倒、四肢及腹部肌肉松弛、皮肤夹捏反应消失、呼吸深慢而平稳、角膜反射明显迟钝或消失。

（三）麻醉注意事项

1. 静脉注射麻醉剂须缓慢。一般麻醉剂量的前 1/3 可较快注射，后 2/3 必须缓慢注射，同时密切观察动物对皮肤夹捏的反应、肌张力、角膜反射、呼吸运动的变化，当这些活动明显减弱或消失时，应立即停止注射。

2. 麻醉剂的用量并非与体重绝对成正比，还需考虑个体对药物的耐受性不同。

3. 动物在麻醉期时体温调节功能受到抑制，体温下降，需对其采取保温措施。

六、实验动物给药量的确定

在观察某种药物的作用时，给动物多大的剂量是实验开始时应确定的一个重要问题。人与动物对同一药物的耐受性不同，必须将人的用药量换算为动物的用药量。

（一）动物给药剂量的确定

研究某种药物的作用时，首先需要确定药物的剂量，可参考下面的方法。

1. 用小鼠粗略探索中毒剂量或致死量，然后选择小于中毒剂量或致死量若干分之一（一般可取 1/15～1/10）为应用剂量。

2. 化学结构和作用都相似的药物剂量一般相近，因此化学药品的给药剂量可参考化学结构相似的已知药物。

3. 中药粗制剂的剂量一般按生药折算，其中一个剂量可相当于临床剂量的 2～5 倍（小鼠可为 10～15 倍），药效剂量应低于毒性试验剂量。

4. 以开始试用量进行实验，若实验的作用不明显或动物也无中毒表现，可加大剂量，一般按 2、3.3、5 倍递增，或按 2 倍或 3.16 倍递增，2～4 次可达到预期量，以后每次递增 30%～40%。若开始试用量实验时动物即出现中毒现象，作用也明显，应降低剂量再次实验，降低剂量的方法可采用剂量递增规律的反向。一般情况下，在适宜的剂量范围内，药物的作用随剂量的加大而增强，所以实验时最好多做几个剂量，一般为 2～5 个剂量组。如果实验结果无明显量效关系，更应慎重分析。

5. 动物给药量的确立须考虑实验动物的年龄及体质、给药途径、药物作用的强弱等的差异。一般幼龄动物是成龄动物的 1/3～1/2，老龄动物是成龄动物的 2/3～3/4。一般而言，当口服量为 100 时，灌肠量应为 100～200，皮下注射量为 30～50，肌内注射量为 25～30，静脉注射量为 25。对一种动物作用强的药物，一般对另一种动物作用也强，剂量应小。

6. 离体器官实验一般应设多个剂量组，由小剂量开始，剂量按 3 倍或 10 倍递增。

7. 药物剂量确定后，应根据实验动物的给药体积换算出给药的浓度，给药体积应小于最大给药体积。

（二）人与实验动物药物剂量的换算方法

目前常用的人与实验动物间药物剂量的换算方法有 3 种，即按体表面积折算不同动物间等效剂量、按体型系数法计算等效剂量、用 LD_{50} 和耐受量进行剂量估算等。一般动物的耐受性比人大，可参考如下比例换算，人用药量为 1，大鼠、小鼠为 15～30，豚鼠、兔为 5～10，犬、猫为 2～5。下面介绍按动物千克体重剂量折算系数换算用药量。

已知 A 种动物（或人）用药量（mg/kg）时，欲估算 B 种动物（或人）用药量（mg/kg），可先查表 6-1，找出折算系数（W），再按下式计算：

B 种动物（或人）的剂量（mg/kg）=W×A 种动物（或人）的剂量（mg/kg）

表 6-1　动物与人体的每千克体重剂量折算系数（W）表

折算系数（W）		A 种						
		小鼠 0.02kg	大鼠 0.2kg	豚鼠 0.4kg	兔 1.5kg	猫 2kg	犬 12kg	成人 60kg
B 种	小鼠 0.02kg	1.000	1.400	1.600	2.700	3.200	4.800	9.010
	大鼠 0.2kg	0.700	1.000	1.140	1.880	2.300	3.600	6.250
	豚鼠 0.4kg	0.610	0.870	1.000	1.650	2.050	3.000	5.550
	兔 1.5kg	0.370	0.520	0.600	1.000	1.230	1.760	2.300
	猫 2kg	0.300	0.420	0.480	0.810	1.000	1.440	2.700
	犬 12kg	0.210	0.280	0.340	0.560	0.680	1.000	1.880
	成人 60kg	0.110	0.160	0.180	0.304	0.371	0.531	1.000

例：已知小鼠对某药的最大耐受量为 10mg/kg，根据体重剂量折算系数计算大鼠的用药量。查 A 种动物为小鼠，B 种动物为大鼠，交叉点为折算系数 W（即 0.700），故大鼠用药量 =0.700×10mg/kg=7mg/kg，即 0.2kg 大鼠用药量为 1.4mg。

（马宝慧）

第二节　动物行为学检测与观察

动物行为学是研究动物的沟通行为、情绪表达、社交行为、学习行为、繁殖行为等的一门学科，是生命科学研究领域极为活跃和重要的一个分支学科。通过行为学实验，研究者可以观察动物的状态、需求，评价干预因素对动物行为的影响，模拟人类疾病相关行为学的发生发展。医学研究常用的动物行为实验如下：

1. 强迫游泳实验（forced swimming test）　是一种行为绝望实验法，通过将动物置于一个局限的环境中（如水中），动物在该环境中拼命挣扎试图逃跑而又无法逃脱，从而提供了一个无可回避的压迫环境，一段时间后，动物即表现出典型的"不动状态"，观察并记录实验动物产生绝望的不动状态过程中的一系列参数，用来评价啮齿类动物模型的抑郁类行为，致抑郁剂和抗抑郁剂的作用效果，广泛用于抗抑郁药物的基础研究和筛选。

2. 糖水偏好实验（sucrose preference test）　啮齿类动物天生对甜食有强烈的欲望，当给它们提供可自由选择含有蔗糖溶液和普通水的两个饮水装置时，它们会选择性地喝甜味的蔗糖溶液。然而，当啮齿类动物处于因慢性应激而导致的抑郁时，它们不再会倾向性地去喝蔗糖溶液。该实验通过检测动物对蔗糖溶液的偏好程度来评估动物快感缺失症状及抑郁程度。

3. Morris 水迷宫实验（Morris water maze experiment）　是开展行为学研究，尤其是学习与记忆研究的首选经典实验。该实验通过强迫实验动物（大鼠、小鼠）游泳，并学习寻找隐藏在水中平台，进而测试实验动物对空间位置感和方向感（空间定位）的学习记忆能力。

4. 八臂迷宫实验（eight arm maze experiment）　用来检测药物作用或大脑受损状态下学习和记忆方面的表现，它由八个相同的臂组成，这些臂从一个中央平台放射出来。每个臂尽头有食物提供装置，通过分析动物取食的策略，即进入每个臂的次数、时间、正确次数、错误次数、路线等参数，可以反映出实验动物的空间记忆能力。八臂迷宫实验能区分短期的工作记忆和长期的参考记忆，测定动物的工作记忆和参考记忆。

5. 旷场实验（open field test）　是用来评价实验动物在新异环境中的自主行为、探究行为和紧张度的一种方法。该实验以实验动物在新异环境中某些行为的发生频率和持续时间等反映实验动物在陌生环境中的自主行为与探究行为；以尿便次数反映其紧张度。

6. 爬杆实验（climbing pole test）　是一种用于评估啮齿动物运动协调能力的经典方法。在测试期间，将动物放在极点上，使其头部指向上方，并要求其不间断地降至地面。测试动物通过转身而不跌倒的能力，进而评估其受伤后的运动功能或功能障碍。

7. 高架十字迷宫实验（elevated plus maze test）　是以动物自发的恐惧样反应为行为学基础的一种非条件反射模型。它既可建立焦虑应激的模型，也是国际上公认的经典测量焦虑症状的方法，已被广泛应用于大鼠和小鼠等啮齿类动物焦虑行为学的研究。

8. 悬尾实验（tail suspension test）　将动物尾部固定，头部向下悬挂，动物企图摆脱该困境，在经过努力仍无法摆脱后，出现间断性不动，显示"行为绝望"状态。这种行为绝望模型与抑郁症类似，对绝大多数抗抑郁药物敏感，且其药效与临床药效显著相关，所以被广泛用于抗抑郁药物的初选。

9. 明暗箱实验（light-dark box test）　是易于操作的探究焦虑行为学的经典实验方法，用于评价抗焦虑类药物及促焦虑生成药物对动物（大鼠、小鼠）行为学的影响。该实验利用啮齿类动物天生具有不喜欢明亮照明区域和自发探索新环境的倾向，以及动物避暗特性（趋黑箱）与探索特性（趋白箱）进行动物行为起源、精神药理学、行为毒物学研究。

10. 条件性位置偏爱实验（conditioned place preference test）　是目前评价药物精神依赖性的经典实验模型。该实验将动物（大鼠、小鼠）置于条件性位置偏爱箱的白色观察区，并给予精神依赖性药物，然后观察动物在条件性位置偏爱箱的黑色区和白色区的活动情况。动物每次处于给药区都会在药物奖赏性效应的作用下，对黑色区和白色区产生位置上的偏好，其程度与药物的精神依赖性相关。该实验可应用于戒毒学、药理学、毒理学、学习记忆/老年痴呆、新药开发/筛选/评价、预防医学、神经生物学、动物心理学、行为生物学等多个学科的科学研究和教学，用于评价动物对药物的精神依赖程度及相关性。

实验一　强迫游泳实验

【**实验目的**】　通过学习强迫游泳实验（forced swimming test，FST），掌握评价啮齿类动物模型的抑郁类行为的方法。

【**实验原理**】　通过将动物置于一个局限的环境中，动物在该环境中拼命挣扎试图逃跑又无法逃脱，动物身处一个无可回避的绝望环境中，后期出现典型的"不动状态"，观察并记录实验动物产生绝望的反应，可以用来评价致抑郁剂和抗抑郁剂的作用效果。

【**实验用品**】

1. 动物　小鼠。

2. 器材　圆柱形玻璃缸。

3. 试剂　盐酸丙米嗪（临用前用蒸馏水配制成所需浓度，供动物腹腔注射，10ml/kg）、蒸馏水、注射器、碘伏、75%乙醇等。

【实验方法】

1. 将小鼠放入高 20cm、直径 14cm 的圆柱形玻璃缸中，每缸 1 只，缸中水深根据实验要求分别采用 6cm、10cm 和 15cm，水温（25±1）℃，训练组小鼠实验前游泳 15min，随后取出放回笼中，24h 后进行实验。

2. 实验前 30min 给药组腹腔注射不同剂量的盐酸丙米嗪，对照组腹腔注射蒸馏水。

3. 实验时，小鼠在缸中游泳 6min，记录后 4min 内小鼠的累计不动时间，所谓不动是指小鼠在水中停止挣扎、呈漂浮状态，或仅有细小的肢体运动以保持头部浮在水面。

【注意事项】

1. 不同种系实验动物在强迫游泳实验中表现不一样。

2. 实验室内部标准与条件，包括饲养条件、光照时间等，对研究结果都有影响。

3. 在强迫游泳实验中，实验动物行为会受到水温影响，在冷水中容易出现静止不动行为；相反，在温度较高水中不动行为出现较晚，所以通常将水温设定在 23～25℃。

4. 水桶内水的高度应当尽量保证实验动物的后肢不能支撑或者接触到水桶底部。

5. 记录动物绝望状态的行为，通常以动物的后肢不再活动为判断依据。

6. 实验时间不能太长，通常建议大鼠 6min，小鼠 5min 左右。

【思考题】

1. 哪些实验因素会影响强迫游泳实验结果？

2. 正式实验开始前，行为学筛查的意义何在？

实验二　Morris 水迷宫实验

【实验目的】　通过学习 Morris 水迷宫实验（Morris water maze experiment），掌握测试实验动物对空间位置感和方向感（空间定位）的学习记忆能力的方法。

【实验原理】　Morris 水迷宫实验是一种强迫实验动物（大鼠、小鼠）游泳，学习寻找隐藏在水中平台的一种实验，主要用于测试实验动物对空间位置感和方向感（空间定位）的学习记忆能力。其被广泛应用于学习记忆、海马/外海马研究、智力与衰老等多个学科的科学研究和计算机辅助教学等领域，是医学院校开展行为学研究尤其是学习与记忆研究的首选经典实验。

虽然鼠是天生的游泳健将，但是它们却厌恶处于水中的状态，同时游泳对于鼠来说是十分消耗体力的活动，它们会本能地寻找水中的休息场所。寻找休息场所的行为涉及一个复杂的记忆过程，包括收集与空间定位有关的视觉信息，再对这些信息进行处理、整理、记忆、加固，然后再取出，目的是能成功地航行并且找到隐藏在水中的站台，最终从水中逃脱。

【实验用品】

1. 动物　大鼠或小鼠。

2. 器材　Morris 水迷宫行为学检测系统（图 6-5）。

【实验方法】

1. 定位航行实验　Morris 水迷宫在线检测系统由圆柱

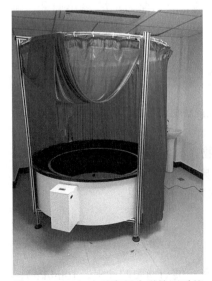

图 6-5　Morris 水迷宫行为学检测系统

形水池和动物行为分析系统两部分组成。水池直径为 150cm（大鼠）或 120cm（小鼠），高 50cm。平台直径 6cm，高 14cm。按东、南、西、北四个方向将水池平均划分为 4 个象限（NE、SE、SW、NW），象限池壁圆弧中点为可选的动物入水点，平台可置于任意一个象限的中央。图像采集分析系统记录动物游泳轨迹数据，用于指标的提取及分析。

实验开始时先将动物放入水池中（不放平台）自由游泳 2min 使其熟悉迷宫环境。实验共历时 5 天，每天于固定时间段训练，每个时间段训练 4 次。训练开始时，将平台置于 NW 象限，从池壁四个起始点的任一点将动物面向池壁放入水池。自由录像记录系统记录动物入水至上台之间的时间（逃避潜伏期）和动物入水至上台之间的游动轨迹距离（上台前路程），如在规定的时间内未找到平台，时间按实验设置的最大值记录。4 次训练将动物分别从四个不同的起始点（不同象限）放入水中。动物找到平台后（120s 内找不到平台（潜伏期记为 120s），则由实验者将其拿上平台），在平台上休息 15s 再进行下一次实验。每天以动物 4 次训练潜伏期的平均值作为动物当日的学习成绩。

2. 空间探索实验　第 6 天撤除原平台，将动物任选 1 个入水点放入水中，所有动物必须为同一入水点，记录动物在 2min 内跨越原平台的次数；记录动物入水后 120s 内在平台所在象限的时间百分比。

【注意事项】

1. 投放动物时要轻柔，避免应激。头朝上，避免浸水。

2. 投放动物由相同实验人员完成，不能换人，且在正式实验前每天抚摸动物，使动物熟悉气味。

3. 动物放进水池里时，实验操作人员要马上蹲下，不能让动物把人当成参照物。

4. 在水迷宫实验正式开始之前，要把各组的动物分别放到水池里游 2min，一方面是为了让它们知道水池里面没有可逃的出口，另一方面是为了剔除个别不会游泳的动物，以免扰乱后面的数据。

5. 保持室内安静，避免声音干扰，尽量用手势交流。

【思考题】

1. 哪些因素会影响 Morris 水迷宫实验结果？

2. 哪些动物自身因素对 Morris 水迷宫实验结果有影响？

实验三　旷场实验

【实验目的】　通过学习旷场实验（open field test），掌握观察实验动物在新异环境中的自主行为、探究行为与紧张度的方法及注意事项。

【实验原理】　旷场实验又称敞箱实验，是评价实验动物在新异环境中的自主行为、探究行为与紧张度的一种方法。该方法以实验动物某些行为的发生频率和持续时间反映其在新异环境中的自主行为与探究行为；以尿便次数反映其紧张度。

【实验用品】

1. 动物　大鼠、小鼠。

2. 器材　旷场实验行为学检测系统（图 6-6）。

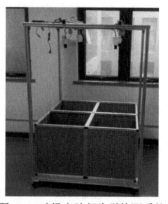

图 6-6　旷场实验行为学检测系统

【实验方法】

1. 采用开口的观察盒（50cm×50cm×30cm）并用与动物毛色相反的颜色覆盖内壁，底部分为 25 等分的方块。

2. 将动物放入盒底中央区域（25cm×25cm）适应周围环境 30s，适应后进行测试，摄像机记录 5min 内的总跨格数、中央区域花费时间等。实验在安静的环境下进行。

3. 将动物放入箱内底面中心，同时进行摄像和计时。观察时间可根据实验拟定，一般为 3～5min，观察结束后停止摄像。

4. 清洗方箱内壁及底面，以免上次动物的残余物（如动物的大小便、气味等）影响下次测试结果。更换动物，继续实验。

【注意事项】

1. 动物在 24h 内有其活动周期，故每次实验应选择在同一时间段内完成。

2. 实验应在隔音、光强度和温湿度适宜且稳定的行为实验室内进行。

3. 两次实验之间清洗实验设备，以免上次动物的残余物影响下次实验结果。

【思考题】

1. 试分析影响旷场实验结果的因素有哪些？

2. 评价动物自主与探究行为的实验还有哪些？

实验四　明暗箱实验

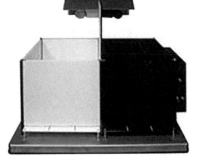

【实验目的】　通过学习明暗箱实验（light-dark box test），掌握评价抗焦虑类药物及促焦虑生成药物对动物（大鼠、小鼠）行为学影响的方法。

【实验原理】　啮齿类动物天生具有不喜欢明亮照明区域和自发探索新环境的倾向，本实验利用动物避暗特性（趋黑箱）与探索特性（趋白箱）可以进行动物行为起源、精神药理学、行为毒物学研究，是易于操作的探究焦虑行为学的经典实验方法。

【实验用品】

1. 动物　大鼠、小鼠。

图 6-7　明暗箱实验检测系统

2. 器材　明暗箱实验检测系统（图 6-7）。

3. 试剂　抗焦虑药物或者致焦虑药物（市售）。

【实验方法】

1. 黑白箱（45cm×27cm×27cm）中黑箱占 1/3，顶部加盖；白箱占 2/3，亮光照明，两箱之间的隔墙上有一个 7.5cm×7.5cm 的门洞供动物穿过。

2. 黑白箱置于活动计数仪上，可同时记录动物的运动活性。动物给药后一定时间置于白箱中央，记录 10min 内穿箱次数及分布在白箱和黑箱的滞留时间。

3. 装置上方装有电视扫描和摄像系统，由此观察动物的穿箱次数、在白箱滞留时间及运动活性。

【注意事项】

1. 抗焦虑药物均可以增加动物的穿箱次数以及在白箱的滞留时间，非抗焦虑药物则无此作用。

2. 在此模型上抗焦虑药物相对使用强度与临床试验结果一致。

3. Shimada 改良后的明暗箱实验敏感性好，经典的抗焦虑药物或者致焦虑药物在此模型上都呈阳性结果。

【思考题】

1. 试分析影响动物焦虑行为的因素有哪些？

2. 评价抗焦虑药物效果时，哪些因素对实验结果可能产生影响？

实验五 条件性位置偏爱实验

【实验目的】 通过学习条件性位置偏爱实验（conditioned place preference test，CPP），掌握评价动物对药物的精神依赖程度及相关性的方法。

【实验原理】 条件性位置偏爱实验是目前评价药物精神依赖性的经典实验模型，也是广泛应用于寻找抗觅药行为的有效工具。首先将实验动物（大鼠、小鼠）置于条件性位置偏爱箱的白色观察区，并给予精神依赖性药物，然后观察实验动物在条件性位置偏爱箱的黑色区和白色区的活动情况。白色区、黑色区以及其中的灰色区之间有小门可供动物自由穿梭。动物每次处于给药区就会在药物奖赏性效应的作用下对黑色区和白色区产生位置上的偏好，其程度与药物的精神依赖性相关。该实验可应用于戒毒学、药理学、毒理学、学习记忆/老年痴呆、新药开发/筛选/评价、预防医学、神经生物学、动物心理学、行为生物学等多个学科的科学研究和教学，是一种广泛应用于药物奖赏以及药物渴求研究的动物模型。该模型训练周期短、简单易行，无药状态的测验能排除药物对测验成绩的干扰。

【实验用品】

1. 动物 大鼠、小鼠。

2. 器材 条件性位置偏爱实验行为学检测系统（图 6-8）。

3. 试剂 吗啡等。

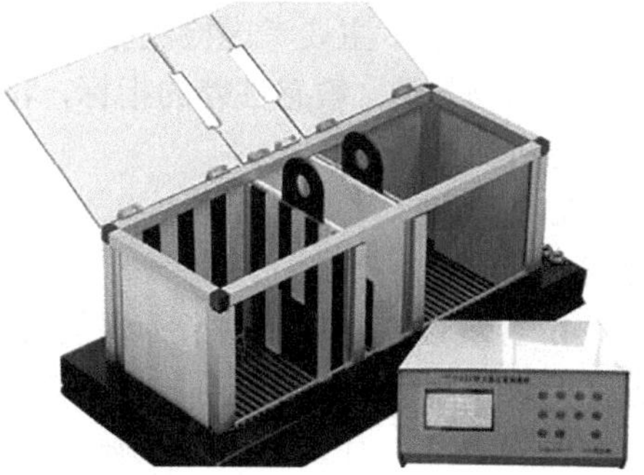

【实验方法】

1. 将实验动物（大鼠、小鼠）置于条件性位置偏爱箱的白色观察区。

图 6-8 条件性位置偏爱实验行为学检测系统

2. 给予精神依赖性药物（如吗啡），然后观察实验动物在条件性位置偏爱箱的黑色区和白色区的活动情况。观察时间、总路程、总平均速度、黑箱滞留时间和路程、滞留时间和路程百分比、白箱滞留时间、白箱滞留路程、穿梭次数、中间箱时间、穿越路程等。

【注意事项】

1. 注意两侧环境新颖程度的平衡。

2. 消除实验动物本身的自然偏爱。

3. 注意给药程序的选择。

4. 不同实验动物间的差异，实验动物的性别、年龄、饲养环境以及条件化训练时的身体状态都可能会影响实验数据的获得。

5. 注意动物的主动逃避反应。

【思考题】

1. 试分析影响动物焦虑行为的因素有哪些？

2. 条件性位置偏爱实验对实验动物有何要求？

（贾建新）

第三节　动物实验常用指标检测

实验动物生理、生化等数据的检测对于评估实验动物的器官功能或损伤改变情况起着决定性或提示性作用，是动物实验的重要组成部分。

一、检测指标的选择

动物实验过程中使用的指标很多，但不是每种指标都适用于本次实验。能否准确反映机体变化，判定模型是否成功，受实验设计、动物来源、实验室条件、检测方法等多种因素影响。在实验开始之前要认真选择检测指标，一般应遵循以下几个原则：

1. 针对性　根据实验主要目的确定检测指标，所选指标应该针对性强、专属性好，能够反映疾病或模型的本质。如糖尿病研究时，选择血糖、尿糖、糖化血红蛋白（HbA$_1$c）等指标，研究肝功能损害时，选择谷丙转氨酶（GPT）、谷草转氨酶（GOT）、乳酸脱氢酶（LDH）等指标。

2. 有效性　主要考虑检测指标对疾病或药物效果的敏感度和特异性，能够准确反映机体变化或药物效果。敏感性差的指标，容易造成假阳性或假阴性；检测数据离散度大，会影响统计学分析的结果。

3. 重现性　检测指标稳定，重现性好，结果才能可靠。发现重现性差，需要及时排除干扰因素，或者重新实验。

4. 客观性　主观检测指标误差较大，如肉眼观察动物行为学变化。利用仪器对动物行为进行记录和分析，能较好排除主观因素影响。

5. 可量化　计量指标对准确判断机体变化和药物效果具有重要作用，如定量难度大，尽可能采用半定量法、形态计量学或图像分析等方法使之定量。计数指标无法定量，可采用分级评分进行半定量，如功能评分、疾病指数等。

6. 综合应用　每种指标各有优缺点，有时单一指标很难满足实验要求，需要多类、多项指标综合应用，如生理、生化、组织学、血液学等指标进行合理组合。但也要避免同类指标重复，需要根据实验目的择优使用。

二、全身状态观察

通过对动物全身状态进行观察，可以了解动物的整体情况，发现某些重要现象，对系统检查或特殊检查具有启发作用。

1. 精神状态　健康动物表现灵活、眼光有神、反应迅速、被毛光泽。精神抑制时无精打采、双眼无神、行动迟缓、反应迟钝。精神兴奋，表现为惊恐不安、乱叫、攻击性强。

2. 营养状况　健康动物肌肉丰满、体格健壮、皮肤有弹性、被毛光泽。患病动物躯体消瘦、骨骼外露、被毛粗乱无光。

3. 发育状况　健康动物体格发育与年龄、品系相称，若躯体各部位发育比例不当，则为发育不良。

三、常用生理指标检测

动物实验常用的生理指标一般包括体重、体温、血压、心率、呼吸、心电图等。生理指标的变化，往往是动物健康状态、模型建立情况、机体病理生理变化等的直接反应。

1. 体重　动物体重的测量前应禁食（不禁水），以减少食物对体重的影响。如果进行长期的实验，应每隔 7～10 天称量一次。小鼠、大鼠：可用普通的天平或者电子秤测量。兔、豚鼠：可用电子秤、婴儿秤测量。犬：经训练后可直接放在磅秤上称重。未经驯服的犬，先将犬嘴绑好，由实验员把犬抱起站在磅秤上称重，减去实验员体重，即为动物体重。

2. 体温　动物体温测定一般多选用直肠温度，准确、方便。动物体温通常夜间稍高，早晨稍低。测定温度时应注意如下几点：①环境温度对动物体温的测定有一定的影响，一般环境温度应控制在 18～28℃；②测量温度时应连续测定 2～3 次，取平均值；③插入直肠的深度取决于动物的大小，犬、猫、兔为 3.5～5cm，豚鼠为 3.5cm，大鼠、小鼠为 1.5～2.0cm；④每次测定时间要一致，每次测量时直肠内固定时间为 3min；⑤测定时尽可能使动物处于自然状态，勿使其过于紧张、恐惧；防止由大便阻塞和动物挣扎造成直肠损伤及出血的现象。

3. 血压　动物动脉血压的测定包括直接测定法和间接测定法。①直接测定法：进行动脉插管术后，通过水银检压计或压力换能器测定。目前常用压力换能器接生物信号采集系统测压。②间接测定法：包括鼠尾容积测压法、鼠尾换能器测压法、鼠尾搏动投影法、鼠脚测压法、颈部皮桥测压法等。目前常用鼠尾动脉测压仪（鼠尾换能器测压法）进行无创血压测量。

4. 呼吸　呼吸频率的测定可以目测，根据胸腹部的起伏进行测定。也可以通过张力换能器或呼吸流量计进行测定。呼吸节律和通气量的测定需要通过呼吸流量计进行测定。

5. 心电图的测定　动物心电图可以使用心电图机或生物信号采集系统进行测定。针形电极分别插入皮下，导线连接右前肢（红）、左前肢（黄）、左后肢（绿）、右后肢（黑）、胸部（白）。

6. 其他生理指标　除上述指标外，还可以根据实验目的选择测定胸膜腔内压、心室内压、中心静脉压、脑电图、脏器指数、各类疾病指数等。

四、常用血液生化指标检测

血液生化指标具有精确度较高的特点，选择常见的、对应于相应疾病的血液生化指标对判断病情、评价动物模型、反映动物疾病变化等具有重要价值。血液生化指标常用的测定方法包括化学测定法、酶测定法、免疫测定法等。常用血液生化指标包括肝功能：谷丙转氨酶（GPT）、谷草转氨酶（GOT）、清蛋白（Alb）、球蛋白（IgG、IgM、IgA、IgD、IgE）、总胆红素（TBil）、结合胆红素（CBil）、非结合胆红素（IBil）等；肾功能：尿素氮（BUN）、肌酐（Cre）、尿酸（UA）等；血脂：总胆固醇（TC）、甘油三酯（TG）、高密度脂蛋白胆固醇（HDL-Ch）、低密度脂蛋白胆固醇（LDL-Ch）等；葡萄糖（GLU）、电解质等。研究过程中根据研究内容有目的地进行选择，如研究心肌缺血，可以选择心肌损伤早期标志物：C 反应蛋白（CRP）、肌红蛋白（Myo）；心肌损伤确定标志物：心肌肌钙蛋白（cTn）、肌酸激酶同工酶（CK-MB）等。

五、常用血液学指标检测

常用血液学指标包括红细胞（RBC）、血红蛋白（Hb）、白细胞（WBC）、白细胞分类计数（DC）、血小板（PLT）、出血时间（BT）、凝血时间（CT）等，对研究缺氧、感染、炎症、贫血、肿瘤、中毒等疾病具有重要意义。如缺铁性贫血研究中常需要检测 Hb、RBC、平均红细胞体积（MCV）、平均红细胞血红蛋白含量（MCH）、平均红细胞血红蛋白浓度（MCHC）、血清铁（SI）、总铁结合力（TIBC）、转铁蛋白饱和度（TS），观察外周血涂片及红细胞形态，计算红细胞游离原卟啉（FEP）等指标。

六、其他常用检测

除上述指标外，在研究中还需要检测免疫学指标，体内各种酶的含量及功能检测，体液因子、细胞因子、基因检测等，根据研究目的适当选用。

某些实验动物的指标测定值差异很大，影响因素很多，如动物品系、种群大小、性别、年龄、营养状况和饲养条件等，还受采样方法、所用仪器和试剂等因素影响，在判断结果时，除了正常参考值、文献资料外，还应参考自身实验室的背景资料。

（胡　海）

第四节　常见疾病动物模型复制

人类疾病的动物模型（animal models of human diseases），简称动物模型或疾病模型，是指为生物学、医学、药学研究而建立的具有人类疾病模拟表现的动物实验对象和相关材料。复制人类疾病的动物模型，是生物学、医学和药学实验研究的重要组成部分和基本研究方法，广泛应用于人类疾病的病因、发病机制和防治研究领域。

疾病动物模型的意义：①避免在人身上进行实验；②可用动物模型复制罕见或少见疾病；③克服某些疾病病程长、发病率低的缺点；④可以严格控制实验条件，增强可比性；⑤简化实验操作和样品收集。

理想的疾病模型应具有以下特点：①动物疾病表现应与人类疾病相似，能够再现要研究的人类疾病；②动物背景资料完整，生命周期满足实验需要；③复制率高；④专一性，即一种方法只能复制出一种模型。任何一种动物模型都不能复制出人类疾病的全部表现，模型实验只是一种间接性研究，实验结论的正确性必须在人体上得到验证。

动物模型的分类方法很多，按复制途径可以分为自发性动物模型（spontaneous animal model）、诱发性动物模型（induced animal model）、转基因或基因敲除动物模型等；按模型种类可分为整体动物，离体器官和组织、细胞模型；也可以按照中医理论体系建立合适的动物模型；按系统范围可以分为基本病理过程动物模型、各系统疾病动物模型。

一、中枢神经系统疾病动物模型

中枢神经系统疾病是以中枢神经系统发生病理改变的疾病总称，包括中枢变性疾病、感染性疾病、脑缺血缺氧性疾病、脑血管疾病、肿瘤等。中枢神经疾病动物模型根据致病因素可分为外伤动物模型、代谢障碍动物模型、发育异常动物模型、遗传代谢障碍动物模型、精神障碍动物模型及其他动物模型等。

1. 脑缺血或缺血再灌注动物模型　脑缺血或缺血再灌注模型按照缺血范围分为全脑缺血模型和局灶性脑缺血模型；血流阻断的方法包括结扎、栓塞、脑室注射等。常用动物包括沙鼠、大鼠、家兔、犬等。全脑缺血模型复制方法主要有双动脉法（阻断沙鼠双侧颈总动脉）、四动脉法（双侧颈总动脉和椎动脉）、双动脉法加血压降低等。局灶性脑缺血模型复制方法主要有大脑中动脉线栓法、三氯化铁诱发大脑中动脉血栓形成等。在缺血一定时间后，解除阻塞，可以复制缺血再灌注模型。

2. 脑出血动物模型　常用的脑出血动物模型包括自体血注入法、胶原酶注入法、微球囊充胀法、自发性脑出血等。可以复制蛛网膜下腔出血、脑内特定位置出血等模型。

3. 学习、记忆障碍动物模型　学习和记忆模型复制方法主要包括被动回避法、主动回避法和方向辨别性条件反射法。通常用药物在动物训练前或训练后给予，造成不同类型的记忆障碍模型。训练前给予造模药物，可引起记忆获得障碍；训练后给予药物，可引起记忆巩固或保持缺失；经过训练的动物在测试前给予药物，可引起记忆再现障碍。

4. 老年痴呆动物模型　老年痴呆主要包括阿尔茨海默病（Alzheimer disease，AD）和血管性痴呆，其中以 AD 最常见。AD 动物模型是模拟 AD 患者脑组织的病理变化和行为异常，是研究 AD 发病机制、评价治疗药物和治疗方法效果的重要手段。常用的 AD 模型包括鹅膏菌蕈酸损害模型、穹窿海马伞损害模型、自然衰老认知障碍模型等。

5. 帕金森病动物模型　帕金森病（Parkinson disease）造模药物按照成分作用方式，包括可逆性药物，如利血平、地西泮等；永久性多巴胺能神经元耗竭药物，如 6-羟基多巴胺（6-OHDA）、1-甲基-4-苯基-1, 2, 3, 6-四氢吡啶（MPTP）、甲基苯丙胺等。

6. 抑郁症动物模型　常用的抑郁症造模方法包括：①药物诱发，如利血平、高剂量阿扑吗啡、苯丙胺、5-羟色胺等；②大鼠嗅球切除；③心理应激：建立在大鼠自发行为的基础上，模拟类似的应激因素，如行为绝望、获得性无助、慢性不可预知性应激等。

7. 斑马鱼模式动物模型　斑马鱼基因序列与人类的同源性为 70%～80%，其中枢神经系统（central nervous system，CNS）在胚胎发育 4～10 天就已发育成熟，胚胎透明的特点更便于对 CNS 的观察，使斑马鱼成为研究神经系统疾病的理想模式动物，在神经退行性疾病或神经损伤后的修复等研究中得到广泛应用。

二、呼吸系统疾病动物模型

呼吸系统疾病的主要病变位置在气管、支气管、肺部以及胸腔，常用动物模型包括咳嗽、支气管哮喘、慢性支气管炎、肺气肿和肺源性心脏病（肺心病）、肺动脉高压、肺水肿、硅肺、肺纤维化等动物模型。

1. 支气管哮喘动物模型　支气管哮喘是由嗜酸性粒细胞、肥大细胞和 T 细胞等多种炎症细胞参与的气道慢性变应性炎症。动物模型包括过敏性、致痉剂性、感染性、职业性、运动性支气管哮喘，其中常用模型为过敏性和致痉剂性哮喘模型。常用的实验动物包括豚鼠、大鼠、小鼠、犬、羊、猴等。

2. 慢性支气管炎动物模型　慢性支气管炎是指气管、支气管黏膜及其周围组织的慢性非特异性炎症，主要以咳嗽、咳痰或伴有喘息及反复发作为主要特征。复制支气管炎动物模型所用的刺激物较多，包括化学物质（如二氧化硫、氯、氨水）、烟雾（如烟草、稻草）、细菌以及复合性刺激等。

3. 肺气肿和肺心病动物模型　肺气肿动物模型的常用方法包括使用弹性蛋白酶、木瓜蛋白酶、氯化镉、饥饿、吸烟诱发肺气肿和转基因肺气肿。肺心病模型可以使用野百合碱、三氯化铁等诱发肺心病。

4. 肺动脉高压动物模型　肺动脉高压由心、肺或肺血管疾病引起，其病理改变特点为肺血管收缩、肺血管重建及肺小动脉内微血栓形成。常用动物包括大鼠、犬、羊、牛、猪等，以大鼠最为常用。常用动物模型包括常压缺氧模型、野百合碱诱发模型等。

5. 肺水肿动物模型 复制肺水肿动物模型的方法包括注射化学物质（如油酸、肾上腺素、氯化铵等）、吸入有害气体（如双光气）、利用急性血流动力学变化（如心源性、体液性等），通过引起肺毛细血管扩张、通透性增加、毛细血管流体静压增高等途径诱发肺水肿。

6. 硅肺、肺纤维化动物模型 硅肺动物模型常用 SiO_2 肺内灌注，动物多用大鼠或猪。其引起肺巨噬细胞损伤是硅肺发生的始动机制，肺纤维化是硅肺的重要特征。

三、心血管系统疾病动物模型

心血管系统疾病包括心脏和血管疾病。常用动物模型包括心肌缺血或心肌缺血再灌注、高脂血症和动脉粥样硬化、心律失常、高血压等。

1. 心肌缺血或心肌缺血再灌注动物模型 冠状动脉痉挛是导致心肌缺血的主要原因之一，动物模型的复制方法包括药物（如垂体后叶素、麦角新碱、儿茶酚胺类药物等）诱发、结扎冠状动脉等。可以在体复制模型、离体复制模型或体外培养心肌细胞复制模型，在缺血基础上，可以复制缺血再灌注动物模型。

2. 高脂血症和动脉粥样硬化动物模型 复制高脂血症和动脉粥样硬化动物模型常用高脂饲料（饲料中加入胆固醇、猪油、蛋黄粉等）喂养或加用其他条件，常用动物为大鼠、小鼠、鸽、鹌鹑、家兔、猪、猴等。

3. 心律失常动物模型 复制心律失常动物模型的方法包括药物诱发（如乌头碱、毒毛旋花苷 G、氯仿、强心苷、氯化钡等）、电刺激诱发、结扎冠状动脉等，分别可以复制快速型、缓慢型、传导阻滞型心律失常等模型。

4. 高血压动物模型 高血压可分为自发性高血压和原发性高血压。自发性高血压大鼠模型是高血压的理想动物模型，通过选择性繁育获得，是目前国际公认的最接近人类原发性高血压的动物模型，应用最广泛的是 SHR 突变系大鼠。基因工程高血压动物模型主要针对相关人体功能调节系统，如血管、肾脏、体液平衡等的相关转基因动物模型或将相关基因敲除制作模型。其他模型包括通过肾脏缺血、水钠潴留等方式复制模型，如大鼠肾血管性高血压模型、腹主动脉缩窄性高血压模型、去氧皮质酮盐性高血压模型等。

四、消化系统疾病动物模型

消化系统疾病包括食管、胃、肠、肝、胆、胰腺等脏器的器质性和功能性疾病。常用动物模型包括急慢性胃炎、胃和十二指肠溃疡、急慢性肝损伤、溃疡性结肠炎等。

1. 急慢性胃炎动物模型 急性胃炎是由急性应激、化学性损伤和急性细菌感染等引起的急性胃黏膜炎症。常用化学性损伤复制急性胃炎动物模型，如水杨酸、醋酸、盐酸等酸制剂诱发或胆汁反流性急性胃炎模型。慢性胃炎常由急性胃炎转变而来，原发性慢性胃炎多与各种物理化学刺激有关，继发性慢性胃炎与多种慢性疾病有关。常用慢性胃炎动物模型包括胆汁或牛磺酸灌胃、同种或自身免疫法诱发慢性胃炎模型；去氧胆酸、热水和免疫损伤综合刺激因素诱发萎缩性胃炎模型。

2. 胃和十二指肠溃疡动物模型 溃疡的形成主要与胃、十二指肠黏膜的防御与损伤的平衡失调有关。常用的模型包括应激性因素、幽门结扎、幽门螺杆菌感染、磷酸组织胺或利血平等药物诱发胃、肠溃疡模型。

3. 急慢性肝损伤动物模型 常用模型包括四氯化碳、D-半乳糖胺等诱发急慢性肝损伤模型，是筛选抗肝损伤药物较理想的动物模型。其他动物模型包括四氯化碳复合法、免疫法诱发肝纤维化模型；高脂饲料诱发脂肪肝模型；酒精性肝损伤模型等。

4. 溃疡性结肠炎动物模型 溃疡性结肠炎是一种原因不明的慢性非特异性炎症性肠病，病变主要累及直肠和乙状结肠，病理特点是结肠黏膜广泛溃疡形成，其发病可能与感染、遗传、免疫等因素有关。常用动物模型包括同种或异种结肠黏膜诱发模型，二硝基氯苯、葡聚糖硫酸钠等诱发溃疡性结肠炎模型。

五、泌尿系统和男性生殖系统疾病动物模型

泌尿系统疾病包括肾和尿路的疾病，男性生殖系统疾病包括前列腺增生和前列腺炎等疾病。常用动物模型包括肾小球肾炎、肾病、急性肾衰竭、慢性肾衰竭、尿路结石等。

1. 肾小球肾炎动物模型 肾小球肾炎是指以肾小球损害为主的变态反应性疾病，细胞增生和渗出明显，多数发病与免疫机制有关，抗原抗体复合物形成是引起肾小球损伤的主要原因。抗肾小球基膜肾炎和海曼（Heymann）肾炎是研究人类原位免疫复合物性肾炎的经典动物模型，常用动物为家兔或大鼠。

2. 肾病动物模型 肾病综合征是由多种病因和多种病理类型的肾小球病变引起的临床综合征，主要表现为大量蛋白尿、低蛋白血症、水肿和高脂血症，多数为原发性肾小球疾病引起。常用的动物模型包括嘌呤霉素、多柔比星等诱发的肾病模型。

3. 急性肾衰竭动物模型 急性肾衰竭包括肾前性、肾性和肾后性，一般多用肾毒性药物、肾缺血复制模型。常用动物模型包括肾动脉夹闭模型，去甲肾上腺素、甘油、庆大霉素等药物诱发模型。

4. 慢性肾衰竭动物模型 慢性肾衰竭是由慢性肾实质损害引起的慢性进行性肾功能减退，常用动物模型包括冷冻、切除、电烧灼部分肾脏模型，或药物诱发模型，如腺嘌呤、柔红霉素、多柔比星、嘌呤霉素等诱发模型。

5. 尿路结石动物模型 尿路结石可以发生于肾盂、肾盏、输尿管、膀胱、尿道等处，由尿液中晶体和非晶体物质积聚而成，与尿液中这些物质浓度或尿液理化因素改变有关。草酸钙结石是最常见的结石类型，其次为磷酸盐、尿酸盐、碳酸盐结石。复制尿路结石模型多用雄性大鼠，通过饲喂富含草酸或草酸前体物质，辅以高钙、高维生素等饮食控制促使结石形成。用于结石形成的机制研究及药物筛选。常用诱发药物包括乙二醇、乙酸醇、乙醛酸等。

六、内分泌和代谢系统疾病动物模型

内分泌系统和代谢系统疾病目前缺乏较理想的动物模型，常用模型包括单纯性甲状腺肿、甲状腺功能减退、甲状腺功能亢进、糖尿病等。

1. 甲状腺疾病动物模型 单纯性甲状腺肿动物模型常用甲巯咪唑或丙硫氧嘧啶诱发模型，以及缺碘性甲状腺肿模型等。甲状腺功能减退动物模型可以通过切除、破坏甲状腺，或使用抗甲状腺药物（如甲硫氧嘧啶、高氯酸钠等）造成甲状腺功能低下来获得。甲状腺功能亢进动物模型通常使用外源性甲状腺素，模拟 T_3、T_4 分泌增多。

2. 糖尿病动物模型 糖尿病是以慢性血糖水平增高为特征的全身慢性代谢性疾病，分为1型、2型、特异型和妊娠期糖尿病四种类型。1型糖尿病是由于胰岛 B 细胞破坏，胰岛素分泌减少，引起体内糖、脂肪、蛋白质等代谢紊乱，发病率较低。其动物模型复制常用链脲佐菌素（STZ）、四氧嘧啶诱发；也可以使用自发性糖尿病动物，如 BB 大鼠或 NOD 小鼠。2型糖尿病发病率高，是以胰岛素抵抗为主，伴胰岛素分泌不足；或以胰岛素分泌不足主，伴或不伴有

胰岛素抵抗。常用动物模型包括小剂量 STZ 与高糖高脂饮食诱发，或自发性 2 型糖尿病动物，如 NSY 小鼠、KK-A^y 小鼠、db/db 小鼠、肥胖 Zucker 大鼠、GK 大鼠等。

七、血液系统疾病动物模型

血液系统疾病动物模型，一般是以化学、物理、生物及转基因等方法复制，如环磷酰胺、阿糖胞苷、苯、辐射等诱发的白细胞减少症；裸鼠粒细胞白血病、SCID 小鼠急性早幼粒细胞白血病；低铁饮食致大鼠缺铁性贫血；乙酰苯肼诱发溶血性贫血；白消安、苯诱发再生障碍性贫血等动物模型。

八、骨关节疾病动物模型

常用骨关节疾病动物模型包括外伤致骨折愈合模型、骨缺损模型、坐骨神经损伤模型、类风湿关节炎模型、骨质疏松模型、颈椎病模型等。

实验一　大鼠大脑中动脉缺血及再灌注模型

【实验目的】　通过大脑中动脉阻塞（middle cerebral artery occlusion，MCAO）方法造成供血区域局灶性脑缺血，观察脑缺血性损伤后的临床表现，探索其发生机制和治疗方法。

【实验原理】　由颈外动脉插入线栓，经颈内动脉将线栓头端推至大脑中动脉开口处，使大脑中动脉阻塞，造成其供血区域局灶性脑缺血。阻塞后不同时间，动物出现相应行为障碍和脑梗死。

【实验用品】

1. 动物　雄性 SD 大鼠，体重 300～350g。

2. 器材　MCAO 线栓（根据大鼠体重选择适合型号，或用 3mm 长、直径 0.25～0.28mm 的尼龙鱼线，头端烧成光滑圆球作为线栓）、哺乳动物手术器械、恒温水浴箱等。

3. 试剂　10%水合氯醛、氯化三苯基四氮唑、PBS 等。

【实验方法】

1. 大鼠术前禁食不禁水。10%水合氯醛（350mg/kg）腹腔注射麻醉。

2. 大鼠仰卧位固定，颈前区去除被毛，常规消毒，颈部正中切口，钝性分离左侧颈总动脉，沿颈总动脉向头端分离颈内动脉和颈外动脉。

3. 用动脉夹夹闭颈总动脉，在颈外动脉下方穿两根线，一根在颈外动脉远端结扎颈外动脉，另一根备用。在靠近颈外动脉远端结扎点近端，眼科剪剪一 0.2mm 的小口，将线栓头端向近心端插入，备用线打单结，将颈外动脉与线栓一同结扎，注意避开线栓膨大的头端，松紧适宜（松开动脉夹不渗血且线栓推进无明显阻力）。

4. 将线栓头端推进至颈内、外动脉分叉处时，向下牵拉颈外动脉结扎线，使线栓头端通过颈总动脉经颈内、外动脉分叉向上进入颈内动脉。线栓沿颈内动脉向上推进，经过翼腭动脉开口处时，可用手指向内侧推挤线栓，防止线栓进入翼腭动脉。以颈总动脉分叉为起点，向上推进长度约（18.5±0.5）mm 左右，遇有轻微阻力即停止，此时线栓头端达到大脑中动脉开口，阻塞血管。

5. 缝合颈部切口，线栓尾部留 5mm 固定于皮肤上。常规消毒，放回笼内常规饲养。

6. 神经功能评分：术后 24h 进行神经功能评分。采用 5 分评分标准：0 分，无神经症状；1 分，不能完全伸展对侧前爪；2 分，向偏瘫侧转圈；3 分，向偏瘫侧倾倒；4 分，不能自发行走，意识丧失。1 分即为造模成功。

7. 脑梗死范围测定：将鼠脑完整取出后，做冠状切片，在脑前极与视交叉连线中点处、视交叉、漏斗柄、漏斗柄与叶尾极之间，共切 4 刀分成 5 片。脑组织进行 2%氯化三苯基四氮唑（TTC，用 pH7.4 的 PBS 溶解）染色，37℃恒温避光温浴 30min。正常脑组织染色后呈红色，梗死部位呈白色，用图像分析系统测定梗死面积占总切片面积的百分比。

8. 对需要进行再灌注的动物，规定时间抽出线栓，即可恢复血供。

【注意事项】

1. 线栓直径根据大鼠体重选择适宜型号。

2. 推进线栓感到有阻力时不宜用力推进。

3. 插入线栓时注意不要误入翼腭动脉。

4. 再灌注抽出线栓时注意力度，避免撕裂血管造成大出血。

【思考题】　如果要研究药物对脑缺血的防治作用，如何设计实验？

实验二　慢性不可预知性应激致抑郁症模型

【实验目的】　复制与人类抑郁症相似的动物模型，观察动物行为改变，探讨其发生机制。

【实验原理】　慢性不可预知性应激（chronic unpredictable stress，CUS）是大鼠在遭受长期、一系列严重应激因素（如电击、高频振动、强光刺激、冷水浸泡、隔离和昼夜颠倒等）处理后，表现出自发活动减少、学习能力下降、食欲减退等。应激因素的多变性和不可预测性，模拟抑郁症的环境诱因，使动物出现类似人类抑郁症的行为改变，如运动能力、探索能力、社交能力下降及快感缺乏等。

【实验用品】

1. **动物**　雄性 Wistar 大鼠，体重 170～200g。

2. **器材**　摇床、行为学检测仪器等。

3. **试剂**　1%蔗糖水、蒸馏水等。

【实验方法】

1. 大鼠适应性饲养 1 周，实验前对每只大鼠进行行为学测试，剔除不合格动物。

2. 模型组与对照组大鼠单笼饲养，模型组大鼠给予慢性不可预知性应激，对照组大鼠不给予任何刺激。

3. **应激方法**　模型组大鼠 16 天内随机接受不同应激，1 次/日，包括电击（电流强度 1.0mA，持续 30min），热应激（45℃，5min），冷水游泳（4℃，5min），水平摇晃（60 次/分，45min），夹尾（1min，距尾根处 1cm），禁食（24h），禁水（24h），昼夜颠倒（24h），以上几种刺激每天定时实施，每种刺激采用 2 次，同一刺激不能连续出现，使动物不能预料到某种刺激的发生。

4. **体重及摄食量测定**　每日定时投放食物 50g，次日称重食物余量，同时称量大鼠体重，计算 24h 摄食量：24h 摄食量=[（食物总量–食物余量）/体重]×100%。大鼠在接受禁食禁水刺激时除外。

5. **液体消耗实验**　实验前，在安静房间内，训练动物适应含糖饮水，每笼同时给予 2 个水瓶，第 1 个 24h，两瓶内均装有 1%蔗糖水，第 2 个 24h，1%蔗糖水和纯水各 1 瓶。24h 禁食禁水应激后，进行糖水/饮水消耗实验（同时给予每只大鼠定量的 1%蔗糖水和纯水各 1 瓶，24h 后测量余量）。计算总液体消耗量、糖水消耗量、纯水消耗量和糖水偏爱百分比。糖水偏爱百分比=（糖水消耗量/总液体消耗量）×100%。每 9 天进行 1 次液体消耗实验。

6. 实验后，再次进行行为学测试。

【注意事项】

1. 应激的多变性和不可预测性是模型成功的关键，同一应激不能连续使用多次，以免大鼠产生适应。

2. 行为学测试和糖水偏好需要预先训练。

3. 不同种大鼠应激反应有差异，注意种属差异。

【思考题】 在行为学训练过程中，如何确定合格动物的筛选标准？

实验三 缺氧性大鼠肺动脉高压模型

【实验目的】 复制肺动脉高压动物模型，探讨缺氧引起肺动脉高压的机制及其病理生理学变化特点。

【实验原理】 给动物吸入低氧气体造成肺泡缺氧，短时间低氧刺激引起肺血管收缩，长期低氧刺激则引起肺血管收缩、肺血管构型重建，模拟临床肺动脉高压。

【实验用品】

1. **动物** 雄性 Wistar 大鼠，体重 200～250g。

2. **器材** 实验动物低压氧舱、生物信号采集系统、哺乳动物手术器械等。

3. **试剂** 钠石灰、氯化钙、10%水合氯醛等。

【实验方法】

1. 大鼠置于低压氧舱（按照舱体容积选择合适大鼠数量），开通氮气瓶向舱内注入氮气，使舱内氧气浓度下降，持续监测舱内氧浓度，使舱内氧浓度控制在调定点±0.5%范围，一般常用 10%。舱内 CO_2 和水蒸气用钠石灰和氯化钙吸收，舱壁留有小孔与舱外相通，用于排气，使舱内气压与大气压保持平衡。每次缺氧开始时氧浓度从 23%降至 10%需要 30min 左右，缺氧期间舱内 CO_2 浓度<3%。

2. 每日缺氧 6h，每周 6 天。

3. 最后 1 次缺氧完成后，10%水合氯醛（350mg/kg）腹腔注射麻醉。仰卧位固定，剪除颈部被毛，常规消毒，做颈部正中切口，钝性分离右侧颈外静脉，插入静脉导管，外端接压力传感器，测量平均右心室压力和平均肺动脉压力。

4. 测定压力后，打开胸腔，取心脏，剪去心房，沿室间隔边缘剪下右心室，分别称量右心室（RV）和左心室加室间隔（LV+S）重量，计算右心肥大指数，确定有无右室肥厚。右心肥大指数=[RV/（LV+S）]×100%。

【注意事项】

1. 缺氧过程中注意监测氧浓度，经常观察各通气管有无阻塞，舱内吸水剂及吸收 CO_2 的药物是否失效。

2. 舱内动物不宜太多，夏天炎热，应适当减少动物数量，以免造成舱内湿度和温度过高。

【思考题】 肺动脉高压时肺动脉和心脏会出现哪些形态学变化？

实验四 在体结扎冠状动脉心肌缺血（再灌注）模型

【实验目的】 复制心肌缺血动物模型，观察心肌缺血心电图和形态学变化，探讨再灌注损伤的发生机制。

【实验原理】　心肌经过一定时间缺血后，恢复血供，可加重心肌损伤，即心肌缺血再灌注损伤，其机制可能与钙超载、自由基生成增多和白细胞聚集等有关。心肌缺血（再灌注）模型可在整体动物（在体）心脏进行，也可在离体灌流心脏和心肌细胞培养中进行。

【实验用品】

1. 动物　Wistar 或 SD 大鼠，体重 200～300g。

2. 器材　哺乳动物手术器械、显微镜、小动物呼吸机等。

3. 试剂　乙醚等。

【实验方法】

1.大鼠用乙醚麻醉后，仰卧位固定，颈部、胸部剪去被毛，常规消毒皮肤。

2. 做颈部正中切口，钝性分离皮下组织和肌肉暴露气管，钝性分离气管，做气管插管。连接小动物呼吸机（潮气量 3ml/100g，呼吸频率 60～70 次/分）（有条件者最好使用喉镜进行气管插管）。

3. 安置体表心电图，监测心电。

4. 在胸骨左缘纵行切开皮肤，切口长约 1.5cm，钝性分离皮下组织和胸大肌，暴露肋骨。预留关闭胸腔缝合线，在第 5、6 肋软骨之间用扩张器（或止血钳）将肋间隙扩宽，小心剪开心包膜，暴露心脏，轻压右侧胸廓和腹部，将心脏挤出胸腔外。

5. 结扎左冠状动脉。心脏挤出后，左手拇指和示指夹住心尖，心尖指向头侧偏右。小弯针穿 6/0 号丝线，以左冠状静脉主干为标志辨识左冠状动脉，从肺动脉圆锥左缘进针，进入点与左心耳根部连线中点穿出，进针深度约 0.5mm，连同血管和心肌一并结扎。结扎后将心脏放回胸腔。

如需进行再灌注实验,结扎时将硅胶管置于血管与结扎线之间一并结扎,缺血一定时间后,剪开手术结，即可恢复血供。

6. 结扎成功后，心电图立即显示急性缺血性改变，如Ⅱ导联出现 P 波高尖、ST 段抬高、Q 波出现和加深等。

7. 判定结扎成功后，挤出胸腔内的血液和气体，用预留缝合线关闭胸腔，缝合皮肤。

8. 结扎 24h 后，光镜下可判断心肌梗死改变。

【注意事项】

1. 手术时注意保温和避免肺损伤导致动物死亡。

2. 大鼠左冠状动脉前降支肉眼很难识别，通常以左心耳和肺动脉圆锥之间的左冠状静脉主干为标志。

3. 不用气管插管也可进行手术，安全性较差。

【思考题】　如果进行右冠状动脉结扎，如何确定结扎穿线标志？

实验五　肾血管性高血压大鼠模型

【实验目的】　复制肾性高血压动物模型，观察血压变化，探索高血压的防治措施。

【实验原理】　肾动脉狭窄引起肾缺血，导致肾脏合成和分泌肾素增多，激活肾素-血管紧张素-醛固酮系统（RAAS），使血管收缩，外周阻力增加。同时醛固酮增多使水钠潴留，血容量增加，血压升高。本实验采用左肾动脉缩窄方法造成肾脏缺血，即两肾一夹手术（two-kidney, one clip, 2K1C）。

【实验用品】

1. 动物　SD 大鼠，体重 150～200g。

2. 器材　哺乳动物手术器械、银夹、大鼠无创尾动脉测压仪、哺乳动物手术器械等。

3. 试剂　10%水合氯醛等。

【实验方法】

1. 大鼠适应性测量尾动脉血压 1 周，隔天 1 次，使大鼠适应测量血压过程，剔除血压不合格大鼠。

2. 10%水合氯醛（300mg/kg）腹腔注射麻醉，仰卧位固定，下腹部剪去被毛，常规消毒。

3. 剑突下 1cm 为起点，向下做纵行正中切口打开腹腔。向右侧推开腹腔脏器，暴露左侧肾脏，轻推右侧腹部和背部，将左侧肾脏挤出腹腔。

4. 钝性分离左肾动脉，在近腹主动脉端套入内径 0.2～0.3mm 的银夹，达到肾动脉缩窄的目的。

5. 将肾脏放回腹腔，缝合腹壁肌肉和皮肤。

6. 术后每周定期测量血压，一般 4 周后，血压升高程度稳定，平均动脉压升高 20～30mmHg。

【注意事项】

1. 动物血压升高的速度和程度与肾动脉狭窄程度成正比。狭窄程度太轻，不能形成高血压；狭窄过度，易出现肾坏死，也不宜形成高血压。

2. 分离肾动脉时注意有无分支，若仅使分支缩窄，也不能形成高血压。

【思考题】　用该模型研究防治药物机制和效果时，哪类降压药物不能选用？

实验六　四氯化碳致急慢性肝损伤模型

【实验目的】　复制肝损伤动物模型，观察肝脏形态学变化，探讨肝损伤的防治措施。

【实验原理】　四氯化碳（CCl_4）在肝内经 NADPH 和肝微粒体细胞色素 P450 混合功能氧化酶的作用，生成三氯甲基自由基和氯自由基。自由基与生物膜的不饱和脂肪酸发生脂质过氧化反应，导致膜结构完整性和功能被破坏，肝细胞损伤坏死。三氯甲基自由基还能抑制细胞膜和线粒体膜上钙泵的活性，使 Ca^{2+} 内流增加，引起细胞坏死。三氯甲基自由基损害蛋白质和线粒体，使 NADH 和 ATP 在肝内生成减少，脂肪酸氧化受到抑制，影响肝脏能量生成，并使三酰甘油和脂肪酸在肝细胞内蓄积。

CCl_4 反复多次给药，易造成慢性肝中毒，导致肝细胞变性、坏死及纤维化，甚至发生肝硬化。由于假小叶形成，静脉回流受阻，肝静脉和门静脉高压，促进肝内动静脉吻合支形成，造成肝细胞供血减少，血清清蛋白降低，转氨酶活性升高。肝内纤维组织增生，血清总羟脯氨酸含量下降。

【实验用品】

1. 动物　150g 左右雄性大鼠。

2. 器材　注射器等。

3. 试剂　CCl_4、花生油等。

【实验方法】

1. 急性肝损伤　CCl_4 用花生油稀释为 25%，5ml/kg 皮下注射 1 次，或间隔 4 天再次注射第 2 次，1～8 天形成急性肝损伤。根据剂量和时间不同，肝脏的损伤程度不同，一般在给予 CCl_4 后 16～24h，血清 GPT 和 GOT 活性升高，形态学上出现肝小叶中央区坏死和脂肪变性。

2. 慢性肝损伤　CCl_4 用花生油稀释为 5%、10%、20%、30%，每周皮下注射浓度递增的 CCl_4 1 次，剂量为 0.2ml/kg，每 2～3 周递增 1 个浓度，连续 3 个月（也可以皮下注射 40%～

50% CCl_4 溶液，首次 5ml/kg，之后 2ml/kg，2 次/周，共 10 周）。

【注意事项】

1. CCl_4 复制肝损伤模型的主要缺点是个体差异较大，死亡率较高。所用 CCl_4 浓度开始不宜过高，否则易引起动物死亡，根据动物情况调整 CCl_4 递增浓度，出现动物状态不佳或死亡时，不应提高浓度。

2. 皮下注射 CCl_4 可引起局部炎症和硬结，每次更换注射部位。

【思考题】　CCl_4 液体和蒸气可从呼吸道、皮肤吸收，对人体有一定毒性，操作时应采取哪些防护措施？

实验七　1 型糖尿病动物模型

【实验目的】　复制 1 型糖尿病动物模型，探讨其防治措施。

【实验原理】　1 型糖尿病（胰岛素依赖型糖尿病）的发病率占糖尿病的 10%以下，是由于胰岛 B 细胞破坏，胰岛素分泌减少（胰岛素绝对缺乏）而引起体内糖类、脂肪、蛋白质等代谢紊乱。

链脲佐菌素（STZ，也称链脲霉素、链脲佐或链佐星）化学名称为 2-deoxy-2-（3-methyl-3-nitrosoureido）-D-glucopyranose，结构中的亚硝基脲具有细胞毒性作用，去氧葡萄糖部分使之易于进入胰岛 B 细胞。STZ 通过自由基选择性损伤胰岛 B 细胞，从而造成胰岛素缺乏，诱发动物糖尿病。STZ 诱发的糖尿病动物模型类似人类 1 型糖尿病，是目前国内外应用最多的糖尿病动物模型。

【实验用品】

1. 动物　180～220g 的 Wistar 雄性大鼠。

2. 器材　血糖仪等。

3. 试剂　STZ[用冷的 pH 4.0～4.5、0.1mol/L 枸橼酸盐缓冲液溶解后，配成 2%溶液（临用前现配），注射时容器置于冰上]。

【实验方法】

1. 造模前大鼠禁食、不禁水 12～16h，单次腹腔注射 STZ 50mg/kg 体重。

2. 注射 STZ 48h 或 72h 后，连续 3d 每天在同一时间测定尿糖、血糖浓度，尿糖≥3+，血糖稳定升高。注射 STZ 后 1 周大鼠出现多饮、多食、多尿和体重明显减轻，复测尿糖≥3+、血糖≥16.67mmol/L 即可选为糖尿病模型。对于确实未形成糖尿病者，禁食后可再次注射 STZ。

【注意事项】

1. STZ 常用的给药途径为静脉注射、腹腔注射、皮下注射和心腔注射，以静脉注射和腹腔注射最常用。

2. STZ 诱发糖尿病的剂量与动物种类、品系、年龄、性别和健康状态有关。

【思考题】　STZ 为什么需要使用枸橼酸盐缓冲液现用现配？

（胡　海）

第五节　药物代谢动力学及药效学实验

药物代谢动力学（药动学）实验和药效学实验组成药理学实验。药效学实验根据系统分为心血管系统实验、神经系统实验、效应器系统实验、抗炎和免疫系统实验、内分泌系统实验、激素和抗生素系统实验以及抗肿瘤药物实验等。药理学的方法是实验性的，即在严格控制条件的情况下观察药物的作用规律并分析其客观作用原理，包括整体动物实验、离体器官实验。药动学实验包括吸收、分布、代谢和排泄实验，以及血药浓度随时间变化的动态规律实验等，近些年来越来越受到重视。通过药理学实验课，培养学生掌握药理学实验操作的基本技能和技巧，使他们了解药效学及药动学研究的基本方法；培养学生严肃认真的科学态度和实事求是的科学作风；培养学生对事物进行观察、比较、分析、综合，提高他们解决实际问题的能力；验证药理学中的某些重要的基本理论，巩固和加强对理论知识的理解和掌握。

由于生物个体之间存在着差异性，要取得精确可靠的实验结果必须进行实验设计。进行实验设计必须遵循三原则：重复、对照、随机化。重复是保证实验结果可靠的重要措施之一，它有两方面的含义，即重现性和重复数。精确可靠的实验结果，应能在同样条件下重复出来，否则就是失真。重现率越高，实验的可信性就越好。实验要有足够的次数或例数。在动物实验时，小动物（鼠、蛙）每组10～40例；中等动物（兔、豚鼠）每组8～30例；大动物（犬、猫）每组5～20例。对照是比较的基础，为消除个体差异对实验的影响，须设对照组。用对照组和实验组的比较来消除各种无关因素影响。对照一般可分为下列两类：自身对照是在同一个体观察给药前后某种观测指标变化，或者两种药物一前一后交叉比较；组间对照是在实验中设若干平行组进行比较，可分不给药（或不加处理）的空白对照及给已知药物标准品的对照组，前者最常用，后者便于与已知药比较，并可检验实验方法及技术的可靠性。随机化是使每一个体在实验中都有同等的机会，随机分组或接受处理。随机分组的目的是使样本的生物差异平均分配到各组，而不受实验者主观因素或其他偏性误差的影响，如动物分组先抓到的是不活泼者，后抓到的是活泼者，前者分入对照组，后者分入实验组，这样得出的结论是不可靠的。随机分组的方法很多，如原始的抽签法、投硬币法和目前最常用的随机数字表法等。药动学实验方法专业性强，本节重点介绍吸收、分布、代谢和排泄实验。

实验一　药物在体小肠吸收实验

【实验目的】　通过该模型检测磺胺嘧啶在肠道的吸收，掌握大鼠在体肠道灌流法的模型制备方法，以及磺胺嘧啶肠道吸收的机制及吸收速度常数（K_a）与吸收半衰期（$T_{1/2}$）的计算方法。

【实验原理】　药物从给药部位到血液循环的过程称为药物的吸收。口服药物通过消化道的黏膜吸收，小肠因为黏膜面积大、血液循环丰富和排空时间长，是主要的吸收部位。药物吸收实验方法可分为体外法（*in vitro*）、在体法（*in situ*）和体内法（*in vivo*）。在体法由于不切断血管和神经，药物透过上皮细胞后即被血液运走，能避免胃内容物排出及消化道固有运动等生理影响，是一种较好的研究吸收的方法。在体灌流实验法采用在分离肠段的两端插入导管，与蠕动泵和药物溶液连成一个循环体系，通过测定药物从体系中消失的速度或测定血药浓度来考察药物的吸收。这种实验方法接近体内真实吸收状态，可用于药物吸收程度、辅料对药物透过率的影响、药物吸收促进剂的转运能力、机制以及毒性等的研究。

被动转运是消化道药物吸收的主要方式。口服药物后，胃肠液中高浓度的药物沿着浓度梯度跨膜转运，又以相似的方式扩散到血液中，不消耗能量，不需要载体，扩散的动力来源于膜两侧的浓度差。药物转运的速度可用 Fick 扩散定律描述：

$$-\frac{dC}{dt} = \frac{DAk(C_g - C)}{h}$$

式中，$\dfrac{\mathrm{d}C}{\mathrm{d}t}$ 为扩散速度；D 为扩散系数；A 为扩散表面积；k 为分配系数；h 为膜厚度，C_g 为胃肠道中药物浓度；C 为血药浓度。某一药物在某一个体内的吸收过程中，其中 D、A、h、k 均为定值，可用透过系数 P 来表示，即 $P = \dfrac{DAk}{h}$。

当药物口服后，吸收进入血液循环中的药物，随血液迅速地分布于全身。故胃肠道中的药物浓度（C_g）远大于血药浓度（C），则上式可简化为：

$$-\frac{\mathrm{d}C}{\mathrm{d}t} = PC_g$$

上式表明药物被动转运透过细胞膜的速度与吸收部位药物浓度的一次方成正比，表明被动转运速度符合表观一级速度过程。若以消化液中药量（X_a）的变化速度 $\left(-\dfrac{\mathrm{d}X_a}{\mathrm{d}t}\right)$ 表示透过速度，则

$$-\frac{\mathrm{d}X_a}{\mathrm{d}t} = K_a X$$

式中，K_a 为药物的表观一级吸收速度常数。对上式积分后两边取对数：

$$\lg X_a = \lg X_0 - \frac{K_a}{2.303} \cdot t$$

式中，X_a 为 t 时间消化液中药量；X_0 为零时间消化液中药量。以 $\lg X_a$ 对 t 作图可得一直线，由此直线斜率即可求出药物的吸收速度常数，并可计算吸收半衰期：

$$t_{1/2} = \frac{0.693}{K_a}$$

本实验以磺胺嘧啶为模型药物，进行大鼠在体小肠吸收实验。

【实验用品】

1. 动物 大鼠。

2. 器材 蠕动泵、紫外-可见分光光度计、恒温水浴箱、离心机、注射器、眼科剪、眼科镊、手术刀等。

3. 试剂 0.1%二盐酸萘乙二胺溶液、0.1%亚硝酸钠溶液、0.5%氨基磺酸铵、1mol/L 盐酸溶液、10mg/ml 戊巴比妥钠溶液、0.2mol/L 氢氧化钠溶液、生理盐水等。

（1）Krebs-Ringer 试剂（pH 7.4）称取氯化钠 7.8g、氯化钾 0.35g、氯化钙 0.37g、碳酸氢钠 1.37g、磷酸二氢钠 0.32g、氯化镁 0.02g、葡萄糖 1.4g，加蒸馏水定容至 1000ml。

（2）供试液：精密称取磺胺嘧啶（SD）20mg、酚红 20mg，加少量蒸馏水混悬，加入 1%碳酸钠溶液使其溶解，再用 Krebs-Ringer 试剂定容至 1000ml，摇匀。

（3）酚红液：精密称取酚红 20mg，加少量蒸馏水混悬，加入 1%碳酸钠溶液使其溶解，再用 Krebs-Ringer 试剂定容至 1000ml，摇匀。

【实验方法】

1. 蠕动泵流速的调节 打开蠕动泵电源，选择所需工作的方向，按动快、慢挡开关，调节流速为 5ml/min 和 2.5ml/min。

2. 恒温水浴调节 将水浴温度调节为 37℃±0.5℃。

3. 供试液的准备 取 80ml 供试液加入循环装置的烧瓶中，见图 6-9，将烧瓶置于恒温水浴中预热至 37℃±0.5℃。

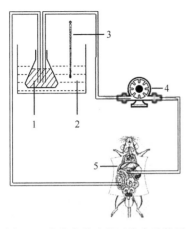

图 6-9 大鼠在体小肠回流实验装置

1. 循环液；2. 水浴；3. 温度计；4. 蠕动泵；

5. 大鼠

4. 生理盐水的准备 取生理盐水适量，预热至 37℃ 备用。

5. 大鼠麻醉 取实验前禁食一夜、体重约 200g 的雄性大鼠一只，称重；腹腔注射戊巴比妥钠溶液（剂量为 40mg/kg），麻醉后背位固定于固定台上。

6. 小肠插管 沿腹中线打开腹腔（约 3cm）。自十二指肠上部及回肠下部各剪开一个小口，插入直径约 0.3cm 的玻璃管，用线扎紧。

7. 洗涤肠管 用注射器将 37℃ 的生理盐水缓缓注入肠管，洗净肠管内容物。

8. 做成回路 将肠管两端的玻璃管按图 6-9 所示与胶管连接，形成回路，开动蠕动泵，流速为 5ml/min。

9. 取样 以 5ml/min 的流速循环 10min 后，将流速调至 2.5ml/min，立即从供试液烧瓶中取样 2 份（1ml 和 0.5ml 各 1 份），分别作为 SD 和酚红零时间样品，另向烧瓶中补加 2ml 酚红溶液；其后每隔 15min 按相同方法取样并补加酚红液，取样至 120min（共 9 次），停止循环。

10. 标准曲线的制备

（1）制备 SD 标准曲线：吸取 SD 供试液（20μg/ml）2ml、4ml、6ml、8ml、10ml 分别置于 10ml 量瓶中，用 Krebs-Ringer 试剂定容。再分别吸取上液 1ml 置于 10ml 具塞试管中，加入 1mol/L 盐酸溶液 5ml，摇匀；加入 0.1%亚硝酸钠溶液 1ml，摇匀，放置 3min；加入 0.5% 氨基磺酸铵 1ml，摇匀，放置 3min；再加入 0.1%二盐酸萘乙二胺溶液 2ml，摇匀，放置 20min。采用紫外-可见分光光度计，在波长 550nm 处测定吸光度。以吸光度对浓度回归，得到 SD 标准曲线方程。

（2）制备酚红标准曲线：精密称取酚红 25mg 置于 250ml 量瓶中，加入 Krebs-Ringer 试剂定容；再吸取 1ml、2ml、3ml、4ml、5ml、6ml 置于 10ml 量瓶中，用 Krebs-Ringer 试剂定容。各吸取上液 0.5ml 置于 10ml 具塞试管中，加入 0.2mol/L 氢氧化钠溶液 5ml，摇匀。采用紫外-可见分光光度计，在波长 555nm 处测定吸光度。以吸光度对浓度回归，得到酚红标准曲线方程。

11. 样品测定

（1）SD 的测定：取样品 1ml 置于 10ml 具塞试管中，加入 1mol/L 盐酸溶液 5ml，摇匀；以下按"制备 SD 标准曲线"项下的方法，自"加入 0.1%亚硝酸钠溶液 1ml……"起，依法测定吸光度。将吸光度代入标准曲线回归方程，计算出 SD 浓度，并记录于表 6-2。

（2）酚红的测定：取样品 0.5ml 置于 10ml 具塞试管中，加入 0.2mol/L 氢氧化钠溶液 5ml，摇匀。采用紫外-可见分光光度计，在波长 555nm 处测定吸光度。将吸光度代入标准曲线回归方程，计算出酚红浓度，并记录于表 6-2。

12. 实验结果

（1）计算 SD、酚红的标准曲线回归方程和相关系数。

（2）根据 SD、酚红的标准曲线，分别计算出规定时间样品的 SD 和酚红浓度，记录于表 6-2 中。并按表 6-2 中公式计算循环液体积及剩余药量；式中 C_n 表示第 n 次取样时 SD 的浓度，C'_n 表示第 n 次取样时酚红的浓度。

表 6-2　大鼠在体小肠 SD 吸收量的实验数据处理

取样时间	磺胺嘧啶		磺胺嘧啶		供试液体积（ml）	剩余药量 X（μg）	$\ln X$
（min）	吸光度 A	浓度 C（μg/ml）	吸光度 A'	浓度 C'（μg/ml）			
循环前	A_0	C_0	A_0'	C_0'	$V_0=80$	$X_0=C_0 V_0$	$\ln X_0$
0	A_1	C_1	A_1'	C_1'	$V_1=\dfrac{C_0' V_0}{C_1'}$	$X_1=C_1 V_1$	$\ln X_1$
15	A_2	C_2	A_2'	C_2'	$V_2=\dfrac{(V_1-1.5)C_1'+40}{C_1'}$	$X_2=C_2 V_2+1.5C_1$	$\ln X_2$
30	A_3	C_3	A_3'	C_3'	$V_3=\dfrac{(V_2-1.5)C_2'+40}{C_1'}$	$X_3=C_3 V_3+1.5(C_1+C_2)$	$\ln X_3$
…	…	…	…	…	…	…	…
…	…	…	…	…	…	…	…
t_n	A_n	C_n	A_n'	C_n'	$V_n=\dfrac{(V_{n-1}-1.5)C_{n-1}'+40}{C_1'}$	$X_n=C_n V_n+1.5\displaystyle\sum_{i=1}^{n-1}i$	$\ln X_n$

（3）以剩余药量的对数对相应的时间作图，可得一直线，由直线斜率可求得 K_a 与 $T_{1/2\,(a)}$ 值。

【注意事项】

1. 小肠吸收过程中，药物被吸收的同时水分也被吸收，导致供试液体积不断减少，所以不能用直接测定药物浓度的方法计算剩余药量。由于酚红不能被小肠吸收，因此可向供试液中加入定量的酚红，在一定间隔时间测定药物浓度的同时，也测定酚红的浓度，由酚红浓度先计算出不同时间供试液的体积，再根据测定药物的浓度，就可以得出不同时间小肠中剩余的药量或被吸收的药量。

2. 插管时应注意方向，在十二指肠端向下插，回肠端向上插，以构成回路。

3. 由于是在体实验，为真实反映体内环境对药物吸收的影响，不需要对肠系膜进行分离，操作时还应注意避免剪破血管。

4. 由于小肠很细，小肠两端插管后再洗涤容易堵塞，加大流速可导致玻璃管滑出消化道而漏液。防止的方法是先将十二指肠端插管，回肠端找好后先用线扎紧（方便以后找切口位置），然后在扎线处切个小口，生理盐水从十二指肠插管处注入，待洗涤干净后，再于回肠端切口处插管。

5. 开始回流后，可用棉花覆盖大鼠腹部保暖，以防实验结束前动物死亡，丢失数据。

6. SD 的测定中，加入氨基磺酸铵后要充分振摇至无气泡发生。

7. SD 浓度测定中空白对照液的制法，取酚红液 1ml 置于 10ml 具塞试管中，加入 1mol/L 盐酸溶液 1ml，摇匀，以下操作按"制备 SD 标准曲线"方法。

8. 酚红浓度测定中空白对照液为 0.2mol/L 氢氧化钠溶液。

【思考题】　药物在小肠内吸收影响因素有哪些？

实验二　磺胺噻唑钠的组织分布实验

【实验目的】　通过测定磺胺噻唑钠在不同组织中的药物浓度，掌握药物组织分布实验的基本方法和生物样品的收集及前处理方法。

【实验原理】　药物经吸收进入体循环后，到达靶组织或靶器官的过程称为分布。药物的分布是不均匀的，取决于组织的血流量、药物对脂质双分子层的扩散速度及药物与蛋白质的结合程度。药物要分布到药理作用靶部位才能发挥药效。如果药物在某组织出现蓄积则可能产生毒性作用，所以药物的分布可为药效学和安全性评价提供重要信息，同时，也是新药研发的重要内容。通过组织分布研究，可以了解实验药物在实验动物体内的分布规律、主要蓄积组织或器官、蓄积程度等。组织分布实验通常通过给药后，分布达到稳态血药浓度时，取出各组织或器官，经前处理后，用适宜的方法测定其中药物的含量。

磺胺噻唑钠为对氨基苯类化合物，在酸性溶液中可使苯环上的氨基（—NH_2）离子化生成胺类化合物（—NH_3^+），进而与亚硝酸钠起重氮反应，产生重氮盐。此重氮盐可在酸性溶液中与显色剂胺类化合物（N-1-萘乙二胺）起偶联反应，形成紫红色的偶氮化合物。利用该呈色反应，采用分光光度法可测定出给药后不同时间不同组织中磺胺类药物的浓度。

【实验用品】

1. 动物 大鼠。

2. 器材 紫外-可见分光光度计、组织匀浆器、离心机、离心管等。

3. 试剂 10%磺胺噻唑钠（ST）注射液、20%三氯醋酸溶液、0.5%氨基磺酸铵溶液、0.5%亚硝酸钠溶液、0.05%二盐酸萘乙二胺等。

【实验方法】

1. 标准曲线的制备 取大鼠 3 只，断头处死，收集血液至肝素化离心管中，并立即取出肝脏、肾脏及脑组织，用生理盐水冲洗干净后立即用滤纸吸干，精确称量组织重量，按 1∶6 加入生理盐水（脑组织按 1∶3）置于玻璃匀浆器中进行研磨，研磨后将匀浆液倒入离心管中，以 3000r/min 离心 10min，取上清液 1ml 按 1∶1 加 20%三氯醋酸溶液沉淀蛋白，3000r/min 离心 10min，取上清液待用，血液经 3000r/min 离心 10min 后取上层血浆待测。

精密吸取沉淀蛋白后不同组织的上清液 2ml 各 6 份于干净试管中，加入磺胺噻唑钠标准溶液使肝脏、肾脏组织液中药物浓度为 0.1μg/ml、0.25μg/ml、0.5μg/ml、1μg/ml、5μg/ml、10μg/ml，脑组织液中药物浓度为 0.05μg/ml、0.1μg/ml、0.25μg/ml、0.5μg/ml、1.5μg/ml，再各加入 0.5%亚硝酸钠溶液 0.05ml，混合，静置 3min 后，各加入 0.5%氨基磺酸铵溶液 1ml，摇匀 2min 后加显色剂（0.05%二盐酸萘乙二胺）2ml，摇匀，5min 后用紫外-可见分光光度计，在 540nm 处测定吸光度；空白对照以 2ml 蒸馏水替代组织上清液，其他操作同样品处理。

2. 组织分布实验 取大鼠 4 只称重，按 100mg/kg 的剂量尾静脉注射 10%磺胺噻唑钠注射液，于给药后 5min、20min、60min、120min 时，处死大鼠，收集血液至肝素化离心管中，并立即取出肝脏、肾脏及脑组织，用生理盐水冲洗干净后立即用滤纸吸干，精确称量组织重量，余下操作除不加标准液外，其他同"标准曲线的制备"项下的处理后，测定不同时间、不同组织中的药物吸光度，代入相应标准曲线，计算不同时间内各组织中磺胺噻唑钠的浓度。

3. 实验结果

（1）分别计算各组织中磺胺噻唑钠的标准曲线回归方程和相关系数。

（2）根据标准曲线方程，分别计算出各组织中样品的浓度及药量，并记录于表 6-3。

表 6-3 磺胺噻唑钠的组织分布

组织或器官	时间（min）	A	浓度 C（μg/ml）	组织中药物量（μg/g）
血液	5			
	20			
	60			
	120			

续表

组织或器官	时间（min）	A	浓度 C（μg/ml）	组织中药物量（μg/g）
肝	5			
	20			
	60			
	120			
肾	5			
	20			
	60			
	120			
脑	5			
	20			
	60			
	120			

【注意事项】

1. 生物样品中含有大量的蛋白质，它们能与药物结合，影响药物的含量测定。特别是使用高效液相色谱法时易损伤色谱柱，因此测定前必须先沉淀蛋白使药物游离后再作进一步处理。可通过加入与水混溶的有机溶剂、中性盐或强酸等方法沉淀蛋白。

2. 本实验也可用家兔为实验动物，但标准曲线的浓度范围须由预实验确定。本实验主要给出肝脏、肾脏及脑组织中磺胺噻唑钠浓度的标准曲线浓度范围，仅供参考，心脏及血液的浓度范围可根据预实验确定。

【思考题】　药物的组织分布实验方法有哪些？

实验三　测定口服给药的药动学参数与生物利用度

【实验目的】　通过学习生物利用度的有关原理，掌握用血药浓度法测定制剂生物利用度的方法和单室模型药物血管外给药的药动学参数测定方法。

【实验原理】　生物利用度是指药物吸收进入体循环的程度与速度。生物利用度是评价药物制剂体内质量的重要指标，在制剂的研制以及临床用药时经常测定制剂的绝对或相对生物利用度。绝对生物利用度的测定是以静脉注射剂作为标准参比制剂；而相对生物利用度常采用市场认可、吸收较好且临床有效的制剂作为标准参比制剂。

在评价生物利用度的参数中，绝对生物利用度常用血药浓度-时间曲线下面积（AUC）的相对比值（F）来反映吸收程度，以静脉给药制剂（通常认为静脉给药制剂的生物利用度为100%）为参比制剂所获得的实验制剂中药物吸收进入体循环的相对量，以血管外口服、肺部、经皮、肌内注射给药等的实验制剂与静脉注射的参比制剂给药后的 AUC 比值来表示，反映了给药途径对药物吸收的影响，主要取决于药物的结构与性质。相对生物利用度则常用 AUC 的相对比值（F_r）来反映吸收程度，用血药浓度达峰时间 t_{max}、峰浓度 C_{max} 或 K_a 值来反映吸收的相对速度。

目前，多采用血药浓度法与尿药浓度法测定药物制剂的生物利用度。由于测定血药浓度可获得瞬时数据，故采用血药浓度法测定生物利用度较为理想。本实验以对乙酰氨基酚为模型药物，测定其在家兔体内的药动学参数与相对生物利用度。

【实验用品】

1. 动物 家兔。

2. 器材 紫外-可见分光光度计、离心机、具塞刻度试管等。

3. 试剂 对乙酰氨基酚片剂（0.5g）、对乙酰氨基酚注射液（1ml：0.075g 或 2ml：0.25g）、0.12mol/L 氢氧化钡溶液、2%硫酸锌溶液、蒸馏水等。

【实验方法】

1. 标准曲线的制备

（1）配制标准储备液：精密称取对乙酰氨基酚标准品 250mg，置于 500ml 量瓶中，以蒸馏水溶解后，加蒸馏水稀释至刻度，摇匀；再精密吸取上述溶液 10ml，置于 50ml 量瓶中，用蒸馏水稀释至刻度，摇匀，即得 100μg/ml 的对乙酰氨基酚标准储备液。

（2）制备标准曲线：精密吸取上述标准储备液 1ml、2ml、4ml、6ml、8ml、10ml 分别置于 10ml 量瓶中，加蒸馏水至刻度，摇匀，再各取 1ml 置于 10ml 具塞刻度试管中，各加入空白兔血清 0.5ml，配成相当于对乙酰氨基酚血清药物浓度 20μg/ml、40μg/ml、80μg/ml、120μg/ml、160μg/ml、200μg/ml 的标准样液；在试管中加入 0.12mol/L 氢氧化钡溶液 3.5ml，摇匀，放置 2min，再加入 2%硫酸锌溶液 3.5ml，即出现明显乳状浑浊，加蒸馏水至 10ml，摇匀，以 2500r/min 离心 10min；取上清液 3.5～4ml（如有些样品仍浑浊，可过滤），以蒸馏水 1ml 加 0.5ml 空白兔血清按同法操作所得样品为参比，采用紫外-可见分光光度计，在 245nm 波长处测定标准样液吸光度（A）。以 A 为纵坐标，C（血药浓度，μg/ml）为横坐标绘制标准曲线并求出标准曲线回归方程，备用。

2. 给药与取样 选取体重 2.5～3.0kg 的健康家兔，实验前禁食一夜；给药前，先由兔耳静脉取空白血约 2ml，置于试管中；然后给家兔口服对乙酰氨基酚（0.5g）1 片，用 20ml 水送服，或口服相同剂量的对乙酰氨基酚溶液。给药后于 0.25h、0.5h、1.0h、1.5h、2.0h、3.0h、4.0h、5.0h、7.0h 取兔耳静脉血约 2ml，置于试管中。

3. 血清中对乙酰氨基酚的测定 将所取血样置于 37℃ 水浴中保温 1h 后，以 3000r/min 离心 10min，取血清 0.5ml，置于 10ml 具塞刻度试管中，以下按"制备标准曲线"项下的方法，自"在试管中加入 0.12mol/L 氢氧化钡溶液 3.5ml……"起操作，并以空白血清按同样操作所得样品为参比，采用紫外-可见分光光度计，在 245nm 波长处测定吸光度（A），代入标准曲线回归方程，计算出血清中对乙酰氨基酚浓度，并记录于表 6-4。

4. 技术操作

（1）家兔口服给药方法

1）口服片剂：可由二人协作完成。具体参见第一节中的灌胃给药。用镊子夹住药片，从开口器洞孔送入咽部，用 20ml 水冲服下。

2）口服溶液：可采用灌胃法。具体参见第一节中的灌胃给药。

（2）对乙酰氨基酚溶液的配制：可用其注射液（1ml：0.075g 或 2ml：0.25g）配制。可将注射液稀释成 1ml：0.025g 的浓度，给家兔口服 20ml（0.5g）。

（3）0.12mol/L 氢氧化钡溶液的配制：取分析纯或化学纯氢氧化钡 19g，加新鲜煮沸放冷的蒸馏水溶解成 1000ml，静置过夜，过滤即得。

5. 实验记录与数据处理

（1）计算标准曲线回归方程。

（2）对乙酰氨基酚口服给药后血药浓度数据记录于表 6-4。

表 6-4 对乙酰氨基酚口服给药的血药浓度数据

t（h）	片剂		注射剂	
	A	C（μg/ml）	A	C（μg/ml）
0.25				
0.5				
1.0				
1.5				
2.0				
3.0				
4.0				
5.0				
7.0				

6. 药动学参数与相对生物利用度的求算 对乙酰氨基酚口服给药后，其体内血药浓度-时间曲线呈单室模型曲线特征。本实验以对乙酰氨基酚溶液作为标准参比制剂，测定其片剂（实验制剂）的相对生物利用度。将片剂、溶液口服后测得的血药浓度数据分别按下列过程拟合药动学参数，并求出相对生物利用度。

（1）作 C-t 图与 lg$C$-t 图。

（2）应用"残差法"求算药动学参数 K、K_a、$T_{1/2}$ 及 V 值。根据 lg$C$-t 曲线，划分"吸收相"与"消除相"；由"消除相"血药浓度数据，求回归直线方程，并求出 K 值及 $T_{1/2}$ 值；由上述消除直线方程求出外推浓度并计算残差浓度（C_r），记录于表 6-5；由"吸收相"残差浓度数据，求回归直线方程，并求出 K_a 值。

表 6-5 对乙酰氨基酚口服给药的血药浓度与残差浓度数据（μg/ml）

取样时间（h）	实测浓度	外推浓度	残差浓度
0.25			
0.5			
1.0			
1.5			
2.0			
3.0			
4.0			
5.0			
7.0			

（3）测定相对生物利用度：计算相对生物利用度的吸收程度，根据梯形法公式，分别计算片剂与溶液的 AUC 值；计算片剂（实验制剂）的 F_r 值，$F_r = \dfrac{\text{AUC}_{0-\infty(\text{实验})}}{\text{AUC}_{0-\infty(\text{参比})}} \times 100\%$，其中给药剂量应以 g/kg 体重计；计算相对生物利用度的吸收速度分别计算口服片剂与溶液的 t_{max} 与 C_{max} 值，计算 C_{max} 时 F 可用 F_r 代替；计算表观分布容积，将药动学参数数据记录于表 6-6，

并分析与评价对乙酰氨基酚片剂的相对生物利用度（吸收程度与吸收速度）。

表 6-6　对乙酰氨基酚口服给药的药动学参数与生物利用度

药动学参数	片剂	注射剂	药动学参数	片剂	注射剂
K（h^{-1}）			C_{max}（$\mu g/ml$）		
K_a（h^{-1}）			V（L）		
$T_{1/2}$（h）			CL（L/h）		
t_{max}（h）			$AUC_{0-\infty}$（$\mu g \cdot h/ml$）		

【注意事项】

1. 参比制剂应选择知名药厂的药物，与实验药物宜为同一厂家。

2. 在一只家兔个体上，要取够所有的采样时间点。为了减少个体差异，建议采用自身对照的方式，清洗期为 4 天。

3. 采样时间点要准确。

4. 家兔生理状态要良好，实验前一天晚上 8 点禁食不禁水。

【思考题】　测量生物利用度有几种方法，有何意义？

（薛永志）

第七章　分子生物学实验技术

分子生物学实验技术是生命科学研究中最先进、最前沿的技术，是推动医学发展的重要技术。分子生物学实验技术以蛋白质、核酸等生物大分子为研究对象，包含蛋白质与核酸的提取与分离、PCR 技术、分子杂交与印迹技术及分子克隆技术等常用技术。这些技术将改变医学的研究方式，为人类认识疾病带来新的机会，进一步促进医学诊疗方法的革新和人类健康水平的提高。

第一节　蛋白质的分离、纯化、定量与鉴定

蛋白质是生物体的基本组成成分，也是生命活动主要的体现者和执行者。作为体内含量最丰富的高分子物质，蛋白质担负着生物催化、物质运输、运动、防御、调控、记忆、识别及营养等多种生理功能。研究蛋白质的结构与功能对于了解生命活动的规律、阐明生命现象的本质、寻找疾病的诊断标志、筛选药物靶点等具有重要意义，被广泛应用于生物医学研究。

一、蛋白质分离的原则和方法

蛋白质通常以混合物的形式存在于机体的组织细胞或体液中，而且不同蛋白质的含量和组织细胞定位不同。要研究蛋白质的结构与功能，首先要把蛋白质从复杂的混合物中分离出来，同时又要防止其组成、结构被破坏及生物学活性的丧失，这就需要根据蛋白的性质、实验的需求和实验室的条件综合运用多种技术，制订合理的分离纯化流程，保证得到实验所需的蛋白质样本。蛋白质的分离纯化通常包括前处理（材料的选择和预处理、细胞破碎）、蛋白质的提取、粗分离、细分离、定量和鉴定几个主要的实验步骤。

（一）实验样本的选择

首先要明确目标蛋白质在生物体中的定位和存在状态，然后选择目标蛋白质含量比较丰富的体液、器官、组织或细胞作为目标蛋白质提取的样本来源。对于分泌型蛋白选择相应的体液或组织液即可，而对于非分泌蛋白或结构蛋白则要选择目标蛋白丰度较高的相应组织细胞进行提取。

（二）组织细胞的破碎

从组织细胞中提取蛋白质首先要破碎细胞，但由于蛋白质所在的组织细胞结构存在差别，因此细胞破碎和裂解方法存在很大不同。通常情况下，强力的机械方法能够降低提取物的黏度，但是会由于产热和氧化作用而导致不稳定蛋白质的变性失活；而温和的处理方法又很可能使目标蛋白质无法从细胞中完全释放出来。实际工作中应根据实验的具体要求选择合适的方法。

1. 机械法　是通过机械力的作用使组织细胞破碎的方法，常用的仪器有组织捣碎机、匀浆器、研钵、压榨机等。

（1）高速组织捣碎法：将 4℃预冷的组织碎块或细胞悬液加入捣碎机的玻璃杯中，至杯体积的 1/3 即可盖好玻璃杯盖，缓慢调整旋转速度，一般开机数十秒后，组织细胞即可被高速旋转的叶片刀破碎。为防止高速旋转产热而导致蛋白降解，可以用冷却水降温。该法适用于大

量的组织样本。

（2）研磨法：是实验室经常采用的破碎细胞的方法，这种方法常用于一些坚硬或液氮冷冻的组织细胞，如细菌、植物、动物细胞的裂解。研磨时常加入少量石英砂、玻璃粉或其他研磨剂，以提高研磨效果。

（3）匀浆法：经典玻璃匀浆器通常由一根底端表面磨砂的玻璃栓塞和一个内壁磨砂的玻璃套管组成。使用时，先把组织块切碎，然后把碎块加入套管中，用力转动玻璃栓塞使其上下移动，产生挤压力而使组织细胞破碎。此法细胞破碎程度比高速组织捣碎法高，适用于少量动物脏器组织。根据组织容量不同，玻璃匀浆器的规格不同。此外还有各种规格的电动匀浆器。

2. 物理法

（1）超声裂解法：是利用超声波（15～25kPa）的机械振动引起冲击波和剪切力而导致细胞破碎。如果连续超声，样品温度会升高，因此通常应将样本置于冰上，每次超声时间控制在30s 至 1min，间隔几分钟，待样品温度降低后继续超声。动物的肝、肾、胸腺、淋巴结、腹水细胞、红细胞、体外培养的细胞均可在短时间内破碎，生物大分子如核酸和酶对超声敏感，一般不宜采用。

（2）反复冻融法：将待破碎的细胞置于−20℃冷冻，然后室温融化，反复几次。由于冷冻后细胞内冰晶形成，同时剩余细胞液内盐浓度增高导致溶胀而使细胞结构破坏，常用于动物细胞的破碎。

（3）渗透冲击法：是各种细胞破碎方法中最为温和的一种。将细胞放在高渗透压的介质中，如一定浓度的甘油或蔗糖溶液，达到平衡后，介质被突然稀释，或者将细胞转入缓冲液中，由于渗透压的突然变化，水迅速通过细胞壁和细胞膜进入细胞，引起细胞壁和细胞膜膨胀破裂，从而使细胞内容物释放。

3. 化学法　一些有机溶剂（丙酮、氯仿和甲苯等）、表面活性剂、变性剂等化学药品可以改变细胞壁或细胞膜的通透性，从而使细胞内容物释放出来，其原理及应用见表7-1。对于体外培养的细胞，最有效的裂解方法是用表面活性剂进行处理。常用的表面活性剂是 Triton X-100 或 NP-40 等非离子型去污剂，它们能够溶解胞质和细胞膜，破坏分子间许多微弱的结合力，并能溶解大部分经常研究的蛋白质抗原。RIPA 是裂解细胞常用的裂解缓冲液，该体系含离子型和非离子型去污剂，具有相当大的变性能力，除细胞内不溶蛋白外所有可溶性蛋白分子均可释出，并能破坏大部分非共价相互作用。

表 7-1　化学法裂解细胞的原理及应用

方法	试剂	原理	效果	成本	应用
增溶法	SDS、Triton X-100、NP-40 等	表面活性剂溶解细胞壁	温和	适中	动物或植物细胞
脂溶法	丙酮、氯仿和甲苯等有机溶剂	有机溶剂溶解细胞壁的脂质成分使细胞裂解	适中	便宜	动物或植物细胞
碱处理法	NaOH	碱的皂化作用使细胞壁溶解	剧烈	便宜	细菌质粒 DNA 提取

4. 酶解法　利用外源的溶菌酶、纤维素酶、核酸酶和脂肪酶等，在一定条件下作用于细胞而使细胞壁破碎，释放出内含物。酶解法裂解细胞作用条件温和，对细胞壁成分有高度的特异性，裂解过程中不需要专门的器械，因而得到大规模的应用。

（三）蛋白质的抽提

细胞破碎之后需要抽提蛋白质，抽提的目的是最大限度地使目标蛋白质溶解出来。大多数蛋白质能够溶解于水、稀酸、稀碱、稀盐溶液或有机溶液，因此选用适当的溶液就可以把目标蛋白质抽提出来。抽提主要包括水溶液提取和有机溶液提取。

1. 水溶液提取　蛋白质分子的疏水性氨基酸常常埋藏在分子内部，而极性氨基酸分布在分子表面，与水有很强的亲和性，在分子表面可以形成一层水化层；同时这些蛋白质颗粒在溶液中还带有相同的电荷，在水溶液中不容易聚集，所以稀盐溶液和带有缓冲能力的水溶液对于稳定蛋白质能起到较好的效果，是提取蛋白质最常用的溶剂。在蛋白质提取过程中溶液的 pH和盐浓度会对提取效率有较大的影响。

（1）pH：蛋白质是两性电解质，在等电点（pI）时蛋白质溶解度最小，而在偏离 pI 1 个pH 单位后，溶解度将大大增加，因此提取液 pH 应选择在蛋白质 pI 之上或者之下至少 1 个 pH单位。一般来说，pI 在碱性范围内的蛋白质在酸性 pH 条件下较易溶解；而 pI 在酸性范围内的蛋白质在碱性 pH 条件下较易溶解。用稀酸或稀碱提取时，不能用太极端的 pH 以防蛋白质变性失活。此外，在选用缓冲液时，要考虑所选用的缓冲液能否覆盖所需 pH 的有效缓冲范围，而且不能影响后续实验。如果下一步用阳离子交换柱就不能用含伯胺的缓冲液，而磷酸盐缓冲液会干扰后续阴离子交换柱的使用。

（2）盐浓度：低浓度的中性盐如硫酸铵、氯化钠等会增加蛋白质分子表面的电荷，增强蛋白质分子和水分子之间的相互作用，从而使蛋白质在水溶液中的溶解度增大，这种现象称为盐溶（salting in）。此外，低浓度中性盐溶液还具有保护蛋白质不易变性的优点，因此，通常在蛋白质提取液中加入低浓度的中性盐，盐浓度一般以 0.05～0.2mol/L 为宜。

（3）添加剂：在蛋白质提取液中添加防止蛋白质降解、提高蛋白质稳定性的物质是非常有必要的，这些物质主要包括蛋白酶抑制剂、还原剂、辅因子和甘油等。水溶性的三（2-羧乙基）膦（tris（2-carboxyethyl）phosphine，TCEP）和三（3-羟基丙基）膦（tris（hydroxypropyl）phosphine，THP）是非常稳定的还原剂，具有还原二硫键的性质，并且基本不和蛋白质中常规的其他官能团反应。另外，添加非离子型和两性去污剂均可以增加疏水蛋白质的溶解度。

2. 有机溶液提取　一些和脂质结合比较牢固或者分子中非极性侧链比较多的蛋白质通常不溶于水、稀酸、稀碱，这时可以尝试在低温下用乙醇、丙酮和丁醇等有机溶剂搅拌溶解。

（四）蛋白质粗分离

经过细胞破碎及溶液抽提之后，首先获得了目标蛋白和其他杂质的混合物，然后再将混合物进行粗分离，使目标蛋白与其他杂质分离。蛋白质粗分离的常用技术有离心、沉淀、透析和过滤等。

1. 离心法（centrifugal method）　是利用离心力来分离和制备物质的方法。超速离心机的转速可达 130 000r/min，相对离心力高达 1 010 000g，可以分离蛋白质、核酸、多糖等大分子物质。在操作技术上，最常用的是差速离心和密度梯度离心。

（1）差速离心（differential centrifugation）：是利用从低到高不断增加的离心力使具有不同质量的物质进行分级分离的方法（图 7-1）。此法适用于混合样品中沉降系数差别比较大的各组分的分离。超速离心机还装有制冷和真空系统，真空系统可减少离心转头和空气的摩擦，提高转速的同时减少热量的产生；制冷系统可以防止生物样本在离心过程中失活。

（2）密度梯度离心（density gradient centrifugation）：是使用一种既能在离心管中形成从上到下连续增高的密度梯度，又不会使待分离的物质凝聚或者失活的溶剂系统，使离心后不同密度的颗粒能够在相应密度的溶剂中形成区带（图 7-2）。常用于形成密度梯度的溶剂是甘油、蔗糖溶液或盐类（如氯化铯）。

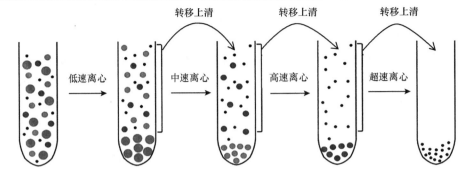

图 7-1　差速离心工作原理示意图

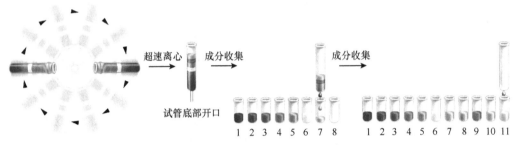

图 7-2　密度梯度离心工作原理示意图

2. 沉淀法（precipitation method）　此法操作便捷，所需设备简单。在蛋白质分离初期，可对蛋白质样本进行快速浓缩，便于纯化。蛋白质的粗分离常用的沉淀方法包括等电点沉淀、盐析沉淀、有机溶剂沉淀和聚乙二醇沉淀等。

（1）等电点沉淀：蛋白质是两性电解质，当溶液的 pH 达到蛋白质的等电点时，蛋白质所带净电荷为零，分子间的静电斥力最小，易于聚集沉淀，此时蛋白质的溶解度也降到最低。不同蛋白质的等电点不同，通过调节溶液 pH 到目标蛋白的等电点，可使目标蛋白沉淀析出。但利用等电点沉淀法通常沉淀不完全，相近等电点的其他蛋白质也会析出，常需要与其他沉淀方法联合使用，以提高沉淀能力。

（2）盐析沉淀：在低浓度的中性盐（如硫酸钠、氯化钠等）溶液中，随着盐浓度升高，蛋白质的溶解度增大的现象称为盐溶（salting in）；而在高浓度的中性盐溶液中，蛋白质发生沉淀的现象称为盐析（salting out）。盐溶是因为低浓度中性盐会增加蛋白质分子表面的电荷，增强蛋白质分子与水分子的作用，从而使蛋白质在水溶液中的溶解度增大；而盐析是由于高浓度的盐离子对水的结合能力优于蛋白质，会与蛋白质分子争夺水化水，减弱蛋白质的水化程度并破坏水化膜，使蛋白质溶解度降低，同时，盐离子所带电荷也会中和蛋白质分子所带电荷，使蛋白质分子相互碰撞而聚集沉淀。蛋白质盐析常用的中性盐有硫酸铵、硫酸镁、氯化钠等。一般来说，高价离子的盐析效果要比低价离子强，但高价离子本身的溶解度欠佳，难以配成高浓度的中性盐溶液。应用最多的硫酸铵$[(NH_4)_2SO_4]$与其他中性盐相比具有显著的优点：一是溶解度高且不易受温度影响（25℃时饱和溶解度为4.1mol/L，即 767g/L；0℃时饱和溶解度为3.9mol/L，即 676g/L），溶解放热少；二是分离效果好，一次操作除杂可达 75%，且不易引起蛋白质变性；三是 pH 作用范围广，且成本低廉。另外，由于计算方便，在实际操作中常用饱和度（saturation）来表示硫酸铵的浓度，即用饱和硫酸铵溶液浓度的百分数来表示它的浓度，而不用质量分子浓度来表示。

由于不同蛋白质的分子质量和等电点不同，盐析时所需要的中性盐浓度也不同，因此可以通过调节盐浓度使不同蛋白质分段析出而加以分离，这就是分段盐析。由于硫酸铵具有诸多优点，因此也被广泛应用于分段盐析中。表 7-2 中列举了硫酸铵溶液从一个饱和度升到另外一个饱和度需要加入硫酸铵的质量。少数蛋白质在硫酸铵浓度低于 24%时就产生沉淀，大多数蛋白质在 55%硫酸铵中开始沉淀，获得最大量蛋白质沉淀是 85%硫酸铵溶液。最有产出效果的方案是逐级增加硫酸铵的浓度，级间插入离心步骤。

表 7-2　硫酸铵溶液从一个饱和度升到另外一个饱和度需要加入硫酸铵的质量

硫酸铵初始浓度（饱和度/%）	硫酸铵终浓度（饱和度/%） 每升溶液加硫酸铵固体的质量/g															
---	10	20	25	30	33	35	40	45	50	55	60	65	70	75	80	90	100
0	56	114	144	176	196	209	243	277	313	351	390	430	472	516	561	662	707
10		57	86	118	137	150	183	216	251	288	326	365	406	449	494	592	694
20			29	59	78	81	123	155	189	225	262	300	340	382	424	520	619
25				30	49	61	93	125	158	193	230	267	307	348	390	485	583
30					19	30	62	94	127	162	198	235	273	314	356	449	546
33						12	43	74	107	142	177	214	252	292	333	426	522
35							31	63	94	129	164	200	238	278	319	411	506
45									32	65	99	134	171	210	250	339	431
50										33	66	101	137	176	214	302	392
55											33	67	103	141	179	264	353
60												34	69	105	143	227	314
65													34	70	107	190	275
70														35	72	153	237
75															36	115	198
80																77	157
90																	79

应用盐析法沉淀的蛋白质，经过透析除盐之后，仍能保持蛋白质的生物活性，所以在蛋白质分离纯化上应用较为广泛。影响盐析的因素主要有温度（个别在低温 4℃）、pH（用硫酸或者氨水调节 pH 到等电点）和蛋白质浓度（为避免共沉现象，维持蛋白质浓度在 25~30g/L），进行盐析时需要考虑。

（3）有机溶剂沉淀：有机溶剂（如甲醇、乙醇、丙酮等）与水的亲和性要大于其与蛋白质分子的亲和性。抽提液中加入有机溶剂，一方面会降低水的介电常数，破坏蛋白质分子表面的水化膜，使蛋白质稳定性降低而聚集沉淀；另一方面可以与水分子缔合，竞争水化水，使蛋白质聚集析出形成沉淀。有机溶剂沉淀的分辨率比盐析沉淀要高，即在很窄的有机溶液浓度下目标蛋白就可以沉淀，并且不用脱盐。有机溶剂可以通过挥发除去，但沉淀的蛋白质分子容易变性失活，必须在低温下操作。影响有机溶剂沉淀的因素比较多（温度、pH、样品浓度等），使用时要注意调整。

（4）有机聚合物沉淀：有机聚合物沉淀自 20 世纪 60 年代开始发展，其中聚乙二醇

（polyethylene glycol，PEG）使用最广泛。PEG 是一种无电荷的直链大分子，具有极强的亲水性，因此可以破坏水化层导致蛋白质分子脱水，同时，PEG 还可通过空间排斥作用使蛋白质分子非特异地发生沉淀。PEG 沉淀法操作条件温和、简便、易放大，所得蛋白质无须脱盐，且蛋白质稳定性好。PEG 的聚合度越高，沉淀蛋白质所需要的浓度越低，但聚合度过高，溶液的黏度太大，操作不方便。目前多采用 PEG6000 来沉淀蛋白质。此外，三氯乙酸沉淀法、加热变性沉淀法、免疫沉淀法等都可以用于蛋白质的粗分离。

3. 透析（dialysis）　是利用蛋白质的分子量比较大，不能透过半透膜，而其他小分子可以自由通过半透膜的性质，使混合物中的蛋白质与其他小分子有效分开的方法，常用于除去蛋白质粗分离产物中的盐、有机溶剂和生物小分子等，也可用于更换蛋白质缓冲液组分。透析的动力来源于透析袋内外溶质浓度差形成的扩散压。扩散压越大，样品中盐类被除去所用的时间越短。透析袋经处理后，一端用橡皮筋扎紧或者用透析袋夹子夹紧，加入待透析溶液体积为透析袋体积的 1/2～2/3，封口时应排尽透析袋内空气。透析膜可用玻璃纸、火棉纸和其他改性的纤维素材料，其截留性能用材质的孔径等级即截留分子质量（MWCO）表示，截留分子质量是以假定的平均球蛋白的大小为基础标定的。

4. 超滤（ultrafiltration）　超滤是利用离心力或者压力（氮气压或者真空泵压）使溶液中的小分子和溶剂通过一定截留分子质量的滤膜，让蛋白质分子截留在滤膜的另一侧，从而达到浓缩和更换缓冲液的目的。超滤膜的截留精度取决于膜上孔径的均一性，但任何膜介质都无法保证绝对的均一性。同时，膜材料对蛋白质具有一定的吸附能力，因此截留蛋白质的纯度是相对的，且含量会有一定的损失。新型纤维素复合膜具有低污染和低结合特性，可以提高截留率，降低吸附率。

5. 结晶（crystallization）　结晶法可同时对蛋白质进行纯化、浓缩和脱盐。结晶是蛋白质在溶液中由于溶剂挥发达到过饱和状态而析出晶体的过程，该过程受蛋白质浓度、沉淀剂浓度、溶液 pH 和温度等条件的影响。结晶类似于沉淀，但结晶所形成的颗粒比较大且高度有序。常用的结晶方法是气相扩散法和膜结晶法。

6. 其他方法　在蛋白质粗分离过程中，除了上述常用的方法以外，还有一些其他的方法，如冷冻干燥法可以对蛋白质溶液进行浓缩或者制备成固态利于保存；三氯乙酸（TCA）沉淀法也是一种将蛋白质从稀溶液中沉淀出来的非常有效的方法，15%左右的 TCA 沉淀效果最佳。此外，聚乙烯亚胺（polyethyleneimine，PEI）沉淀法、加热变性沉淀法、免疫沉淀法等都可以用于蛋白质的粗分离。

（五）蛋白质细分离

目标蛋白质经过粗分离去除了大部分的杂质和非目的蛋白，但蛋白质的纯度和含量仍然较低。要得到纯度高、均一性好的蛋白质样品，还需要根据蛋白质的相对分子量大小、形状和电荷性质等对粗分离样品进行细分，常用的方法包括多种层析技术和电泳技术。

层析技术　层析（chromatography）是利用混合物中不同组分溶解度、分子大小、分子极性等理化性质不同，使其不同程度地分布在两相（流动相与固定相）中，从而使各组分分离的过程。常用于蛋白质分离的层析技术有凝胶过滤、离子交换层析、亲和层析和吸附层析等。

（1）凝胶过滤（gel filtration）：又称分子筛层析、分子排阻层析或凝胶层析，是一种柱层析技术，可将样品中各组分根据分子大小不同进行分离。层析所采用的固定相通常为大分子惰性聚合物，其内部是多孔网状结构，凝胶的交联度和孔径决定了其分级分离蛋白质的分子量范围，最常用的有葡聚糖凝胶、聚丙烯酰胺凝胶和琼脂糖凝胶。当不同分子量大小的蛋白质混合物通过凝胶柱时，比凝胶颗粒孔径大的蛋白质分子不能进入多孔凝胶颗粒内部，只能随着洗脱剂沿着凝胶颗粒之间的间隙流动，因此受到的阻滞作用小、流程短，最先流出凝胶柱；而比凝胶颗粒孔径小的蛋白质或其他小分子，可以不同程度地进入到凝胶颗粒内部，因此受到的阻滞作用大、流程长，后流出凝胶柱（图 7-3）。这样，样本中不同蛋白质组分就会按照分子量先大后小的顺序被依次洗脱下来，进而实现有效分离。凝胶过滤操作简单、分离条件温和、样品回收率高，分离效果好。

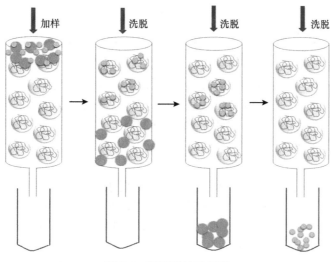

图 7-3　凝胶过滤示意图

葡聚糖凝胶（商品名 Sephadex G）是由 α-1, 6-葡聚糖与交联剂 1-氯-2, 3-环氧丙烷交联而成的网状凝胶颗粒，通过调节交联剂的配比控制凝胶的交联度，进而控制凝胶孔径的大小。不同型号葡聚糖凝胶的性能见表 7-3，凝胶交联度以 G 值表示，G 后面的数字为 1g 干凝胶充分溶胀时所吸收水的克数的 10 倍。交联度越大，凝胶孔径越小，吸水值越低，适合待分离物的分子量范围越窄，反之亦然。

表 7-3　不同型号葡聚糖凝胶的性能

型号	分离范围（Da）	粒径（干态）（μm）	pH 稳定范围	建议流速（cm/h）
G-10	<100	40～120	2～13	2～5
G-15	<1500	40～120	2～13	2～5
G-25 粗	1000～5000	100～300	2～13	2～5
G-25 中	1000～5000	50～150	2～13	2～5
G-25 细	1000～5000	20～80	2～13	2～5
G-25 超细	1000～5000	10～40	2～13	2～5
G-50 粗	$1500～3\times10^4$	100～300	2～10	2～5
G-50 中	$1500～3\times10^4$	50～150	2～10	2～5
G-50 细	$1500～3\times10^4$	20～80	2～10	2～5
G-50 超细	$1500～3\times10^4$	10～40	2～10	2～5
G-75	$3000～8\times10^4$	40～120	2～10	72
G-75 超细	$3000～7\times10^4$	10～40	2～10	16

续表

型号	分离范围（Da）	粒径（干态）（μm）	pH 稳定范围	建议流速（cm/h）
G-100	$4000 \sim 1.5 \times 10^5$	$40 \sim 120$	$2 \sim 10$	47
G-100 超细	$4000 \sim 1 \times 10^5$	$10 \sim 40$	$2 \sim 10$	11
G-150	$5000 \sim 3 \times 10^5$	$40 \sim 120$	$2 \sim 10$	21
G-150 超细	$5000 \sim 1.5 \times 10^5$	$10 \sim 40$	$2 \sim 10$	5.6
G-200	$5000 \sim 6 \times 10^5$	$30 \sim 100$	$2 \sim 10$	11
G-200 超细	$5000 \sim 2.5 \times 10^5$	$30 \sim 100$	$2 \sim 10$	$2 \sim 8$

聚丙烯酰胺凝胶（polyacrylamide gel）的商品名为生物凝胶 P（Bio-Gel P），是由丙烯酰胺单体通过加热聚合成线性分子，再通过交联剂 N, N′-亚甲基双丙烯酰胺聚合而成。通过控制单体和交联剂的比例可得到不同规格的生物凝胶。不同规格的 Bio-Gel 的 P 用排阻极限（不能穿过凝胶孔隙的最小物质的相对分子质量）的 0.1% 表示。如 Bio-Gel P-6 表示排阻极限为 6000。Bio-Gel P 在较强碱性或高温条件下会分解，因此不适合在碱性较强（pH≥10）或高温条件下分离蛋白质。

琼脂糖凝胶（agarose gel）是由 D-半乳糖和 3,6-脱水半乳糖交联而成，在 100℃ 为液态，待温度由 100℃ 降为 45℃ 以下时，由于链间氢键形成，单链变为双链，便凝聚成束状的琼脂糖凝胶。琼脂糖作为天然凝胶，其本身的孔径比较大，排阻极限相对 Sephadex G 和 Bio-Gel P 更高，更适合分离较大的蛋白质分子。

（2）离子交换层析（ion exchange chromatography）：是根据蛋白质分子所带电荷的不同而进行分离的一种方法，目前已广泛用于生物大分子的分离纯化。其中固定相为离子交换剂，流动相为具有一定 pH 的盐溶液。离子交换剂以惰性材料为支持物，通过共价结合的方式连接可解离的基团。根据支持物的化学本质，分为离子交换树脂、离子交换纤维素和离子交换葡聚糖凝胶；根据解离基团的电荷性质分阳离子交换剂和阴离子交换剂两类，阳离子交换剂带负电可以交换阳离子，阴离子交换剂带正电可以交换阴离子；根据解离基团解离后酸碱性的强弱，分为强酸性、弱酸性、弱碱性和强碱性离子交换剂。不同材料、不同带电性的离子交换剂见表 7-4。

表 7-4　不同阴、阳离子交换剂的种类及解离基团

离子交换剂种类	类别	解离基团
阳离子交换剂		
CM-琼脂糖凝胶	弱酸型	羧甲基
P-纤维素	强酸型	磷酸基
SE-纤维素	强酸型	磺乙基
SP-Sephadex	强酸型	磺丙基
阴离子交换剂		
AE-纤维素	弱碱型	氨基乙基
PAB-纤维素	弱碱型	对氨基苯甲基
DEAE-纤维素	弱碱型	二乙基氨基乙基
DEAE-Sephadex	弱碱型	二乙基氨基乙基
TEAE-纤维素	强碱型	三乙基氨基乙基
QAE-Sephadex	强碱型	二乙基（2-羟丙基）-氨基乙基

　　蛋白质在一定 pH 条件下所带电荷的数量和性质不同，它们与带电的凝胶颗粒（即离子交换剂）上电荷的相互作用也不同。以阴离子交换剂为例，在碱性环境下，带负电的蛋白质会与交换柱上吸附的 OH⁻发生交换而被吸附在交换柱上，洗脱时未被吸附的带正电荷的蛋白质首先被洗脱下来，带负电荷的蛋白质因为结合相对牢固，后被洗脱下来，从而达到分离蛋白质的目的（图 7-4）。

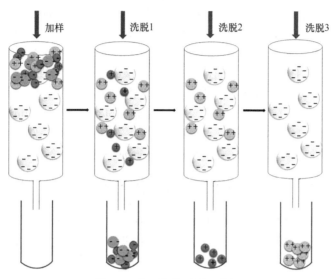

图 7-4　离子交换层析示意图

　　（3）亲和层析（affinity chromatography）：是利用蛋白质与配基能专一性地识别并结合，来实现对蛋白质的分离纯化。根据分离对象的性质选择合适的配基共价偶联在支持物上，当含有目标蛋白质的混合物流过支持物时，只有目标蛋白质能特异性地与配基识别并结合，而其他蛋白质分子不能和配基结合。当用含有自由配基的溶液洗脱时，即可把目标蛋白质洗脱下来，从而实现蛋白质的分离纯化（图 7-5）。亲和层析住往经过一步纯化可以得到纯度较高的样品，但对于不同的蛋白质往往需要选择不同的配基。目前应用较多的是采用分子生物学方法，把蛋白质分子构建到带有融合标签的表达载体上，目标蛋白质经过表达之后往往带有融合标签，如多聚组氨酸标签

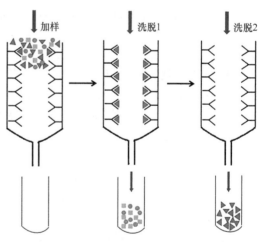

图 7-5　亲和层析示意图

（His-tag）和谷胱甘肽 S 转移酶标签（Gst-tag）等，可以通过使用商品化的镍柱和 GST 标签纯化柱等较方便地得到纯化的目标蛋白质。

　　（4）吸附层析（absorption chromatography）：是根据固定相中的吸附剂对待分离物质吸附能力不同而实现对混合物中不同物质的分离。最常用的吸附层析包括羟基磷灰石吸附层析和疏水层析。

　　1）羟基磷灰石吸附层析：羟基磷灰石的化学成分为结晶磷酸钙，分子内含有 Ca^{2+}和 PO_4^{3-}，

酸性和中性蛋白质可以与 Ca^{2+} 结合，而碱性蛋白质可以与 PO_4^{3-} 结合，通过提高磷酸盐缓冲溶液的浓度可以把吸附作用不同的蛋白质洗脱下来。由于蛋白质与羟基磷灰石主要是通过离子键和氢键结合，所以上样之前蛋白质样品的离子强度不能过高，低盐有利于吸附，在洗脱时可以通过提高离子强度或溶液的 pH 来实现。另外，羟基磷灰石对核酸的吸附能力很强，经常用于除去蛋白质中的核酸成分。

2）疏水层析：是利用吸附剂中的疏水残基与蛋白质分子表面的疏水基团的吸附作用不同而实现分离纯化。蛋白质分子表面所含疏水基团越多，蛋白质与吸附介质结合得越紧密。常用的疏水性吸附剂有苯基琼脂糖和辛基琼脂糖等。高离子强度的溶液可以增强蛋白质分子表面疏水区与疏水性介质的吸附作用，所以通常采用较高的离子强度使蛋白质样品吸附在层析柱上，然后通过降低盐浓度再将蛋白质样品洗脱下来。疏水作用弱的蛋白质在高离子强度下先被洗脱下来，疏水作用强的蛋白质后被洗脱下来。一般常用 1mol/L 硫酸铵或 2mol/L 氯化钠或氯化钾溶液，他们可使溶解性好的蛋白质与疏水介质相结合，但某些洗脱条件可引发蛋白质变性，且具有一定的不可预测性，因此该方法在使用前应进行充分的预实验。

二、蛋白质的含量测定与纯度鉴定

无论是在蛋白质分离纯化中，还是在后续的结构与功能研究中，都需要对蛋白质进行定性鉴定和定量测定，这是蛋白质研究中最基本、最常用的研究方法。蛋白质含量测定与纯度鉴定的方法较多，研究中可以根据具体的实验要求和实验条件选择合适的方法。

（一）蛋白质含量测定

蛋白质含量是在蛋白质分离纯化过程中需要检测的一项重要指标，在计算样品得率或测定目标蛋白质比活时都要涉及。根据蛋白质定量的原理可以将蛋白质定量的方法分为凯氏定氮法和分光光度法两大类，而分光光度法又根据所使用的波长范围分为紫外分光光度法和可见光分光光度法，下面就针对传统的凯氏定氮法及实验室常用的分光光度法逐一介绍。

1. 凯氏定氮法（Kjeldahl method） 是一种比较经典的测定蛋白质含量的方法，该方法根据蛋白质中氮元素含量相对恒定（平均 16%）的原理，通过测定蛋白质样本中氮元素的含量推算蛋白质的含量。在测定时，首先用浓硫酸消化蛋白质样品，将有机氮转变成无机铵盐；然后在碱性条件下将铵盐转化为氨，氨随着水蒸汽蒸馏出来后被过量的硼酸液吸收，转变为可被滴定的硼酸盐 $(NH_4)_2B_4O_7$；最后，以标准盐酸滴定，计算出样品中的含氮量，再推算出蛋白质的含量。

2. 分光光度法（spectrophotometry） 是通过测定被测物质在特定波长处或一定波长范围内光的吸光度或发光强度，进而对该物质进行定量分析的方法。用紫外光源测定无色物质的方法，称为紫外分光光度法；用可见光光源测定有色物质的方法，称为可见分光光度法。分光光度法的检测原理都以朗伯-比尔（Lambert-Beer）定律为基础。分光光度法的应用光区包括紫外光区、可见光区和红外光区，但以紫外光区、可见光区最为常用，其相应的仪器设备主要为紫外分光光度计、可见分光光度计、红外分光光度计或原子吸收分光光度计。

（1）紫外分光光度法（ultraviolet spectrophotometry）：蛋白质分子中的酪氨酸、色氨酸和苯丙氨酸中含有共轭双键，在 280nm 波长处具有最大吸收峰，且吸光度与蛋白质的含量成正比。各种蛋白质分子中这几种氨基酸的含量差异通常情况下并不明显，所以常通过测定 280nm 处的紫外吸收值来测定蛋白质的浓度。但蛋白质溶液中通常也含有一定量的核酸。核酸在 280nm 处有吸收值，但 260nm 为核酸最大吸收波长。为了排除核酸类物质的干扰，分别测定样品在 280nm 和 260nm 波长下的吸光度，然后利用矫正公式：蛋白质浓度=$F \times A_{280} \times D$，计算出蛋白质浓度，其中 F 为校正系数（表 7-5），D 为测定液的稀释倍数。蛋白质浓度也可以利用经验公式：蛋白质浓度（mg/ml）=$1.45A_{280}-0.74A_{260}$ 来计算。目前市售的超微量紫外分光光度计测定蛋白质浓度的操作非常方便，样品用量少（1～2μl），测定时只需输入蛋白质的摩尔消光系数，仪器就会根据朗伯-比尔定律直接计算出蛋白质的浓度。

表 7-5　蛋白质紫外吸收法用校正系数表

A_{280}/A_{260}	核酸含量（%）	校正系数（F）	A_{280}/A_{260}	核酸含量（%）	校正系数（F）
1.750	0.00	1.116	0.846	5.50	0.656
1.630	0.25	1.081	0.822	6.00	0.632
1.520	0.50	1.054	0.804	6.50	0.607
1.400	0.75	1.023	0.784	7.00	0.585
1.360	1.00	0.994	0.767	7.50	0.565
1.300	1.25	0.970	0.753	8.00	0.545
1.250	1.50	0.944	0.730	9.00	0.508
1.160	1.75	0.899	0.705	10.00	0.478
1.090	2.50	0.852	0.671	12.00	0.422
1.030	3.00	0.814	0.644	14.00	0.377
0.979	3.50	0.776	0.615	17.00	0.372
0.939	4.00	0.734	0.595	20.00	0.278
0.874	5.00	0.663			

（2）可见分光光度法（visible spectrophotometry）：又称比色法，是被广泛采用的测定蛋白质含量的方法，该方法首先让蛋白质与特定试剂反应生成有色物质，由于有色物质对特定波长的可见光具有吸收性，且光吸收值与蛋白质含量成正比，因此可以利用标准曲线法测得蛋白质溶液的浓度。根据与蛋白质反应试剂的不同，可分为考马斯亮蓝法、双缩脲法、Folin 酚法和 BCA 法等。

1）考马斯亮蓝法（Coomassie brilliant blue method）：是许多实验室普遍采用的蛋白质定量方法。考马斯亮蓝 G250 在酸性溶液中的最大吸收峰为 465mm，当它与蛋白质中的碱性氨基酸（特别是精氨酸）和芳香族氨基酸结合后，最大吸收峰位置从 465nm 变为 595nm，一定范围内该波长处的光吸收值与蛋白质的含量呈线性关系，通过标准曲线法可以测定蛋白质的浓度。

2）双缩脲法（biuret method）：双缩脲反应是指双缩脲（NH₂-CO-NH-CO-NH₂）在碱性溶液中与铜离子反应产生紫红色的络合物，其在 540nm 处具有最大的吸收峰。由于蛋白质中含有多个肽键，与双缩脲类似也能与铜离子发生双缩脲反应，且产物颜色的深浅与蛋白质含量在一定范围内符合朗伯-比尔定律，但与蛋白质的氨基酸组成及分子量无关，因此测定溶液 540nm处的吸光度后，通过标准曲线法可得出蛋白质的含量。

3）Lowry 法（Lowry method）：其显色原理与双缩脲法相同，但福林试剂的加入，使双缩脲反应中生成的蛋白质-Cu^{2+}络合物中的酪氨酸和色氨酸残基与酚试剂中的磷钼酸和磷钨酸进一步反应生成蓝色化合物，以增加显色量，提高蛋白质检测的灵敏度。一定条件下，反应液颜色的深浅与蛋白质含量呈线性关系，通过测定 750nm 处的最大吸收峰进行蛋白质定量。Lowry法是最灵敏的蛋白质定量方法之一，也是过去应用最广的方法，但由于检测耗时较长，需要精确控制操作时间，专一性较差，干扰物质较多等，逐渐被考马斯亮蓝法所取代。

4）BCA 法：又称二喹啉甲酸法，此法是 Lowry 法的改良方法。蛋白质在碱性条件下与 Cu^{2+} 络合，此时部分具有还原性的残基将 Cu^{2+} 还原成 Cu^{+}，二喹啉甲酸与 Cu^{+} 反应，生成深紫色化合物，在 562nm 处具有最大吸收峰。

综上，我们可以根据实验需求、样本量、检测精度、实验室条件等选择不同的蛋白质定量方法，不同方法的比较见表 7-6。

表 7-6　不同蛋白质检测方法的比较

方法	测定范围（mg/ml）	不同种类蛋白质的差异性	优点/缺点
凯氏定氮法	0.1～200	小	标准方法、准确/操作复杂、费时且灵敏度低
紫外吸收法	0.1～1	大	灵敏、快速、不消耗样品/受存在核酸的影响
考马斯亮蓝法	0.05～0.5	大	灵敏度高、稳定/误差较大、颜色会转移
Lowry 法	0.02～0.5	大	灵敏度高/费时、干扰物多
BCA 法	0.05～0.5	大	灵敏度高、稳定、干扰少/耗时较长
双缩脲法	1～10	小	重复性、线性关系好/灵敏度低、测定范围窄、样品需要量大

（二）蛋白质纯度鉴定

经分离纯化得到某种蛋白质样品后，常常需要测定它的纯度，了解蛋白质样品是否均一，以及所得到目标蛋白质的纯度是否能满足后续研究的需要。鉴定蛋白质纯度包含多种指标，最直观和简单的鉴定方式是对其组成成分进行鉴定，即明确蛋白质样品中是否只含有一种蛋白质；进一步可以分析其结构纯度，观察蛋白质的结构和构象是否均一；更进一步是对活性纯度进行鉴定，即功能方面的鉴定。

1. 蛋白质组成的纯度鉴定　大多数实验室对组成纯度的鉴定是通过液相色谱检测其是否只有一个吸收峰，或者通过电泳观察其是否只有单一区带等。通常一种鉴定方法并不能提供准确的信息，往往需要结合多种方法进行综合分析。下面对蛋白质样品纯度的鉴定方法进行逐一介绍。

（1）液相色谱法（liquid chromatography，LC）：是检测与目标蛋白质分子量不同的杂质的最简单方法之一。如果目标蛋白质中含有杂质，杂质在色谱图中可能表现为除蛋白质吸收峰以外的其他峰，或者使目标蛋白质的洗脱谱变宽。在实验操作过程中，液相色谱检测法对蛋白质样品没有破坏性，但所需要的样品量比电泳法大，而且检测的灵敏度也低于电泳法。

（2）聚丙烯酰胺凝胶电泳（polyacrylamide gel electrophoresis，PAGE）：聚丙烯酰胺凝胶是由单体丙烯酰胺和交联剂 N, N′-亚甲基双丙烯酰胺在催化剂的作用下，交联聚合而形成具有三维网状结构的凝胶。根据其有无浓缩效应，PAGE 分为连续系统和不连续系统两大类。在不连续凝胶电泳系统，由于凝胶孔径大小、缓冲液组成、pH 的不连续，以及电场中形成的不连续电位梯度，使电泳不仅具有分子筛效应和电荷效应，还具有浓缩效应。因此不连续凝胶电泳的分辨率要优于连续凝胶电泳。利用 PAGE 可以检测样本中的蛋白质种类和含量，并确定蛋白质样本的纯度。

此外根据是否加入蛋白质变性剂十二烷基硫酸钠（sodium dodecyl sulfate，SDS），PAGE 又分为变性和非变性 PAGE。变性 PAGE 中加入的 SDS 是一种阴离子型去污剂，能够与蛋白质结合而掩盖不同蛋白质分子本身所固有的电荷差异，使不同蛋白质带上相同电荷，使不同蛋白质的电泳迁移率只与蛋白质的分子量大小有关，并且在一定的分子量范围内，蛋白质的迁移率与分子量的对数呈线性关系。但由于变性剂会导致蛋白质四级结构的破坏,因此,SDS-PAGE 测定的仅是单条肽链或者亚基的相对分子质量。

（3）等电聚焦电泳（isoelectric focusing electrophoresis，IFE）：每种蛋白质都有等电点（isoelectric point，pI），当 pH=pI 时,蛋白质处于电中性,不显电性;当 pH 偏离 pI 时,蛋白质可以不同程度地解离而带电荷。由于不同蛋白质分子所带电荷不同,因此其在电场中的泳动速度和方向不同。等电聚焦是在电泳支持介质中加入两性电解质,通电后在介质中形成从阳极向阴极 pH 逐渐增加的梯度。蛋白质分子在迁移过程中会停留并聚集在与其 pI 相同的很窄的 pH 区域,进而将等电点不同的蛋白质分子彼此分开。IFE 的分辨率和灵敏度非常高（0.01 pH 单位）、重复性好、无扩散作用,但要求在无盐的溶液中操作,以避免蛋白质在盐溶液中可能发生的沉淀。另外,IFE 也不适用于在等电点不溶或者容易发生变性的蛋白质。

（4）双向电泳（two-dimensional electrophoresis）：是 IFE 和 SDS-PAGE 的组合,即先进行等电聚焦电泳,按照 pH 分离蛋白质,然后进行 SDS-PAGE,按照分子量大小再次分离蛋白质,凝胶经染色得到的电泳图就是二维分布的蛋白质图。随着技术的改进和更迭,差异凝胶电泳（即应用两种不同的荧光染料标记样本）的出现使双向电泳检测下限低至纳克级,并且可检测分离约 1×10^5 种蛋白质组分。

（5）蛋白质印迹法（Western blotting，WB）：是根据抗原和抗体的特异性结合来检测样品中某种蛋白质的方法。应用蛋白质印迹法对目标蛋白质样品进行鉴定分为三个阶段。首先通过 SDS 聚丙烯酰胺凝胶电泳（SDS-PAGE）分离蛋白质样本;然后将凝胶上的蛋白质区带通过低压高电流的直流电场,以电驱动的方式转移到硝酸纤维素膜（NC 膜）、尼龙膜或聚偏氟乙烯滤膜（PVDF 膜）等固相膜上,其中硝酸纤维素膜因成本低廉、蛋白质吸附量大和使用方便等特点,被广泛使用;最后将转印膜依次与特异性抗体和利用放射性同位素、荧光、化学发光或酶标记的第二抗体相互作用,并用相应方法和设备进行显色和检测,进而对目的蛋白质进行鉴定。

（6）沉降速率测定法：是在恒定的离心力场下测定样品颗粒的沉降速率,能够简单快速地对蛋白质纯度进行判定,适合于沉降速率差距较大的蛋白质的纯度鉴定。

2. 蛋白质结构纯度的鉴定　对蛋白质结构和构象分析可以利用荧光光谱法、圆二光谱法以及 X 射线晶体学与磁共振光谱学等。

（1）荧光光谱法（fluorescence spectrometry）：组成蛋白质的酪氨酸和色氨酸都具有产生荧光的能力,因此蛋白质常常能产生内源性荧光。但不同蛋白质由于酪氨酸和色氨酸组成的不同而具有不同的荧光光谱,因此可以根据蛋白质的荧光光谱对蛋白质进行鉴定,而且荧光光谱能反映蛋白质的构象特征。

（2）圆二色谱（circular dichroism spectrum，CD）法：是一种利用平面偏振光研究蛋白质等生物大分子二级和三级结构的快速、简单、准确的方法。目前被广泛应用在两个方向,其一是基于远紫外区（170～240nm）的电子跃迁辨别蛋白质的二级结构,其二是基于近紫外区（260～300nm）检测芳香族氨基酸残基的三级结构。由于 β 折叠相对于 α 螺旋不规则性更大,且对圆二色图谱的贡献更小,因此,圆二色谱法对 α 螺旋的检测结果要优于 β 折叠。

（3）X 射线晶体学与核磁共振光谱学：这两种方法是目前唯一两种可以在原子层面对蛋白质等生物大分子的三维结构进行分析的技术。X 射线图谱能提供最高分辨率的图像,核磁共振图谱能提供生物大分子很多动态变化方面的信息,因此这两种方法在蛋白质三维结构鉴定上具有良好的互补作用。

3. 蛋白质活性纯度的鉴定　不同蛋白质具有不同的生物学功能,因此其测定方法不同。

通常判断蛋白质活性纯度的方法是直接测定蛋白质的比活性,根据比活性的高低来判断样品的纯度。另外,通过基因工程的手段,一方面可以将目标蛋白质的基因在生物体内过表达,另一方面也可在生物体内将该基因沉默,通过观察比较它们与野生型生物体的表型差别来推测蛋白质的功能。

(苏　燕)

实验一　盐析法粗分离血浆清蛋白

【实验目的】　通过学习盐析的基本原理,掌握利用盐析法分离血浆清蛋白的具体方法。

【实验原理】　血浆蛋白质是血浆中最主要的固体成分,血浆蛋白质种类繁多,功能各异。用不同的分离方法可将血浆蛋白质分为不同的种类。由于血浆中各种蛋白质所带电荷、分子量不同,在高浓度盐溶液中的溶解度不同,可利用它们在中性盐溶液中溶解度的差异而进行沉淀分离,因此可以用盐析法从血浆中分离纯化得到清蛋白。

盐析是指将中性盐溶液加入到蛋白质溶液中,盐溶液中的带电粒子使蛋白质周围的水化膜减弱,胶粒溶解度降低,形成沉淀析出的过程,是胶体聚沉现象的一种。盐析不会使蛋白质变性,可以复原。利用这个性质,可以采用多次盐析的方法来分离、提纯蛋白质。盐析法是粗分离蛋白质的常用方法之一。

蛋白质溶液是稳定的亲水胶体溶液,维持其稳定性的因素包括两个方面:蛋白质分子表面的电荷和水化膜。当蛋白质溶液中加入一定浓度的中性盐溶液后,由于中性盐与水分子的亲和力大于蛋白质,致使蛋白质分子周围的水化膜减弱甚至消失。同时,加入中性盐后,由于离子强度发生改变,可中和蛋白质表面的电荷,双重作用可导致蛋白质溶解度降低,蛋白质分子之间聚集而沉淀,从而出现盐析现象。

由于各种蛋白质在不同盐浓度中的溶解度不同,不同饱和度的盐溶液沉淀的蛋白质不同,从而使之从其他蛋白质中分离出来。盐析时常用的中性盐有硫酸铵、硫酸钠、硫酸镁、氯化钠等。其中硫酸铵温度系数小,溶解度大,蛋白谱广,盐析效果好,不易引起变性,因此应用最多的是硫酸铵。

本实验要从血浆中分离清蛋白,由于清蛋白的亲水性比球蛋白大,且清蛋白的分子比球蛋白小,所以清蛋白需要高浓度的盐溶液才能够发生盐析,低浓度的时候球蛋白发生盐析。所以在半饱和硫酸铵溶液中,血浆中的球蛋白析出,继续增加盐浓度,在饱和硫酸铵溶液中清蛋白也析出。因此,通过调节盐浓度可使球蛋白与清蛋白分离。我们控制血浆处于半饱和硫酸铵溶液中,球蛋白沉淀析出,清蛋白留在上清液中,上清液中除了有清蛋白之外,还有硫酸铵,所以我们下一个实验还需要进一步将硫酸铵去除掉,纯化清蛋白。

【实验用品】

1. 材料　人新鲜血浆。

2. 器材　1.5ml 塑料离心管、一次性塑料胶头吸管、微量移液器、台式高速离心机等。

3. 试剂　饱和硫酸铵溶液(称固体硫酸铵 85g 溶于 100ml 蒸馏水中,在 70~80℃水浴中搅拌溶解,用浓氨水调 pH 为 7.2,室温放置过夜,瓶底析出白色结晶,上层液即为饱和硫酸铵溶液)。

【实验方法】

1. 在一支 1.5ml 塑料离心管中加入 0.5ml 血浆,再加入 0.5ml 饱和硫酸铵溶液,边摇边逐滴加入,摇匀后 4℃静置 10min,使之充分盐析,然后以 6000g 离心 5min。离心后的上清液中含有清蛋白，沉淀为球蛋白。

2. 将上清液转移至另一支干净的 1.5ml 塑料离心管中，待用。

【注意事项】

1. 滴加硫酸铵时，要边摇边逐滴加入。

2. 转移上清液时注意不要带入下面的沉淀。

【思考题】

1. 实验过程中如何使饱和硫酸铵变成半饱和硫酸铵？

2. 如果要沉淀球蛋白，应选择多大浓度的硫酸铵？

3. 如何去除粗分离出来的清蛋白中的硫酸铵？

4. 如何粗提血浆当中的 γ 球蛋白？请写出实验材料及实验方法。

实验二　凝胶层析法纯化粗分离的血浆清蛋白

【实验目的】　通过学习凝胶层析法的基本原理，掌握凝胶层析法分离血浆清蛋白的具体实验方法。

【实验原理】　凝胶层析是按照蛋白质分子量大小进行分离的技术，又称为凝胶排阻层析、分子筛层析、凝胶过滤等，凝胶层析以多孔性凝胶填料为固定相，单个凝胶珠本身像个"筛子"。不同类型凝胶的筛孔的大小不同。如果将这样的凝胶装入一个足够长的柱子中，即成为一个凝胶柱。当含有大小不同的蛋白质样品加到凝胶柱上时，比凝胶珠平均孔径小的蛋白质就要连续不断地穿入珠子的内部，这样的小分子不但其运动路程长，而且受到来自凝胶珠内部的阻力也很大，所以越小的蛋白质，把它们从柱子上洗脱下来所花费的时间越长，凝胶中只有很少的孔径可接受大的蛋白。因此，大的蛋白质直接通过凝胶珠之间的缝隙首先被洗脱下来。所以混合物在通过凝胶时，由于分子大小不同，通过凝胶层析柱的速度不同，从而达到分离的目的。

凝胶层析所用的凝胶孔径大小的选择主要取决于要纯化的蛋白质分子量，凝胶属于惰性载体，不带电荷，吸附力弱，操作条件比较温和，可在相当广的温度范围下进行，不需要有机溶剂，并且对分离成分理化性质的保持有独到之处，对于高分子物质有很好的分离效果。

本实验以 Sephadex G-50 为凝胶层析介质，去离子水为洗脱溶剂，纯化上一个实验中通过盐析法分离得到的血浆清蛋白样品。此样品中含有清蛋白和硫酸铵，通过凝胶层析，分子量较大的清蛋白首先被洗脱下来，小分子的硫酸铵后被洗脱下来，进而得到纯化的清蛋白。

【实验用品】

1. **材料**　粗分离的血浆清蛋白。

2. **器材**　1.5ml 塑料离心管、层析柱（直径 0.8～1.5cm，长度 20cm）、一次性塑料胶头吸管、玻璃棒、烧杯、锥形瓶、HL-2 恒流泵、核酸蛋白检测仪、铁架台、微量移液器、台式高速离心机等。

3. **试剂**　Sephadex G-50、Sephadex G-25、去离子水等。

【实验方法】

1. **凝胶的准备**　葡聚糖凝胶是白色粉末状颗粒，使用前需要充分溶胀。称取 Sephadex G-50 2g，加入去离子水 60ml，室温溶胀 3h 以上。

2. **装柱**　将层析柱垂直固定在铁架台上，注入适量去离子水，打开层析柱底端出口，去离子水从层析柱底端出口流出，同时排出层析柱底端及连接管道中的气泡，待层析柱内留有约 1.0cm 高去离子水时，关闭层析柱底端出口。将已经溶胀好的凝胶悬液慢慢注入层析柱中，凝胶缓缓沉积，直到凝胶沉积 14～15cm 即可。凝胶悬液尽量一次性加完，避免出现分层或不均匀的凝胶带。如果凝胶表层出现凹凸不平或凝胶内部有分层现象，可用玻璃棒轻轻搅动，使凝胶重新自然沉降，至其表面平整无分层。

柱床稳定 2～3min，去除恒流泵与层析柱连接管道内的气泡，将恒流泵连接到层析柱上端，注意水流方向，并保证烧瓶中始终有足够的去离子水流入层析柱，恒流泵的流速调至 150～200r/min。然后将层析柱下端软管连接至核酸蛋白检测仪进口的软管上，注意在层析柱下端至核酸蛋白检测仪的管道内不能有气泡，让去离子水以恒定流速进行动态平衡，使层析柱床体稳定。调节核酸蛋白检测仪的光吸收 A_{280} 至 0，关闭层析柱底端出口。

3. 加样与洗脱 打开层析柱底端的出口，使去离子水缓缓流出，待层析柱床面上仅留下薄薄的一层水膜时，关闭层析柱底端出口。用一次性塑料胶头吸管将盐析后含清蛋白的混合样品溶液轻轻地转圈滴加到凝胶床的表面。注意加样时不要将凝胶床面冲起。样品完全加入后，打开层析柱底端出口，待样品完全进入凝胶床内，加去离子水进行扩展洗脱，准备收集清蛋白。

4. 清蛋白的收集 当核酸蛋白检测仪 A_{280} 数值达到 90～100 时，开始用 1.5ml 塑料离心管收集 1ml 流出液。

5. 浓缩清蛋白 向含有清蛋白的 1.5ml 塑料离心管中，加入 0.2g Sephadex G-25 干胶，摇晃 2～3min，使 Sephadex G-25 干胶充分吸水，3000g 离心 10min。上清液即为浓缩的清蛋白。将上清液转移至另一干净的 1.5ml 塑料离心管中，置于 -20℃ 保存，后续用于鉴定。

6. 回收 Sephadex G-50 当蛋白质全部流出后，用去离子水继续洗脱层析柱，洗脱大约 30ml 去离子水时，回收 Sephadex G-50。

【注意事项】

1. 凝胶必须溶胀充分，否则影响层析的均一性。

2. 凝胶装柱过程中注意不要出现气泡和分层，要使液面始终高于床面，以免气体进入柱床而导致凝胶出现干裂现象。

3. 加样时要严格进行转圈滴加，使得液面保持一个水平状态，保证液体留下时经过相同的距离。

4. 加样时尽量避免样品被稀释，避免样品扩散。

【思考题】

1. 凝胶层析的基本原理是什么？

2. 为什么凝胶层析时，要保持胶面平整，并且不能出现分层干裂现象？

3. 为什么清蛋白先洗脱下来？

4. 为什么硫酸铵后洗脱下来？

5. Sephadex G-50 和 Sephadex G-25 有什么不同？

（魏春华）

实验三　BCA法测定分离纯化的血浆清蛋白的浓度

【实验目的】 通过学习二喹啉甲酸法（BCA 法）的实验原理，掌握测定蛋白质含量的测定方法和注意事项。

【实验原理】

在碱性条件下，蛋白质分子中的肽键能将 BCA 试剂中的 Cu^{2+} 还原成 Cu^+，可以和 Cu^+ 结合生成深紫色络合物,这种稳定的化合物在 562nm 处具有强吸收值,并且络合物颜色的深浅与蛋白质的浓度成正比。BCA 法是 Lowry 法的一种改良方法。与 Lowry 法相比,BCA 法的操作更简单,试剂更加稳定,受干扰物质的影响小,灵敏度更高(最小检测浓度可达到 0.5μg/ml)。

【实验用品】

1. 材料　分离纯化的血浆清蛋白。

2. 器材　吸量管、微量移液器、试管、紫外-可见分光光度计、恒温水浴箱等。

3. 试剂

(1)BCA 试剂的配制

试剂 A:称取 10g BCA,20g $Na_2CO_3 \cdot H_2O$,1.6g $Na_2C_4H_4O_6 \cdot 2H_2O$,4g NaOH,9.5g $NaHCO_3$,加蒸馏水至 1L,用 NaOH 或固体 $NaHCO_3$ 调节 pH 至 11.25。

试剂 B:取 2g $CuSO_4 \cdot 5H_2O$,加蒸馏水至 50ml。

BCA 试剂:取 50 份试剂 A 与 1 份试剂 B 充分混匀。此试剂可稳定 1 周。

(2)标准蛋白质溶液:称取 40mg 牛血清白蛋白,溶于蒸馏水中并定容至 100ml,配制成 400μg/ml 的标准溶液。

(3)其他试剂:蒸馏水等。

【实验方法】

1. 取 8 支试管,编号,按表 7-7 加入试剂。

表 7-7　标准曲线的绘制及待测液浓度测定

试剂	试管号							
	1	2	3	4	5	6	7	8
标准蛋白质溶液(μl)	0	50	100	150	200	250	—	—
蒸馏水(μl)	250	200	150	100	50	0	230	230
BCA 试剂(ml)	5	5	5	5	5	5	5	5
样品液(μl)	0	0	0	0	0	0	20	20

2. 混匀,于 37℃保温 30min,冷却至室温后,在 562nm 波长下,以 1 号管为空白对照管,测定各管吸光度(A),以标准蛋白质溶液浓度为横坐标,以 A 值为纵坐标,绘制标准曲线。根据样品的吸光度从标准曲线上查出样品的蛋白质含量。

【思考题】

1. 请比较蛋白质定量测定的五种方法的优缺点。

2. 为什么测定未知样品时要用两个相同的测定管?

3. 不用标准曲线如何测定未知溶液中的蛋白质含量?

4. 含有什么氨基酸的蛋白质能与福林试剂呈蓝色反应?

实验四　醋酸纤维素膜电泳鉴定分离纯化的血浆清蛋白

【实验目的】　通过学习血浆蛋白质醋酸纤维素膜电泳的基本原理,掌握醋酸纤维素膜电泳的操作方法。

【实验原理】　电泳是指在电场中带电颗粒向着与它电荷相反的电极移动的现象。在一定 pH 条件下,不同的蛋白质由于具有不同的等电点而带不同性质的电荷,因而在一定的电场中它们的移动方向和移动速度也不同,即它们的电泳迁移率不同。血浆中的各种蛋白质的等电点大多低于 pH 7.0，在 pH 8.6 的电泳缓冲液中，均解离成阴离子，在电场中向阳极移动。由于不同蛋白质所带电荷多少及分子量大小各不相同，所以在电场中的泳动速度各不相同，分子小而带电荷多者，泳动较快；反之，则较慢。电泳结束后停留在支撑物的不同位置。根据表 7-8，利用本法可将血浆蛋白从阴极到阳极分为 γ 球蛋白（γ-globulin）、纤维蛋白原（fibrinogen）、β 球蛋白（β-globulin）、α₂ 球蛋白（α₂-globulin）、α₁ 球蛋白（α₁-globulin）和清蛋白（albumin）（图 7-6）。将血浆样品与分离纯化的血浆清蛋白采用醋酸纤维素膜电泳，根据电泳图谱可鉴定分离纯化的血浆清蛋白。

表 7-8　人血浆蛋白质的组成及各组分占比

蛋白质名称	等电点（pI）	占蛋白质总量比例（%）	分子量（10kDa）
清蛋白	4.88	55	6.9
α₁ 球蛋白	5.06	5	20
α₂ 球蛋白	5.06	9	30
β 球蛋白	5.12	13	0.9～15
γ 球蛋白	6.85～7.50	7	15.6～30
纤维蛋白原	5.4	11	34

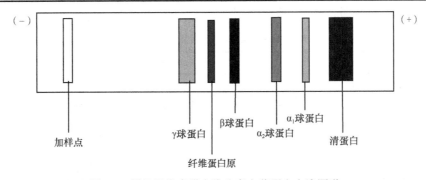

图 7-6　醋酸纤维素膜电泳分离血浆蛋白电泳图谱

【实验用品】

1. 材料　人新鲜血浆、分离纯化的血浆清蛋白。

2. 器材　电泳仪、电泳槽及配件、醋酸纤维素膜（2cm×8cm）、加样器、镊子、培养皿等。

3. 试剂

（1）巴比妥缓冲液（pH 8.6，离子强度 0.06）：巴比妥 1.66g，巴比妥钠 12.76g，用去离子水溶解稀释至 1000ml。

（2）漂洗液：95%乙醇 45ml，加冰醋酸 5ml，混匀后，用去离子水定容至 100ml。

（3）丽春红染液：丽春红 1g，加冰醋酸 50ml，用去离子水定容至 1000ml。

【实验方法】

1. 准备电泳槽　电泳槽内放入适量的巴比妥缓冲液，电泳槽要密闭，使蒸汽饱和，避免水分蒸发。将直流电源与电泳槽连接好，红色为正极，黑色为负极。

2. 浸膜　将醋酸纤维素膜（2cm×8cm）磨面朝下，置于 pH 8.6 巴比妥缓冲液的表面，使其自动吸水，直至浸膜完全（无白色斑痕）。

3. 加样　从浸膜液中取出浸泡完全的醋酸纤维素膜，用滤纸轻轻吸去薄膜上多余的缓冲液后，磨面朝上，用 X 线片或盖玻片蘸取适量样品（血浆），距醋酸纤维素膜一端 1.5cm 处加样，待样品渗入醋酸纤维素膜后移开。

4. 电泳 将加样后的薄膜磨面朝下放置于电泳槽架上，加样端置于阴极，薄膜两端用双层纱布连接电泳槽，薄膜条与纱布贴紧。盖好电泳槽盖，静止平衡 5min，通电电泳，调节电压 120V，电泳 30～60min。

5. 染色与漂洗 泳毕，将薄膜置于丽春红染液中，染色 3～5min，取出后用漂洗液漂洗 2 次，每次 1～2min，直至薄膜背景色无色，取出晾干，辨认电泳图谱中各蛋白条带。正确的电泳图谱见图 7-6。

【注意事项】

1. 醋酸纤维素薄膜在电泳前，一定要置于浸膜液中完全浸透，否则有碍蛋白质分子的分离。

2. 加样时样品一定要加在磨面（无光泽面），否则样品不易吸入，加样量不宜过多（大约 3μl），薄膜上不能存在多余的水分，否则分子量相接近的物质会互相重叠，影响结果观察。电泳时薄膜条要平直，且与纱布贴紧。

3. 电泳开始以后，一般不能取放薄膜，以防触电。如必须进行，须关闭电源。

【思考题】

1. 为什么需将血浆样品的加样端放置于电泳槽的负极端？

2. 为什么血清清蛋白电泳速度最快？

3. 血浆与血清的醋酸纤维素膜电泳结果有何区别？

（马 强）

实验五 蛋白质印迹法鉴定血浆清蛋白

【实验目的】 通过学习血浆清蛋白 SDS-聚丙烯酰胺凝胶电泳的基本原理，掌握血浆清蛋白 SDS-聚丙烯酰胺凝胶电泳的操作方法，熟悉蛋白质印迹法分离和鉴定血浆清蛋白的原理及操作技术。

【实验原理】 聚丙烯酰胺凝胶电泳（PAGE）普遍应用于蛋白质的分离、鉴定，分为两种类型：连续凝胶电泳系统（仅有分离胶）和不连续凝胶电泳系统（浓缩胶和分离胶）。在连续凝胶系统中，电泳缓冲液的 pH 与制胶缓冲液相同，主要依据电荷效应和分子筛效应将带电颗粒进行分离。不连续凝胶电泳系统由电极缓冲液、浓缩胶和分离胶组成。除了电荷效应和分子筛效应，还具有浓缩效应。浓缩胶中三种离子的泳动速度依次为：氯离子＞蛋白质离子＞甘氨酸离子。氯离子（快离子）迅速向前移动，在它后面形成一种高电势梯度迫使蛋白质离子和甘氨酸离子（慢离子）在此区域内加速前进，追赶快离子，夹在快慢离子中间的蛋白质就在这种追赶过程中被逐渐压缩聚集成一条狭窄的区带。SDS-PAGE 凝胶中还需要加入十二烷基硫酸钠（SDS），经加热变性的蛋白质多肽亚基结合 SDS 后，会带上负电荷。由于 SDS 结合的量与多肽的分子大小几乎成正比而与其氨基酸序列无关，因此蛋白质的电泳迁移率主要取决于其分子量大小。

蛋白质印迹法用于鉴定能与特异性抗体相互作用的大分子抗原（一般为蛋白质）并测定抗原的分子大小。蛋白质首先通过 SDS 聚丙烯酰胺凝胶电泳进行分离，再转移到固相支持物上，固相支持物包括硝酸纤维素膜、聚偏二氟乙烯（PVDF）膜和阳离子尼龙膜等。将膜上未反应位点封闭后，膜上固定的蛋白质即可与特异性抗体发生免疫结合反应，一抗再与酶或同位素标记的第二抗体发生免疫结合，最后经过底物显色或放射自显影来鉴定血浆清蛋白等蛋白质成分。

【实验用品】

1. 材料 人新鲜血浆、分离纯化的血浆清蛋白。

2. 器材 电泳仪电源、垂直板电泳槽装置、垂直板电泳转移装置、PVDF 膜或硝酸纤维素膜、镊子、大平皿、脱色摇床、抗体孵育盒、凝胶成像系统、微量移液器、吸量管、滴管、烧杯等。

3. 试剂

（1）30%丙烯酰胺（Acr/Bis）：29g 丙烯酰胺（Acr）和 1g 亚甲双丙烯酰胺（Bis），加去离子水配制，定容至 100ml。

（2）分离胶缓冲液（1.5mol/L Tris-HCl）：9.1g Tris 溶于 50ml 去离子水，用浓盐酸调至 pH 8.8，加去离子水定容至 100ml。

（3）浓缩胶缓冲液 （0.5mol/L Tris-HCl）：3g Tris 溶于 25ml 去离子水，用浓盐酸调至 pH 6.8，加去离子水定容至 50ml。

（4）10%过硫酸铵（APS）：用去离子水配制少量 10%APS（m/V），4℃保存。过硫酸铵会缓慢分解，故应每周新鲜配制。

（5）10%SDS：称 1g SDS，加去离子水充分溶解后，定容至 10ml。

（6）N, N, N′, N′-四甲基乙二胺（TEMED）：TEMED 能够通过催化过硫酸铵形成自由基而加速丙烯酰胺和亚甲双丙烯酰胺的聚合。

（7）5×Tris-甘氨酸电泳缓冲液：称取 94g 甘氨酸，15.1g Tris，5g SDS，加入去离子水溶解并定容至 1000ml。

（8）4×SDS 上样缓冲液（loading buffer）：10ml 0.5mol/L Tris-HCl 缓冲液，5ml β-巯基乙醇，10ml 甘油，2g SDS，0.1g 溴酚蓝，加入去离子水定容至 25ml。

（9）转移缓冲液：2.9g 甘氨酸，5.8g Tris，0.37g SDS，200ml 甲醇，定容至 1000ml。

（10）10×TBS 缓冲液：24.2g Tris，80g NaCl，定容到 1000ml。

（11）TBST 缓冲液：1×TBS 缓冲液，0.1% Tween-20。

（12）封闭液：脱脂奶粉 5g，100ml TBST 缓冲液。

（13）ECL 化学发光试剂盒。

【实验方法】

1. 垂直玻璃板电泳装置的安装 按照厂商的操作说明书安装垂直玻璃板。

2. SDS 聚丙烯酰胺凝胶的灌制 确定凝胶模具的体积，按表 7-9 所给出的数值，分别配制并灌制 10%分离胶和 5%浓缩胶。

表 7-9 配制 10%分离胶和 5%浓缩胶

10%分离胶（10ml）		5%浓缩胶（4ml）	
30%Acr/Bis	3.3ml	30%Acr/Bis	0.67ml
H₂O	4.0ml	H₂O	2.7ml
Tris-HCl（pH 8.8）	2.5ml	Tris-HCl（pH 6.8）	0.5ml
10% SDS	100μl	10% SDS	40μl
10% APS	100μl	10% APS	40μl
TEMED	4μl	TEMED	4μl

3. 样品制备　30μl 蛋白样品中加入 10μl 4×SDS 上样缓冲液，100℃加热 5min 使蛋白质变性。

4. 加样　采用微量移液器加样，每个样品的上样量为 15μl，在不用的样品孔中加入等体积 1×SDS 上样缓冲液。

5. 电泳　将电泳装置与电泳仪电源连接，电压调至 80V。待溴酚蓝染料前沿进入分离胶后将电压调高至 150V 继续电泳，直至溴酚蓝到达分离胶的底部，然后关闭电源。

6. 转膜　裁剪与凝胶大小相同的 PVDF 膜，在甲醇中浸润 5～10s 后放入转移缓冲液中浸泡，准备转膜。裁剪合适大小的滤纸，用转膜缓冲液浸润时按阳极、三层滤纸、PVDF 膜、凝胶、三层滤纸、阴极的顺序叠放电转移"三明治"。将叠放好的电转移"三明治"的夹子按正确的电极方向放入转膜槽中。90V 转膜 1.5h 或 60V 转膜 2h。

7. 封闭　转膜结束后，用镊子小心将膜移至加入封闭液的平皿中，室温下脱色摇床上封闭 1h。

8. 一抗孵育　将一抗用封闭缓冲液稀释至适当浓度，用移液枪将稀释好的一抗加入到抗体孵育盒中，用镊子小心将膜从封闭液中取出，平铺于装有稀释一抗的抗体孵育盒中，使一抗稀释液刚好浸没 PVDF 膜。4℃过夜孵育或室温孵育 1h。一抗孵育结束后，TBST 漂洗 PVDF 膜 3 次，每次漂洗 10min。

9. 二抗孵育　洗膜完成后，弃去漂洗液。将二抗用封闭缓冲液稀释至适当浓度，用移液枪将稀释好的二抗加入到抗体孵育盒中，使二抗稀释液刚好浸没 PVDF 膜。室温孵育 1h 或 1.5h。二抗孵育结束后，TBST 漂洗 PVDF 膜 3 次，每次漂洗 10min。

10. 显色及结果成像　按照 ECL 化学发光试剂盒的说明书操作。取一定体积的 ECL 化学发光试剂盒试剂 A 和试剂 B 进行等体积混合，用移液枪滴加在平铺于保鲜膜上的湿润 PVDF 膜上，显影 1～3min，将 PVDF 膜用镊子小心夹取置于凝胶成像仪上，进行结果检测。

【注意事项】

1. 未聚合的丙烯酰胺和亚甲双丙烯酰胺具有神经毒性，可经皮肤和呼吸道等吸收，操作时应戴手套和口罩，并注意保护。

2. 制胶过程中用去离子水封住分离胶胶面，可以阻止空气中的氧气对凝胶聚合的抑制作用。

3. 为达到较好的凝胶聚合效果，缓冲液的 pH 要准确，10%过硫酸铵应在 1 周内使用。

4. 电泳槽和转膜槽只能用水冲洗，不能用刷子刷，以免损坏电极丝。

5. 电泳完毕后的凝胶需扔到医疗废弃物垃圾桶中，不能扔在水槽中。小烧杯中未用完的凝胶等待其全部聚合后，才能废弃处理。

【思考题】

1. 简述不连续聚丙烯酰胺凝胶电泳分离纯化蛋白质的三种效应。

2. 聚丙烯酰胺凝胶电泳中上样缓冲液的作用是什么？

3. 在进行蛋白质印迹法时，转膜结束后进行膜的封闭处理的目的是什么？

（于　慧）

第二节　核酸的分离、纯化与鉴定

核酸是由核苷酸或脱氧核苷酸通过 3′, 5′-磷酸二酯键连接而成的一类生物大分子，具有非常重要的生物功能,主要是储存遗传信息和传递遗传信息。包括核糖核酸(RNA)和脱氧核糖核酸(DNA)两类。真核生物的 DNA 主要分布在细胞核的染色体上,少数分布在线粒体和叶绿体中;原核生物的 DNA 主要分布在细胞的核区,核区外存在质粒 DNA;有些病毒中含有 DNA。RNA 主要分布在真核生物和原核生物的细胞质中,有些病毒含有 RNA。

核酸与生命活动关系密切,是重要的生命物质。生命的起源、生长、发育、衰老、死亡与核酸密切相关。核酸研究是现代生物医学研究的核心。

一、核酸分离纯化的原则

保持核酸一级结构的完整性,是核酸结构和功能研究的最基本要求。保持核酸的完整性,应注意以下几点:

1. 避免过酸和过碱环境,过酸、过碱会破坏维持核酸一级结构的磷酸二酯键,因此操作多在 pH 4~10 进行。

2. 避免高温破坏,高温会破坏核酸分子中的某些化学键,操作多在 0~4℃进行。

3. 减少机械剪切力对核酸分子的破坏,如剧烈振荡、搅拌、反复冻融等。

4. 抑制 DNA 酶和 RNA 酶的活性,细胞内外环境的核酸酶会水解核酸链中的磷酸二酯键,破坏核酸的一级结构。DNA 提取过程须抑制 DNA 酶活性,DNA 酶需要金属二价离子 Mg^{2+}、Ca^{2+}的激活,因此使用金属二价离子螯合剂(如 EDTA、柠檬酸盐等),可抑制 DNA 酶活性。RNA 提取过程须抑制 RNA 酶活性,RNA 酶常用的抑制剂有焦碳酸二乙酯(DEPC)、RNA 酶蛋白抑制剂(RNasin)、皂土、硅藻土、氧钒核糖核苷复合物等。

5. 简化步骤,缩短时间,减少各种有害因素对核酸完整性的破坏。

二、核酸分子提取的技术路线

大多数核酸分子的提取一般都经过材料准备、破碎细胞或胞膜-内容物释放、核酸分离与纯化、沉淀或吸附核酸并去除杂质、核酸溶解在适量缓冲液或水中等几个主要步骤。

1. 核酸的释放 核酸分子提取常用的细胞破碎的方法分为机械法、物理法和化学法。

(1)机械法

1)高速捣碎法:将组织加盐水装入捣碎机桶内。6000g 间断离心,每次 30~60s,此法适用于动物内脏组织、植物肉质种子。

2)研磨法:常用玻璃匀浆器。主要经过旋转、挤压等方式将组织粉碎。用此法细胞破碎程度比高速组织捣碎法高,对大分子的破坏也少。该法为粉碎少量软嫩材料(如脑、胰、肝等)时常用的方法。

(2)物理法

1)超声破碎法:超声破碎是将电能转化为声能,声能通过液体介质变成很多密集的小气泡,这些小气泡迅速炸裂,产生了巨大的能量,从而起到破碎细胞的作用。

2)冻融法:将待破碎的细胞置于 -20~-15℃的环境一段时间,然后置于室温或 40℃迅速融化,如此反复冻融多次,由于细胞内形成冰晶使剩余胞液的盐浓度增高从而引起细胞溶胀破碎。要注意这种方法对温度变化敏感的蛋白质不适用。

(3)化学法

1)自溶法:在一定 pH 和适当的温度下,组织细胞内自身的酶系统发挥作用可将细胞破碎的方法。此过程需较长时间,常需加少量防腐剂(如甲苯、氯仿等)防止细胞的污染。另外需小心操作，以防止对目的核酸的分解。

2）酶处理法：利用水解酶，如蛋白酶、溶菌酶、纤维素酶、蜗牛酶等，在一定条件下，能消化细菌和组织细胞。蛋白酶能降解与核酸结合的蛋白质，从而促进核酸的分离。溶菌酶能水解细胞壁中的 N-乙酰胞壁酸和 N-乙酰氨基葡萄糖之间的 β-1,4 糖苷键，导致细胞壁破裂内容物逸出而使细菌溶解。此方法具有作用条件温和、内含物成分不易受到破坏、细胞壁损坏的程度可以控制等优点，适用于多种微生物的核酸提取。

3）表面活性剂处理法：在适当的温度、pH 及低离子强度条件下，表面活性剂能与脂蛋白形成微泡，使细胞膜的渗透性改变或使之溶解。常见的表面活性剂有十二烷基硫酸钠（SDS，阴离子型）、二乙胺十六烷基溴（阳离子型）、聚山梨酯（非离子型）、新洁尔灭等。此法作用比较温和，是提取细菌基因组或质粒 DNA 的常用破碎方法。

2. 核酸的分离　核酸总与蛋白质等生物大分子结合在一起，将核酸与紧密结合的蛋白质分开并将变性的蛋白质去除，就成为核酸分子分离提取的重要环节。常用的方法：

（1）加高盐溶液：核蛋白在加入高盐溶液（如氯化钠）后，静电吸引被破坏，氢键也被破坏，核蛋白解聚。核蛋白（RNP）在 0.14mol/L 的氯化钠溶液中溶解度大，因此常用 0.14mol/L 的氯化钠溶液提取 RNP。脱氧核蛋白（DNP）在 1mol/L 氯化钠溶液中溶解度大，因此常用 1mol/L 的氯化钠溶液提取 DNP。

（2）加 SDS：SDS 能溶解膜蛋白和脂肪，从而使细胞膜破裂；能溶解核膜和核小体，使其解聚，将核酸释放出来；与蛋白质形成 SDS-蛋白质复合物，使蛋白质变性，使核酸从蛋白质上游离出来；SDS 还对 RNA 酶、DNA 酶有抑制作用。

（3）苯酚/氯仿抽提：苯酚可以使蛋白质变性沉淀，抑制 DNA 酶活性。苯酚不能用于 RNA 提取。pH8.0 的 Tris 溶液可以使抽提出的核酸进入水相，减少在蛋白质层滞留。pH 偏碱性时，苯酚用于 DNA 提取时去除蛋白质、多糖和脂质等杂质。但苯酚与水有一定的互溶性，如果使用非饱和酚，样品中含有 DNA 的水分就会进入酚相，会使 DNA 样品丢失。同时水相中也会含有少量的酚，这些残留的苯酚可能会抑制后续研究的反应。而饱和酚则不会丢失样品，因为它已经提前充分吸收了水分（饱和酚中约含 10% 的水分），所以样品不会丢失。但由于仍然会有少量苯酚进入水相。在 DNA 提取时，会加入氯仿（与苯酚比例约为 1：1），氯仿的作用是让水和苯酚彻底分开，因为苯酚易溶于氯仿中，且氯仿的比重大，能加速有机相与水相分层，可以彻底去除水相中的残留苯酚，从水溶液中沉淀得到的 DNA 就没有苯酚污染了。同时氯仿还具有去除植物色素和蔗糖的作用。在苯酚/氯仿抽提核酸提取液时，需要振荡，为了减少实验中的气泡的产生，促进水相和有机相的分离，保持分相的稳定性，可以在苯酚、氯仿中加入少许的异戊醇（苯酚：氯仿：异戊醇=25：24：1）。

3. 核酸的纯化　核酸分离后，重新调整核酸的浓度，去除核酸溶液中的某些盐离子和杂质的过程，称为核酸的纯化。沉淀是浓缩核酸最常用的方法。

核酸沉淀的常用方法是乙醇沉淀法：在中等浓度盐（如醋酸钠、醋酸铵、氯化锂等）存在下，加入一定量的冰乙醇，可以使核酸沉淀，然后再用 70% 的乙醇漂洗以去除盐分，最后纯化的核酸溶解于适当的缓冲液中。其他一些有机溶剂（如异丙醇、聚乙二醇、精胺等）也可用于核酸的沉淀。

乙醇因其易挥发除去、不影响后续实验的优点，成为最常用的核酸沉淀剂，但其需要量大且需要低温操作；异丙醇沉淀核酸速度快、所需体积小、不需要低温放置，适用于浓度低、体积大的 DNA 样品沉淀，但其易使盐类、蔗糖与 DNA 共沉淀，且异丙醇难以挥发去除，需要用 70% 乙醇漂洗数次；聚乙二醇（PEG）的优势在于可用不同浓度 PEG 选择沉淀不同相对分子质量的 DNA 片段，PEG 沉淀一般需要加 0.5mol/L NaCl 或 10mmol/L MgCl$_2$。

4. 核酸的鉴定 核酸的鉴定主要包括浓度、纯度和完整性三个方面。

（1）核酸浓度鉴定：核酸的浓度鉴定可通过紫外分光光度法进行。紫外分光光度法基于核酸分子中的碱基具有共轭双键结构因而具有紫外吸收性质，其最大吸收波长为 260nm。紫外分光光度法只能用于测定浓度大于 0.25μg/ml 的核酸溶液，此方法要求核酸样品中没有蛋白质、苯酚或其他核酸等物质的污染。测定未知浓度的核酸（DNA 或 RNA）溶液在 260nm 处的吸光度（A），即可计算出核酸的浓度。A_{260} 等于 1.0 时，双链 DNA 溶液的浓度约为 50μg/ml、单链 DNA 或 RNA 溶液的浓度约为 40μg/ml、单链寡核苷酸的浓度约为 30μg/ml，可以据此来计算样品核酸的浓度。如计算双链 DNA 浓度，双链 DNA 浓度（μg/ml）=A_{260}×50×稀释倍数。

核酸的浓度鉴定还可通过荧光光度法来进行。在核酸样品中加入如溴化乙锭（ethidium bromide，EB）等荧光染料。荧光染料嵌入碱基平面后，可使本身无荧光的核酸在紫外线激发下发出橙红色荧光，且荧光强度的积分与溶液中核酸的含量成正比。此方法灵敏度高，可达 1～5ng，因此多用于低浓度核酸溶液的浓度鉴定。

（2）核酸纯度鉴定：用紫外分光光度法测定核酸样品在 260nm 和 280nm 两个波长处的 A 值，A_{260} 与 A_{280} 的比值可以反映核酸样品的纯度。纯的 DNA 样品的 A_{260}/A_{280} 值为 1.8，纯的 RNA 样品的 A_{260}/A_{280} 值为 2.0。对于 DNA 样品，如果 A_{260}/A_{280} 的值小于 1.6，提示样品中有蛋白质或苯酚的污染；对于 DNA 样品，如果 A_{260}/A_{280} 值大于 1.9，提示 DNA 样品中有 RNA 的污染。即使 A_{260}/A_{280} 值为 1.8 的 DNA 溶液也不一定为纯品，可能出现既有蛋白质又有 RNA 混合污染的情况。

核酸的纯度鉴定还可通过荧光光度法来进行，用荧光染料示踪的核酸电泳结果也可用于判定核酸样品的纯度。通过对核酸凝胶电泳的分析，可以判断 DNA 样品中是否有 RNA 的污染，也可鉴定 RNA 样品中是否有 DNA 的污染。

（3）核酸完整性鉴定：电泳是核酸完整性鉴定最常用的方法。以荧光染料为示踪剂的核酸凝胶电泳结果可判定核酸样品的完整性。基因组 DNA 的分子量很大，在电场中移动的速度很慢，如果基因组 DNA 发生降解，凝胶电泳图中会出现拖尾现象。完整或降解很少的总 RNA 电泳图谱中，显示三条特征性条带，原核生物分别显示为 23S、16S、5S 三条带，真核生物分别显示为 28S、18S、5.8S 和 5S 三条带，三条带荧光强度积分应呈特定的比值，沉降系数大的核酸区带，电泳迁移率低，荧光强度积分高；反之，分子量小，电泳迁移率高，荧光强度积分低。一般情况下，28S RNA 的荧光强度约为 18S RNA 的 2 倍（23S RNA 的荧光强度约为 16S RNA 的 2 倍），否则提示有 RNA 的降解。如果在点样孔附近出现条带，则提示有 DNA 的污染。

三、核酸的保存

纯化后的核酸，多使用水或低浓度的缓冲液溶解。一次制备的核酸样品通常可以满足多次实验的需要，这就需要研究探讨核酸保存的条件和环境。因为 DNA 和 RNA 的性质差异，二者的保存条件也有所不同。

1. DNA 的保存 对于 DNA 的保存，最经典的方法是将 DNA 溶于 pH 8.0 的 TE 缓冲液（含 Tris-HCl 和 EDTA）中，可在 4℃或–20℃短期保存。TE 缓冲液中的 EDTA 能够螯合二价金属离子，从而抑制 DNA 酶的活性，另外 TE 缓冲液提供的弱碱性环境可以减少 DNA 的脱氨基反应。长期保存，可在 TE 缓冲液中–70℃保存数年。DNA 长期保存时，在 DNA 溶液中加一滴氯仿可有效防止细菌和 DNA 酶的污染。

2. RNA 的保存 对于 RNA 的保存，可将 RNA 溶于 0.3mol/L 的 NaAc 溶液或 DEPC 水中，

在-70℃下保存。反复冻融产生的机械剪切力会破坏核酸的一级结构，如果长期保存 RNA 样品，要使用小剂量分装保存，避免反复冻融。如果在 RNA 溶液中加入适量的 RNA 酶抑制剂（RNasin）或氧钒核糖核苷复合物（VRC 溶液），都可抑制 RNA 酶的活性，这样 RNA 溶液可在-70℃下保存数年。

（李　斌）

实验一　大鼠基因组 DNA 的提取

【实验目的】　通过对基因组 DNA 相关知识的学习，掌握大鼠基因组 DNA 的提取方法。

【实验原理】　基因组 DNA 的提取通常用于构建基因组文库、DNA 印迹法及 PCR 扩增基因等。在基因组 DNA 提取过程中，使用蛋白酶 K 消化分散组织细胞，SDS 溶解细胞膜并使蛋白质变性，EDTA 螯合 Mg^{2+} 抑制 DNase 活性，RNA 通过 RNA 酶消化清除；苯酚、氯仿抽提有机物纯化 DNA，乙醇沉淀法将 DNA 沉淀而与小分子量杂质分离；TE 溶解沉淀，获得基因组 DNA。采用此方法提取的基因组 DNA 长度为 100～150kb，适用于 DNA 印迹法、可用于 PCR 模板，以及用于基因组 DNA 的噬菌体文库。

【实验用品】

1. 材料　大鼠肝组织。

2. 器材　微量离心管、微量移液器（20μl、200μl、1000μl）、分光光度计、台式高速离心机、旋转架、涡旋振荡器、恒温振荡摇床、高压灭菌锅、研钵等。

3. 试剂

（1）TE 缓冲液：1mol/L Tris-HCl（pH 8.0）1ml，0.5mol/L EDTA（pH 8.0）0.2ml，加超纯水至 100ml，高压蒸汽灭菌，冷却后储存于 4℃。

（2）SDS（10%，W/V）：10g 电泳级的 SDS 溶解于 90ml 超纯水中，加热至 68℃，磁力搅拌器搅拌助溶。如需要，加几滴浓盐酸调节 pH 至 7.2，定容至 100ml，高压蒸汽灭菌，室温保存。

（3）NaAc（3mol/L）：40.83g NaAc·3H_2O 溶解于 80ml 超纯水中，使用冰醋酸调节 pH 至 5.2，定容至 100ml，高压蒸汽灭菌，室温保存备用。

（4）蛋白酶 K（20mg/ml）。

（5）RNA 酶 A（10mg/ml）。

（6）裂解液：10mmol/L Tris-HCl（pH 8.0），0.1mol/L EDTA（pH 8.0），0.5%（W/V）SDS，20μg/ml RNA 酶 A；裂解液的前三种成分可预先混合，室温保存，RNA 酶 A 在使用前加入。

（7）苯酚/氯仿/异戊醇（25∶24∶1）。

（8）无水乙醇、70%乙醇。

（9）液氮。

【实验方法】

1. 将 30～50mg 冷冻保存或新鲜的大鼠肝组织置于预冷的研钵中，加入适量液氮，以最快速度将组织研磨成粉末。

2. 液氮挥发，将粉末状的组织样品立即转移到盛有 500μl 裂解液的 1.5ml 离心管，颠倒混匀，37℃温浴 1h。

3. 添加 2.5μl 20mg/ml 的蛋白酶 K，温和混匀，50℃温浴 3h。

4. 冷却溶液至室温，加入 500μl 苯酚/氯仿/异戊醇，置于旋转架上，使其缓慢颠倒 10min，温和混合两相。

5. 室温 12 000g 离心 5min 使两相分离。

6. 转移上层水相到一个新的离心管中。

7. 加入 1/10 体积 3mol/L NaAc、2 倍体积无水乙醇，颠倒混匀，室温静置 10min。

8. 12 000g 离心 10min。

9. 弃上清，加 1ml 70%乙醇，颠倒离心管数次，洗涤 DNA，12 000g 离心 5min。

10. 重复步骤 8。

11. 弃上清，短暂离心，用微量移液器将残余液体吸出，将离心管开口置于室温使乙醇挥发，直至管内没有可见液体存在。

12. 加入 30μl TE 缓冲液，回溶 DNA。

13. 分光光度法检测 DNA 的浓度和纯度。

14. 琼脂糖凝胶电泳法检测提取 DNA 的完整性（参考第七章第二节实验四）。

【注意事项】

1. 在提取过程中，DNA 会发生机械断裂，产生大小不同的片段，因此分离基因组 DNA 时应尽量在温和的条件下操作，如尽量减少苯酚、氯仿抽提、混匀过程要轻缓，以保证得到较长的 DNA。

2. 沉淀时加入 1/10 体积的 NaAc（pH 5.2，3mol/L），有利于充分沉淀，沉淀后应用 70%乙醇洗涤，以除去盐离子等。

3. 晾干 DNA，让乙醇充分挥发时，不要过分干燥，过度干燥的 DNA 溶解缓慢且易发生断裂。

【思考题】

1. 为什么裂解液中要加入 EDTA？

2. 在提取过程中如何避免大分子 DNA 的降解和断裂？

实验二　血液基因组 DNA 的粗分离

【实验目的】　通过对血液基因组 DNA 相关知识的学习，掌握从血液中提取 DNA 的方法及操作过程。

【实验原理】　人血液中的基因组 DNA 主要存在于白细胞的细胞核中。提取基因组 DNA 时首先使用裂解液将细胞膜溶解，释放细胞内容物。由于血红素及其衍生物对后续的 PCR 有抑制作用，需用生理盐水洗涤以去除其中的血红素。利用细胞核溶胀法（在低渗溶液或低浓度的盐溶液中，由于存在渗透压差，溶剂分子大量进入细胞核，将细胞核胀破）使存在于细胞核的基因组 DNA 释放出来。

【实验用品】

1. 材料　人全血。

2. 器材　电炉子、微量移液器、台式高速离心机、1.5ml 离心管、吸头等。

3. 试剂

（1）生理盐水：称取 0.9g 氯化钠，溶解在少量去离子水中，稀释到 100ml。

（2）裂解液：0.32mol/L 蔗糖，10mmol/L Tris-HCl 缓冲液（pH 7.6），5mmol/L 氯化镁，1% Triton X-100。

（3）去离子水等。

【实验方法】

1. 取全血 0.5ml,加裂解液 0.5ml,颠倒混匀 50 次左右,500g 离心 10min,弃上清。

2. 沉淀中加入生理盐水至 1ml,振摇混匀,500g 离心 10min,弃上清。

3. 重复步骤 2 一至两次。

4. 沉淀加去离子水 50μl,混匀,移入 1.5ml 离心管煮沸 10min。6000g 离心 5min,取上清备用(PCR 用)。

【注意事项】

血中血红素及其衍生物对后续的 PCR 有抑制作用,实验第 2 步和第 3 步如果没有把血红素去除干净,要再重复一次。

【思考题】

1. 裂解液中 Triton X-100 的作用是什么?

2. 在步骤 4 中,沉淀中加去离子水的作用是什么?加去离子水后煮沸的目的?

(杨文杰)

实验三 大鼠肝脏 RNA 的提取

【实验目的】 掌握异硫氰酸胍法分离总 RNA 的原理和实验操作。

【实验原理】 RNA 是一类极易降解的分子,要得到完整的 RNA 必须最大限度地抑制提取过程中内源性及外源性核糖核酸酶对 RNA 的降解。Trizol 是一种新型总 RNA 抽提试剂,可以直接从细胞或组织中提取总 RNA。其含有苯酚、异硫氰酸胍等物质,高浓度强变性剂异硫氰酸胍,可溶解蛋白质,破坏细胞结构,使核蛋白与核酸分离,失活 RNA 酶,所以 RNA 从细胞中释放出来时不被降解。细胞裂解后,除了 RNA,还有 DNA、蛋白质和细胞碎片,通过酚、氯仿等有机溶剂抽提,当加入氯仿时,它可抽提酸性的苯酚,而酸性苯酚可促使 RNA 进入水相,离心后可形成水相和有机相,这样 RNA 与仍留在有机相中的 DNA 和蛋白质实现分离。水相(无色)中主要含 RNA,有机相(黄色)中主要含 DNA 和蛋白质。

Trizol 法适用于人类、动物、植物、微生物的组织或培养细菌,样品量从几十毫克至几克。用 Trizol 法提取的总 RNA 无蛋白和 DNA 污染。RNA 可直接用于 Northern 斑点分析,斑点杂交,Poly(A)分离,体外翻译,RNA 酶封阻分析和分子克隆。

【实验用品】

1. 材料 新鲜大鼠肝脏。

2. 器材 组织匀浆器、微量移液器、低温高速离心机、紫外-可见分光光度计、1.5ml 离心管、吸头等。

3. 试剂

(1)去 RNA 酶的水:去离子水中加入 0.1%(V/V)的焦碳酸二乙酯(DEPC),搅拌过夜并高压灭菌。

(2)75% DEPC 乙醇:75ml 无水乙醇加去 RNA 酶的水定容至 100ml。

(3)其他:Trizol 试剂、异丙醇、氯仿。

【实验方法】

1. 将 50~100mg 新鲜大鼠肝脏组织加入 1.5ml 无酶离心管中,加入 1ml Trizol,用组织匀浆器将组织匀浆,匀浆后室温静置 5min,以促使核蛋白充分溶解。

2. 加入 0.2ml 氯仿,剧烈振荡 15s,室温静置 3min,然后 4℃ 6000g 离心 15min。离心后,

样本混合液分离为两层，下层为黄色的苯酚-氯仿相，上层为无色的水相，RNA 完整地保留于上层水相中。

3. 移水相入新无酶 1.5ml 离心管，加入 0.5ml 异丙醇以沉淀 RNA。室温静置 10min，然后 4℃ 6000g 离心 10min。离心后，可在管底发现沉淀。

4. 去除上清液，用 75%乙醇 1ml 洗涤 RNA 沉淀。

5. 室温静置晾干沉淀，溶于 30～100μl DEPC 水中。

6. 用紫外-可见分光光度计测 260nm 和 280nm 处的吸光度，计算 A_{260}/A_{280}。

【注意事项】

1. 实验中所用的玻璃器皿、塑料用品应进行无酶处理，玻璃器皿于 160～180℃ 以上烘烤 8h，塑料制品可用 0.1%（V/V）的 DEPC 浸泡过夜、高压灭菌、烘干处理。

2. 要求实验中操作人员佩戴一次性手套和口罩，因为皮肤、口腔中含有大量 RNA 酶。

3. 应使用高级别的化学试剂及未曾开封的试剂，以减少 RNA 酶的污染。

4. 用 Trizol 试剂抽提 RNA 时要戴手套和护眼罩，避免接触皮肤和衣服，在通风环境完成操作，避免呼吸道吸入。

5. 为防止蛋白质污染，确保不要吸入中间层及有机相。如果所得 A_{260}/A_{280} 值偏低，则用氯仿重新抽提一次，再沉淀、溶解。

【思考题】

1. 为什么要尽可能在无 RNA 酶的环境下操作？

2. 在 RNA 的提取过程中异硫氰酸胍的作用是什么？

3. 如样品中仍有蛋白质存在，其紫外分析结果有何表现，如何进一步纯化？

实验四　核酸琼脂糖凝胶电泳

【实验目的】　通过学习琼脂糖凝胶电泳的原理，掌握琼脂糖凝胶电泳检测核酸的方法。

【实验原理】　琼脂糖主要是从海洋植物琼脂中提取来的，为一种聚合链线性分子，琼脂糖在所需缓冲液中被加热熔化成溶胶，冷却后成为孔径范围从 50nm 到大于 200nm 的凝胶。将凝胶置于电场中，带负电荷的核酸通过凝胶网孔向阳极迁移。电泳时加核酸染料，其与核酸结合形成一种荧光络合物，在紫外线照射下可产生橘红色的荧光，可用于检测核酸。

核酸的电荷量、分子大小、分子的空间构象等决定了核酸的迁移率。线状双链 DNA 分子一般不存在影响迁移率的复杂构象，在凝胶电泳中，其分子量的常用对数与泳动速率成反比关系，但分子的空间构象也影响泳动速率，如分子量相同的质粒 DNA 迁移速率是闭环型＞线型＞单链开环型。

琼脂糖是核酸凝胶电泳常用的支持材料，通过支持介质的浓度变化调整所形成凝胶的分子筛网孔大小，能分离不同分子量的核酸片段。琼脂糖凝胶的孔径大，分辨率低，但分离范围广，100bp～50kb 的 DNA、小片段 DNA（＜20kb）最适合在恒定强度和方向的电场中进行水平凝胶电泳分离，更大些的 DNA 分子则需在特殊的脉冲场凝胶电泳（pulsed-field gel electrophoresis，PFGE）中才得以分离。表 7-10 列出了不同浓度琼脂糖凝胶与其对应 DNA 分子的分离范围。

表 7-10　琼脂糖凝胶浓度与可分离的 DNA 片段范围

琼脂糖凝胶浓度（%）	可分离 DNA 片段范围（kb）	琼脂糖凝胶浓度（%）	可分离 DNA 片段范围（kb）
0.3	5～60	1.2	0.4～6
0.6	1～10	1.5	0.2～3
0.7	0.8～10	2.0	0.1～2
0.9	0.5～7		

【实验用品】

1. 材料　DNA 样品。

2. 器材　水平板电泳槽、灌胶模具及梳齿、电泳仪、恒温水浴箱、沸水浴、微量移液器、胶带纸等。

3. 试剂

（1）琼脂糖。

（2）0.5×TBE 电泳缓冲液：5.4g Tris，2.75g 硼酸，20ml 0.5mol/L EDTA（pH 8.0），去离子水定容至 1000ml。

（3）6×样品缓冲液：0.2%溴酚蓝，50%（*W/V*）蔗糖。4℃储存。

（4）溴化乙锭。

【实验方法】

1. 用透明胶将玻璃板边缘圈封，制成胶模，置于水平工作台上。

2. 称取适量琼脂糖，加入到一定量电泳缓冲液中，加热沸腾使琼脂糖溶解。

3. 待溶液冷却至 55℃，加入 10mg/ml 溴化乙锭储存液，使终浓度达 0.5mg/ml。

4. 倒入封好的凝胶槽，厚度约 3mm，在距底板 0.5～1mm 的位置放置样品梳，检查梳子齿间有无气泡，待冷却成形后取出梳子及隔板，放入水平电泳槽中，缓冲液淹没过胶 1～2mm。

5. 凝胶完全凝固后，移去梳子和透明胶，将凝胶放入电泳槽中。加入 TBE 缓冲液使其恰好没过胶面约 1mm。

6. 将 DNA 样品与 1/6 体积加样缓冲液混合后，加入点样孔中。同时加入 Marker（DNA 分子量标准物）。

7. 接通电源，保证加样孔在负极端，1～5V/cm 电泳 30～40min。

8. 将凝胶直接放在紫外线检测仪上观察，并拍照记录。

【注意事项】

紫外线对人体，尤其是眼睛有危害性。为减少紫外线照射，必须保证紫外线光源受到遮蔽。

【思考题】

影响电泳迁移率的因素有哪些？

（王步云）

第三节　PCR 技术

聚合酶链反应（polymerase chain reaction，PCR），简称 PCR 技术，是 1983 年由 K.Mullis 发明。该技术是一种选择性体外扩增 DNA 或 RNA 片段的方法。此方法操作简单，可在数小时内对微量 DNA 进行上百万倍扩增。目前，PCR 技术已在分子生物学的各个领域，在分子克隆、遗传病的基因诊断、法医学等方面得到了广泛应用。

一、PCR 技术的原理

PCR 技术是在模板、引物和四种脱氧核苷酸 dNTP 存在的条件下依赖 DNA 聚合酶的酶促反应,用于扩增位于已知序列之间的 DNA 片段,其特异性是由两个人工合成的引物序列决定的。所谓引物是与待扩增片段互补的寡核苷酸,其特征是单链 DNA 片段。反应步骤包括:①变性:将反应体系加热至 95℃,使 DNA 双链间的氢键断裂,形成单链 DNA。②退火:将反应体系冷却至某一温度(一般比 T_m 低 5℃),使引物与模板 DNA 上的靶序列结合。由于模板 DNA 分子量大、分子结构比引物复杂得多,且反应体系中引物的浓度远高于模板 DNA,使引物与其互补的模板形成杂交链,而模板 DNA 双链之间互补的机会很少。③延伸:在 DNA 聚合酶和四种 dNTP 为底物及 Mg^{2+} 存在的条件下,DNA 聚合酶以引物 $3'$ 端沿 $5' \rightarrow 3'$ 方向利用 dNTP 新合成 DNA。以上三步为一个循环,由于上一轮扩增的产物又作为下一轮扩增的模板,因此每完成一个循环,可以使目的 DNA 产物扩增 1 倍。经过 25~30 次循环后,可以达到大量扩增 DNA 片段的目的。其原理见图 7-7。

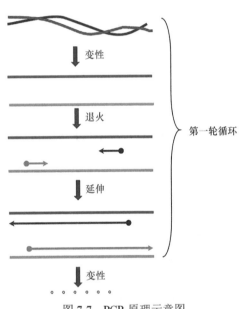

图 7-7　PCR 原理示意图

理论上讲,几个循环后,扩增的 DNA 产量为 2^n 个拷贝。但实际情况下,在循环初期,目的 DNA 片段的增加呈 2^n 形式,随着目的产物的积累,经 25~30 个循环后,由于引物和底物的消耗,扩增片段的增加速度减缓,因此实际上达不到 2^n 个拷贝,但合成的目的基因片段的数量足以满足实验的需要。如需继续扩增,可将扩增产物 DNA 样品稀释 1000~10 000 倍后作为后续的模板进行新的 PCR。

二、PCR 衍生技术

PCR 技术自身的发展及其与已有分子生物学技术的结合形成了多种 PCR 衍生技术,提高了 PCR 技术反应的特异性和应用的广泛性。下面举例介绍部分与医学研究密切相关的 PCR 衍生技术。

（一）反转录 PCR 技术

反转录 PCR(reverse transcription PCR,RT-PCR)是以 RNA 为模板的反转录反应和 PCR 反应联合应用的一种技术。首先以 RNA 为模板,在反转录酶的催化下合成 cDNA,再以 cDNA 为模板利用 PCR 反应来扩增目的基因。RT-PCR 可检测到单个细胞中低于 10 个拷贝的特异的 RNA,是目前从细胞或组织中获得目的基因以及对已知序列的 RNA 进行定性和半定量分析的最有效方法,也是使用最广泛的 PCR 方法。

（二）原位 PCR 技术

原位 PCR(in situ PCR,ISPCR)是 1990 年由 Hasse 等建立的技术。是利用完整的细胞作为一个反应体系来扩增细胞内的目的基因片段,在分子和细胞水平上对研究疾病的发生机制和临床过程有重大的实用价值。

原位 PCR 技术的标本为经多聚甲醛固定的组织或细胞,经蛋白酶消化后,在组织细胞片上滴加 PCR 反应液,并加液体石蜡后,在原位 PCR 仪上进行 PCR 循环,反应后再用特异性探针进行原位杂交,即可检出在该组织或细胞中是否存在待测 DNA 或 RNA。原位 PCR 既能鉴定带有靶序列的细胞,又能标出靶序列所在细胞内的位置。该技术弥补了 PCR 技术和原位杂交技术的不足,优点是将目的基因的扩增与定位相结合,从而具有良好的定位效果,缺点为灵敏度不高。

（三）实时 PCR 技术

常规 PCR 方法只能检测反应终点产物含量,无法对起始模板进行准确定量,故常规 PCR 方法只能作为半定量手段。实时 PCR（real-time PCR）技术是通过动态监测反应过程中产物量的实时变化,消除了产物堆积可能对定量分析的干扰,亦被称为定量 PCR（quantitative PCR,qPCR）。定量 PCR 技术实现了 mRNA、miRNA 及其他非编码的 RNA 快速而准确的定量分析。

1. 实时 PCR 的基本技术原理　实时 PCR 的基本原理是在 PCR 反应体系中加入荧光基团,利用荧光信号积累实时监测整个 PCR 的进程,故也被称为实时定量 PCR 或荧光定量 PCR。实时荧光定量 PCR 仪可自动在每个循环对反应体系的荧光强度进行采集,实时记录荧光强度的改变,能够实现 PCR 每循环一次便收集一个数据,建立起实时扩增曲线。由于反应起始的模板 DNA 量与循环过程的指数期的扩增产物量之间存在着定量关系,利用荧光信号的实时监测和计算,可以准确地定量起始 DNA 的拷贝数,从而实现对样品的浓度进行精确定量。

2. 实时 PCR 技术的分类　荧光标记是实现 PCR 反应实时定量的化学基础。实时定量 PCR 的化学原理包括非引物探针类和引物探针类两种。非引物探针类是利用非特异性地插入双链 DNA 的荧光染料来指示扩增产物的增加;引物探针类则是利用与靶 DNA 序列特异结合的荧光标记引物作为探针,来指示扩增产物的增加。

3. 实时 PCR 的应用　实时荧光定量 PCR 技术具有灵敏、特异、定量和快速等特点,是目前检测目的核酸拷贝数的可靠方法。目前实时荧光定量 PCR 技术已经被广泛应用于基础科学研究、临床诊断、疾病研究及药物研发等领域。因能准确检测癌基因表达量,亦可用于肿瘤早期的诊断、鉴别、治疗及预后评价,将从本质上改变以往对疾病的认识和诊断。

三、PCR 反应体系

PCR 反应体系主要由模板 DNA、4 种 dNTP 底物、*Taq* DNA 聚合酶、寡核苷酸引物和 PCR 反应缓冲液体系组成。

（一）模板

PCR 扩增的模板（template）通常是 DNA,也可以是 RNA。若用 RNA 作模板,需将其反转录成 cDNA。模板对 PCR 反应的影响主要包括:其一是模板的纯度,主要是模板中不能含有影响扩增的物质,如蛋白酶、核酸酶、蛋白质等,特别是 *Taq* DNA 聚合酶的抑制剂,如卟啉类的物质、十二烷基硫酸钠（SDS）及二价金属离子螯合剂（如 EDTA 等）。其二是模板 DNA 的量,PCR 中模板加入量一般为 $10^2 \sim 10^3$ 拷贝的靶序列,扩增不同拷贝数的靶序列时,加入的含靶序列的 DNA 量亦不同。理论上讲,只要有 1 分子模板 DNA,经 PCR 反应后即可成百万倍地扩增。一般对于单拷贝的哺乳动物基因组模板而言,100μl PCR 反应体系中有 100ng 的模板已经足够。模板量过多，PCR 反应可能会被抑制。模板可以来源于多种不同的标本，如病原体（病毒、细菌、真菌等）、临床标本（细胞、血液、羊水细胞等）及法医学标本（血斑、毛发等）等。

（二）底物（dNTP）

PCR 中每种 dNTP 的终浓度为 $20\sim200\mu mol/L$，4 种 dNTP 终浓度应相等，以尽量减少错配的可能。dNTP 溶液有较强的酸性，应用 1mol/L NaOH 将 dNTP 储存液（50mmol/L）的 pH 调至 7.0，分装后于 $-20℃$ 保存。dNTP 终浓度大于 50mmol/L 时会抑制 *Taq* DNA 聚合酶活性。

（三）*Taq* DNA 聚合酶

PCR 技术初期，DNA 聚合酶应用的是大肠埃希菌 DNA 聚合酶 Ⅰ 的大片段即 Klenow 片段。由于该酶不能耐受循环中解链的高温（$93\sim95℃$），因此在反应过程中必须不断添加聚合酶以满足每次扩增对酶的需要；此外，由于 Klenow 片段聚合反应的温度较低（37℃），容易引起引物与 DNA 模板的非特异性配对，或受某些 DNA 二级结构干扰，结果中可能会出现许多非特异性的扩增产物。

耐热 DNA 聚合酶引入 PCR 后，克服了每一循环中反复追加 Klenow 酶的缺点，使其操作大大简化。目前，用于 PCR 的耐热 DNA 聚合酶中以 *Taq* DNA 聚合酶应用最为广泛，该酶是从水生栖热菌（*Thermus aquaticus*，简称 *Taq*）YI_1 株中分离而来。1969 年该菌株从美国黄石国家公园的温泉中分离出来，其能在 $70\sim75℃$ 环境生长，进一步从菌株中纯化出了耐热的 *Taq* DNA 聚合酶。目前已克隆了该酶的基因，并成功地纯化了高活性的耐热 DNA 聚合酶，分子质量为 94kDa，功能：在有四种 dNTP 的反应体系中，以高温变性的 DNA 为模板，从结合在目的 DNA 两端的引物出发，按 $5'\rightarrow3'$ 的方向合成新的 DNA 链。产物 dsDNA 再经加热解链，耐热的 *Taq* DNA 聚合酶又在下一轮新 DNA 链的合成中发挥其活性。

Taq DNA 聚合酶虽有较高的热稳定性，但长时间的高温对其活性也有影响，其活性半衰期如下：92℃，>2h；95℃，40min；97.5℃，5min。*Taq* DNA 聚合酶催化 DNA 合成的活性适用于相当宽的温度范围。就酶本身来说，即使暴露于高温也无明显不可逆变性。在 $75\sim80℃$ 条件下，约以 150 个核苷酸/s 的速度延伸；72℃时，可以 60 个核苷酸/s 的速度延伸；55℃仍保持相当明显的合成活性（24 个核苷酸/s）；即使在较低温度 37℃甚至 22℃时，该酶还能使合成反应以 1.5 个核苷酸/s 及 0.25 个核苷酸/s 的速度进行。

Taq DNA 聚合酶具有 $5'\rightarrow3'$ 核酸外切酶活性。而不具有 klenow 酶的 $3'\rightarrow5'$ "校正活性"。*Taq* DNA 聚合酶还具有反转录活性，类似于反转录酶。在 $2\sim3$mmol/L Mg^{2+} 68℃时即能发挥此活性。有报道该酶在 Mn^{2+} 存在时，反转录活性更佳，没有 Mn^{2+} 时不能反转录 $150\sim250$ 个核苷酸以上的核酸片段。*Taq* DNA 聚合酶的反转录活性可直接用于 RNA 的扩增。

Taq DNA 聚合酶具有类似脱氧核糖核酸末端转移酶（TdT）的功能，可在新合成双链产物的 3'端加上一个非模板依赖的碱基。尽管四种碱基均可被聚合到 3'端，但 *Taq* DNA 聚合酶对 dATP 的聚合能力远高于其他几种 dNTP。因此，在标准 PCR 条件下，PCR 产物 3'端聚合碱基几乎总是 A。利用这一特性可以构建 dT 载体来连接带 dA 尾的产物。

在其他参数最佳时，每 100μl 反应液中含 $1\sim2.5$U（比活性为 20U/pmol）*Taq* DNA 聚合酶为最佳。酶的需要量可根据不同的模板分子或引物而变化。在优化 PCR 反应条件时，在每 100μl 反应体系中加 $0.5\sim5$U 酶的范围内试验最佳酶浓度。酶浓度过高可能导致非特异性的扩增；浓度过低时则可能降低靶序列产量。

（四）引物

PCR 引物设计的目的是设计一对人工合成的寡核苷酸片段，使其能特异性地扩增模板 DNA 序列。引物的优劣直接关系到 PCR 产物的特异性及反应能否顺利进行。对引物的设计，应遵循以下原则。

1. 引物长度 引物长度为 17~30 个碱基，一般在 20~27 个碱基内。引物的长短与 PCR 扩增的特异性高低密切相关，一般而言，越长的引物，PCR 特异性越高。一般不长于 38 个碱基，否则 PCR 的延伸温度会超过 *Taq* DNA 聚合酶的最适温度，影响反应的特异性。

2. 解链温度（T_m） 通常两条引物 T_m 值差值不能超过 5℃。PCR 的退火温度一般是引物的 T_m 值减去 5~10℃。T_m 值的计算公式：$T_m=4（G+C）+2（A+T）$。

3. 碱基的随机分布 引物 G+C 含量应在 40%~60%。引物中四种碱基应随机分布，避免嘌呤或嘧啶的聚集出现，特别是连续出现 4 个以上的单一碱基。

4. 引物自身 引物自身不应存在序列互补，否则会自身折叠成发夹状结构，影响引物与模板的识别结合。

5. 引物之间 两条引物之间不应出现多于 4 个连续碱基的互补，尤其应避免 3′端的互补以防形成引物二聚体。

6. 引物的特异性 引物与非特异扩增序列的同源性应小于 70%或不超过 8 个连续互补碱基的存在。

7. 引物的 3′端 新 DNA 分子的延伸是从引物的 3′端开始的，故 3′端不能进行任何修饰，也不能有形成任何二级结构的可能。引物 3′端错配对扩增产物的影响是有一定规律的。当末位碱基是 T 时，即使错配也能引发链的合成，末位碱基是 A 时错配的引发效率最低，G、C 介于 T、A 两者之间。因此，引物的 3′端碱基最好选用 A、G、C 尽量避免连续两个以上 T 的出现。引物 3′端第 2 位或第 3、4 位错配对扩增量影响不大，但易出现非特异扩增和引物二聚体。此外，如扩增编码区域，引物 3′端要尽量避免终止于密码子的第 3 位，因为易发生密码子的简并而影响扩增的特异性与扩增效率。

8. 引物的 5′端 引物的 5′端限定着产物的长度而对 PCR 扩增特异性影响不大，因此可对引物的 5′端进行修饰而不影响扩增的特异性。引物 5′端的修饰包括：加酶切位点或翻译起始密码子；引入蛋白质结合 DNA 序列；标记生物素、荧光素、地高辛等；引入突变位点、插入与缺失突变序列和引入启动子序列等。

利用 PUBMED 或 EMBL 等数据库查找感兴趣的基因序列，根据上述引物设计原则，借助引物设计软件即可获得目的基因的特异性引物。

（五）PCR 的缓冲液

用于 PCR 的标准缓冲液含：50mmol/L KCl，10mmol/L Tris-HCl（pH 8.3，室温）和 1.5mmol/L $MgCl_2$。Tris 是一种双极性离子缓冲液，在 25℃以下，其 pK_a 为 8.1，温度会影响 Tris 的 pK_a，因此在 72℃时，反应体系的 pH 将下降，使缓冲液的 pH 接近 7.2。在 PCR 中使用 10~50mmol/L Tris-HCl（pH 8.3~8.8，20℃），主要起调节 pH 作用，使 *Taq* DNA 聚合酶的作用环境维持碱性。

反应缓冲液中 50mmol/L 以内的 KCl 有利于引物的退火，50mmol/L NaCl 或 50mmol/L 以上的 KCl 则可能抑制 *Taq* DNA 聚合酶的活性。反应体系中加入 100μg/ml 牛血清白蛋白（BSA）或 0.01%明胶或 0.05%~0.1% Tween-20 有助于酶的稳定。建议使用乙酰化的 BSA，对酶有一定的保护作用。

在缓冲液中二价阳离子的存在至关重要，Mg^{2+}优于 Mn^{2+}，而 Ca^{2+}则无效。Mg^{2+}浓度除影响着酶的活性与忠实性外，也影响引物的退火、模板与 PCR 产物的解链温度、产物的特异性和引物二聚体的形成等。Mg^{2+} 浓度过低，可使酶活性显著降低，如果浓度过高则使酶催化产生非特异性扩增，因此，反应中优化 Mg^{2+} 浓度也是至关重要的。此外，PCR 混合物中的 DNA 模板、引物和模板原液中如含 EDTA 等螯合剂也会影响游离 Mg^{2+} 浓度。因此，PCR 中 Mg^{2+} 的浓度一般在 0.2～2.5mmol/L。

（李晓晶）

实验一　PCR 扩增血红蛋白 β 基因片段

【实验目的】　通过学习 PCR 技术的基本原理，掌握应用 PCR 扩增 Hbβ 基因的基本操作，以及了解血红蛋白的基因结构。

【实验原理】　聚合酶链反应（polymerase chain reaction，PCR）是一种体外扩增 DNA 片段的技术。该技术以目的基因为模板，利用针对目的基因所设计的两条寡核苷酸片段为引物，四种 dNTP 为底物，在 DNA 聚合酶的催化下，从引物 3′-OH 端开始延伸，按照半保留复制的方式合成两条新链。因引物分别在拟扩增 DNA 片段两侧与模板 DNA 链通过碱基互补配对结合，所以 PCR 扩增产物有两种，"长产物片段"和"短产物片段"。"短产物片段"是需要扩增的目的片段，按指数倍数增加。而"长产物片段"以算术倍数增加，几乎可以忽略不计。新链合成过程包括三个基本步骤：变性、退火和延伸。三个步骤为一个循环，每循环一次，目的 DNA 的量就增加 1 倍（图 7-8）。

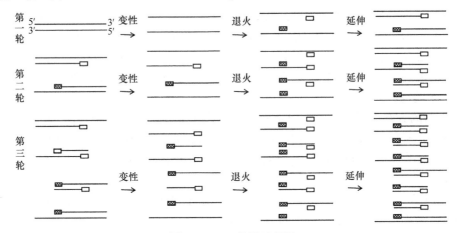

图 7-8　PCR 扩增示意图

血红蛋白由珠蛋白和血红素组成。人类珠蛋白基因呈簇状分布，包括类 α 珠蛋白基因和类 β 珠蛋白基因。类 α 珠蛋白基因簇位于 16 号染色体短臂上（16p13），从 5′端按 5′—ζ2—ψζ1—ψα2—ψα1—α2—α1—θ—3′顺序排列，总长度约为 40kb。类 β 珠蛋白基因簇位于 11 号染色体短臂上（11p15），从 5′端按 5′—ε—$^Gγ$—$^Aγ$—ψβ—δ—β—3′顺序排列，总长度约为 60kb（注：ψ 表示假基因）。

本实验以人全血为材料，从白细胞中提取 DNA 作为模板（参见第七章第二节实验二），应用 PCR 技术扩增 β 珠蛋白基因的 400bp DNA 片段，引物设计如下：

Hbβ P1：5′-AAG GAG ACC AAT AGA AAC TGG GC-3′

Hbβ P2：5′-TCT CCC CTT CCT ATG ACA TGA AC-3′

扩增产物用琼脂糖凝胶电泳鉴定（参见第七章第二节实验四）。

【实验用品】

1. 材料　人全血。

2. 器材　离心管、台式高速离心机、PCR 仪、微量移液器、吸头、紫外线灯检测仪、电炉（微波炉）、电泳仪、电泳槽等。

3. 试剂

（1）PCR 预混反应液：各 200μmol/L dNTP，10mmol/L Tris-HCl（pH 8.3），25pmol/L 引物，0.05U/μl *Taq* DNA 聚合酶，50mmol/L 氯化钾，10mmol/L 硫酸铵，1.5mmol/L 氯化镁，200mg/L 明胶，5%甲酰胺，0.25%溴酚蓝。

（2）6×载样缓冲液：0.25%溴酚蓝，40%（*W/V*）蔗糖水溶液。

（3）电泳缓冲液（5×TBE）：取 54g Tris，27.5g 硼酸，0.5mol/L EDTA（pH 8.0）20ml，去离子水定容至 1000ml。

（4）10mg/ml 溴化乙锭：取 0.1g 溴化乙锭，溶于 10ml 灭菌去离子水中（置棕色瓶中保存）。

（5）其他：琼脂糖、去离子水等。

【实验方法】

1. DNA 模板的制备　（参见第七章第二节实验二）

2. PCR 扩增

（1）配制扩增体系混合液：取 5μl DNA 模板加到 20μl PCR 预混反应液中，混匀后置于 PCR 仪中。

（2）反应条件：94℃预变性 2min；94℃变性 30s、55℃退火 30s、72℃延伸 45s，共 35 个循环；72℃延伸 10min。

3. 扩增产物的检测

（1）制胶：配制 1.0%琼脂糖凝胶（参见第七章第二节实验四）。

（2）加样：5μl PCR 产物与 1μl 6×载样缓冲液混匀后加入凝胶样品孔中。

（3）电泳：样品置于阴极端，100V 电泳 20min。

（4）观察结果：在紫外线灯（302nm）下观察电泳结果。

【注意事项】　溴化乙锭为致癌剂，操作要小心！

【思考题】

1. 如何保证目的条带扩增的特异性？

2. 扩增失败的可能原因是什么？

3. PCR 技术有哪些应用？

实验二　RT-PCR 扩增大鼠 GAPDH 基因片段

【实验目的】　通过学习 RT-PCR 的基本原理，掌握 RT-PCR 的操作方法及注意事项。

【实验原理】　反转录 PCR（reverse transcription PCR，RT-PCR）是把 RNA 的反转录反应和 cDNA 的 PCR 扩增相结合的一种技术。RT-PCR 可以一步法或两步法的形式进行。在两步法 RT-PCR 中，第一步是进行反转录（RT），以提取的总 RNA 或 mRNA 为模板，利用 oligo（dT）、随机引物或基因特异性下游引物，在反转录酶的作用下合成 cDNA；第二步是进行 PCR，以 cDNA 为模板，利用上游引物（根据目的基因设计的一对特异引物中的一条）与 cDNA 第

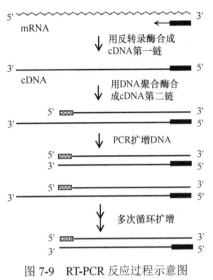

图 7-9　RT-PCR 反应过程示意图

一链退火,在 DNA 聚合酶作用下合成 cDNA 第二链。再以 cDNA 第一链和第二链为模板,用特异的上下游引物扩增获得大量目的基因片段(图 7-9)。RT-PCR 是目前对已知序列的 mRNA 进行定性和半定量分析的最有效的方法,其灵敏度高,理论上可检测到细胞中低于 10 个拷贝的 RNA,可用于分析细胞中基因的表达情况、克隆特定基因的 cDNA 序列、从组织或细胞中获取目的基因等。

GAPDH 即 3-磷酸甘油醛脱氢酶,是糖酵解过程中的一个酶,其编码基因是常见的管家基因之一。本实验利用 RT-PCR 对其基因片段进行扩增。以 GAPDH 基因为模板设计引物,扩增 129bp cDNA 片段,引物设计如下:

GAPDH P1:5′- CCTGGAGAAACCTGCCAAGT-3′

GAPDH P2:5′-TGGGAGTTGCTGTTGAAGTC-3′

【实验用品】

1. 材料　新鲜大鼠肝脏。

2. 器材　PCR 仪、离心机、离心管、电泳仪、紫外线灯检测仪、恒温水浴箱、微量移液器、吸头、剪刀、镊子、组织匀浆器等。

3. 试剂

(1)10×反转录缓冲液:60mmol/L 氯化镁,10mmol/L DTT,400mmol/L 氯化钾,500mmol/L Tris-HCl(pH 8.3),1mg/ml BSA。

(2)10×PCR 缓冲液:15～20mmol/L 氯化镁,0.5%Tween-20,250～500mmol/L 氯化钾,100～500mmol/L Tris-HCl(pH 8.3),1mg/ml BSA。

(3)去 RNA 酶的水:去离子水中加入 0.1%(V/V)焦碳酸二乙酯(DEPC),搅拌过夜并高压灭菌。

(4)75%乙醇:75ml 无水乙醇加去 RNA 酶的水定容至 100ml。

(5)其他:AMV 反转录酶、*Taq* DNA 聚合酶、4 种 dNTP、oligo(dT)、RNA 酶抑制剂、去离子水、琼脂糖、Trizol 试剂、异丙醇、氯仿。

【实验方法】

1. 提取 RNA(参见第七章第二节实验三)。

2. 反转录合成 cDNA

(1)配制反转录反应体系混合液:AMV 反转录酶 20U,10×反转录缓冲液 2μl,dNTP 混合液 2μl,总 RNA 1.0μg,oligo(dT)1μg,RNA 酶抑制剂 20U,加无 RNA 酶去离子水至 20μl,混匀后快速离心。

(2)混合液置于 42℃孵育 50min。

(3)混合液置于 95℃孵育 5min,然后迅速冰浴冷却。

3. PCR 扩增

(1)配制 PCR 反应体系混合液:1μl dNTP 混合液,1.5U *Taq* DNA 聚合酶,特异性引物各 2μl(10pmol/L),2μl cDNA 模板,2.5μl 10×PCR 缓冲液,加去离子水至 25μl,混匀后快速离心上机扩增。

(2)反应条件:预变性 95℃ 5min;94℃变性 30s,60℃退火 30s,72℃延伸 30s,共 30 个循环;72℃延伸 5min。

4. 琼脂糖凝胶电泳检测扩增产物（参见第七章第二节实验四）。

【注意事项】　实验过程中注意防止 RNA 的降解，要尽可能在无 RNA 酶的环境下操作。

【思考题】

1. 实验操作过程中如何避免 RNA 的降解？

2. RT-PCR 技术的应用有哪些？

（孔凡青）

实验三　实时定量 PCR 检测不同肝癌细胞中 ALB 基因的表达

【实验目的】　通过学习实时定量 PCR（real time quantitative PCR，RT-qPCR）的实验原理，掌握其操作方法及注意事项。

【实验原理】　RT-qPCR 是结合了荧光定量技术的反转录 PCR：先从 RNA 反转录到 cDNA，然后再用实时荧光 PCR 进行定量分析。实验室大多做的是 RT-qPCR，即对 RNA 表达量的上调和下调进行研究。

在 PCR 反应体系中加入荧光基团或荧光染料，这些荧光物质有其特定的波长。仪器可以自动检出，利用荧光信号积累，实时检测整个 PCR 进程；在 PCR 中循环次数增加，被扩增的目的基因片段呈指数规律增长，通过实时检测与之对应的随扩增而变化的荧光信号强度，求得 Ct 值（cycle threshold，循环阈值，是指产生可被检测到的荧光信号所需的最小循环数，是在 PCR 循环过程中荧光信号由本底进入指数增长阶段的拐点所对应的循环次数）。同时利用数个已知模板浓度的标准品作为对照，即可得出待测样本目的基因的拷贝数。

Ct 值是数据处理过程中的一个关键因素。X 轴表示 PCR 循环数，Y 轴表示扩增反应的荧光值，也就是扩增产物的量。扩增曲线的 4 个阶段：基线期、指数增长期、线性增长期和平台期。图 7-10 中表示一个基因的单次反应扩增曲线。图上面这个公式计算的是扩增产物的分子数 N，它等于模板的分子数 N_0 乘以 1 加扩增效率 e 的 n 次方，n 代表循环次数。也就是说，如果扩增效率为 100%，产物分子数就等于模板数乘以 2 的 n 次方。但是显然，在线性增长期和平台期，扩增效率不可能是 100%，因此上述 **RT-qPCR** 理论方程只在指数期成立。

$$N = N_0 \times (1+e)^n$$

N：产物分子数；　　N_0：起始（模板）分子数
e：扩增效率；　　　n：循环次数

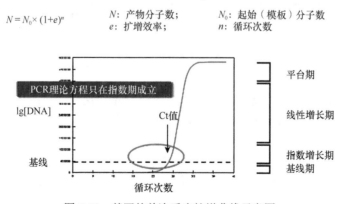

图 7-10　基因的单次反应扩增曲线示意图

ALB 即血清清蛋白，本实验利用 RT-qPCR 检测该基因在不同肝癌细胞株中的差异表达。GAPDH 即 3-磷酸甘油醛脱氢酶，是糖酵解过程中的一个酶，其编码基因是常见的管家基因之一。

引物序列如下：

ALB F：5′-CGCTATTAGTTCGTTACACCA-3′

ALB R：5'-TTTACAACATTTGCTGCCCA-3'

GAPDH F：5'-TCGGAGTCAACGGATTTGGT -3'

GAPDH R：5'-TTCCCGTTCTCAGCCTTGAC -3'

【实验用品】

1. 材料　不同的肝癌细胞株。

2. 器材　荧光定量 PCR 仪、紫外-可见分光光度计、微量移液器、8 联排管等。

3. 试剂

（1）SYBR Green I 荧光染料。

（2）上游引物及下游引物：浓度 10μmol/L。

（3）dNTP 混合液：将 dATP、dGTP、dCTP 和 dTTP 各 100mg 合并，加去离子水 2ml 溶解，用 0.1mol/L NaOH 调节 pH 至 7.0～7.5，使其浓度为 5mmol/L，分装后–20℃保存。现也有商品化的混合液（各 2mmol/L）供应。

（4）*Taq* DNA 聚合酶：2U/μl，使用时其在 20μl 反应体积终浓度为 1～2.5U。

（5）10×PCR 反应缓冲液（10×）：500mmol/L KCl，100mmol/L Tris-HCl（pH 8.4），15mmol/L $MgCl_2$。

（6）灭菌水。

【实验方法】

1. RNA 的提取（参见第七章第二节实验三）。

2. RNA 反转录为 cDNA（参见第七章第三节实验二）。

3. 实时定量 PCR 检测（Vazyme 的 Q711-02 为例）。

取 PCR 联排管，分别编号。向各管中加入含染料 2×qPCR *Taq* Mix 10μl；加入正反引物各 0.5μl（引物浓度 10μmol/L），向管中加入混合的 cDNA 各 1μl。一管中不加模板用作阴性对照。各管补加水至 20μl，加样体系见表 7-11。每个样品一式三份。

表 7-11　在 qPCR 管中配制如下混合液

组分	加量	组分	加量
模板（cDNA）/ddH₂O	1.0μl	2×qPCR Taq Mix	10μl
10μmol/L 引物（F）	0.5μl	ddH₂O	8.0μl
10μmol/L 引物（R）	0.5μl		

混匀，置于荧光定量 PCR 仪中。程序设定：95℃ 5min 预变性后；95℃ 15s，65℃ 35s（荧光检测），共 40 个循环（RT-qPCR 一般把退火和扩增设成一个温度，只在扩增出现问题时才会考虑设梯度）。

4. 数据处理　相对定量，用来确定经过不同处理的样品目标转录本之间的表达差异或是目标转录本在不同时相的表达差异，也就是倍数差异，相对基因表达计算参数见表 7-12。

表 7-12　相对基因表达计算参数

相对基因	实验样本（test）	校准样本（calibrator，cal）
目的基因（target gene）	$Ct_{(target, test)}$	$Ct_{(target, cal)}$
参照基因（reference gene）	$Ct_{(ref, test)}$	$Ct_{(ref, cal)}$

相对基因表达分析普遍采用 $2^{-\Delta\Delta Ct}$（Livak）方法：

$$\Delta Ct_{(test)} = Ct_{(target,\,test)} \times Ct_{(ref,\,test)}$$

$$\Delta Ct_{(cal)} = Ct_{(target,\,cal)} \times Ct_{(ref,\,cal)}$$

$$\Delta\Delta Ct = \Delta Ct_{t\,(test)} - \Delta Ct_{(cal)}$$

$$表达量的比值 = 2^{-\Delta\Delta Ct}$$

【注意事项】

1. 严格优化 PCR 扩增反应的实验试剂与条件。

（1）模板的制备，模板对 RT-qPCR 实验的可重复性起着极其重要的决定性作用，模板应不含任何蛋白酶、核酸酶、*Taq* DNA 聚合酶抑制剂以及能与 DNA 结合的蛋白质。

（2）引物浓度，应先通过预实验确定最适浓度，浓度一般为 0.2～1.0μmol/L。

（3）循环参数，PCR 中控制温度是关系到实验成败的重要环节；退火的温度及时间依赖于引物的长度、浓度以及碱基组成中（G+C）含量，一般来说，退火温度为引物的解链温度减去 5℃；延伸温度要根据 *Taq* DNA 聚合酶的最适作用温度而定，通常在 70～75℃，但是 RT-qPCR 中一般把退火和延伸设置成一个温度，通常为 65℃。

（4）PCR 缓冲液，Mg^{2+} 的浓度对 PCR 产物的特异性及产量有明显影响，各种单核苷酸浓度为 200μmol/L，Mg^{2+} 为 1.5mmol/L 时较合适；另外，不同厂家的 *Taq* DNA 聚合酶的缓冲液成分也不相同，使用时应注意是否配套。

（5）为避免非特异性扩增，可以采用 *Taq* DNA 聚合酶的"热启动法"。

2. 设置对照实验，为确保结果的准确性，应设置阳性对照及阴性对照或空白对照。

3. 防止 PCR 污染。

4. 对于同一套参考标准品与多次独立制备的样品进行重复实验，所获得的实验结果进行统计学显著性分析，使实验方法标准化，并具有可重复性。

【思考题】

1. 实验过程中如何避免 DNA 降解？

2. 在实验过程中为什么设计阴性对照组？

（金　晶）

第四节　核酸分子杂交技术

核酸的分子杂交是基于核酸分子的碱基互补原则而发展起来的，其原理是在碱性环境中加热或加入变性剂等条件下，双链 DNA 之间的氢键被破坏，即发生变性，双链解开成两条单链。这时加入异源的单链 DNA 或 RNA，并在一定离子强度和温度下保温使之复性，若异源 DNA 或 RNA 之间的某些区域有与原双链 DNA 互补的碱基序列，则在复性时可形成杂交的核酸分子。核酸分子杂交是定性或定量检测特异核酸序列的有力工具。在核酸杂交中，能与靶 DNA 或 RNA 特异性结合的带有标记物的已知序列的核酸片段被称为探针（probe），根据标记物不同，分为放射性探针和非放射性探针；根据核酸性质不同，又可分为 DNA 探针、RNA 探针和寡核苷酸探针等几类。参与反应的核酸固定在固相支持物上，常用的固相支持物有硝酸纤维素滤膜、尼龙膜和微孔板等。常见的核酸杂交类型有 DNA 印迹杂交、RNA 印迹杂交、原位杂交、斑点杂交和菌落原位杂交等。

一、DNA印迹杂交

DNA 印迹杂交由英国爱丁堡大学的 Southern 于 1975 年创建，是研究 DNA 的基本技术，在 DNA 图谱分析、遗传病诊断及 PCR 产物分析等方面具有重要价值。DNA 印迹杂交包括两个主要的过程：一是将待测核酸分子通过一定的方法转移并结合在固相支持物上，即称为印迹，常用的方法有毛细管虹吸印迹法、电转印法和真空转移法（图 7-11）。毛细管虹吸印迹法为经典方法，也是最常用的方法，有向上转移法和向下转移法，向上转移法简单，易操作，但速度慢、效率低（图 7-12）；向下转移法需要特殊设备，或

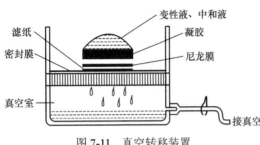

图 7-11　真空转移装置

将存放转移液的盘子放在高处（图 7-13）。二是将固定于支持物上的核酸与标记的探针在一定的温度和离子强度下发生退火，即分子杂交过程（图 7-14），再利用放射自显影术确定含某一特定序列的 DNA 片段的位置和大小。

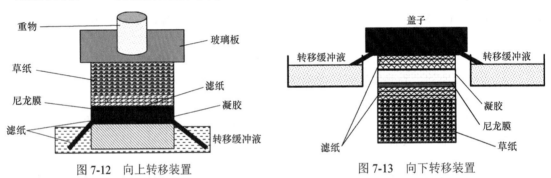

图 7-12　向上转移装置　　　　　　　　　图 7-13　向下转移装置

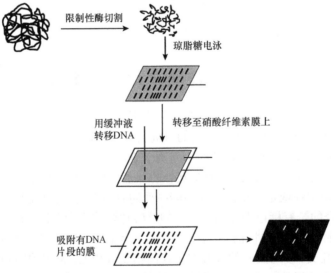

图 7-14　DNA 印迹杂交过程

二、RNA印迹杂交

RNA 印迹杂交用于检测 RNA 片段，与 DNA 印迹杂交的方法类似，只是在上样前需用甲基氧化汞、乙二醛或甲醛使 RNA 变性，有利于 RNA 在转印过程中与硝酸纤维素膜结合，但 RNA 与膜的结合并不牢固，所以在转印后不能用低盐缓冲液洗膜，否则 RNA 会被洗脱。电泳时在凝胶中不能加溴化乙锭（EB），它会影响 RNA 与硝酸纤维素膜的结合。

RNA 印迹杂交的主要检测对象为 mRNA，其含量低且不稳定，易被 RNA 酶（RNase）降解，因此防止 RNase 的污染是 RNA 印迹杂交的关键。所有试剂要用无 RNase 的纯净水配制；所有器皿都要进行去 RNase 处理或直接购买无 RNase 枪头和离心管；所有操作都是戴手套进行的，并且手套要经常更换。

RNA 印迹杂交常用于研究基因的表达调控、基因的结构和功能及遗传变异，主要用于测量表达量的多少和表达物的变化，如是否发生无义突变使转录流产、是否使用第 2 个转录起始位点、转录后修饰如剪切等是否改变。在进行基因表达水平变化的分析研究时，必须采用管家基因如 β 肌动蛋白（β-actin）、3-磷酸甘油醛脱氢酶（GAPDH）等作为内参，与靶基因进行比较（图 7-15）。

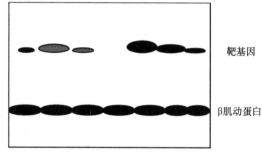

图 7-15　基因表达水平的 RNA 印迹杂交检测

三、组织原位杂交

原位杂交（in situ hybridization，ISH）技术的基本原理是利用核酸分子单链之间有互补的碱基序列，将探针与组织、细胞或染色体上待测 DNA 或 RNA 互补配对，结合成专一的核酸杂交分子，经一定的检测手段将待测核酸在组织、细胞或染色体上的位置显示出来。DNA 印迹杂交和 RNA 印迹杂交是将 DNA 或 RNA 提取后进行的，无法与组织病理或细胞形态异常相联系，而原位杂交则通过分析组织、细胞的 DNA 或 RNA，将分子生物学与形态分析相结合，能在成分复杂的组织中进行单一细胞的研究，而不受同一组织中其他成分的影响，且对于那些数量少且散在其他组织中的细胞内 DNA 或 RNA 的研究更为方便，并能反映组织细胞之间的关系和功能状态。

四、斑 点 杂 交

斑点杂交（dot hybridization）是指将待测的 DNA 变性后点加在硝酸纤维素膜（或尼龙膜、NC 膜）上，用已标记的探针进行杂交，洗膜除去未结合的探针，再进行放射自显影，判断是否有杂交及其杂交强度，主要用于基因缺失或拷贝数改变的检测（图 7-16）。与 DNA 印迹杂交和 RNA 印迹杂交相比，斑点杂交的优点为简便、快速地检测微量核酸，且可用于半定量分析，不需要酶切和电泳，在一张膜上可同时进行多个样品的检测（一张膜可点 96 个样品），因此可应用于大量样品的筛选。但由于是直接点样，所有的 DNA 和 RNA 都在一个孔中，无关核酸容易导致非特异杂交，造成假阳性结果，因此斑点杂交多用于初筛。

五、菌落原位杂交

菌落原位杂交是将培养板上生长的菌落转移到膜上，然后与探针进行杂交，筛选具有特定

DNA 片段的菌落，以用于克隆鉴定（图 7-17）。

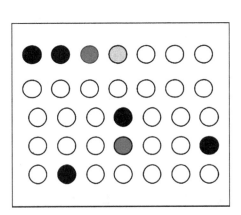

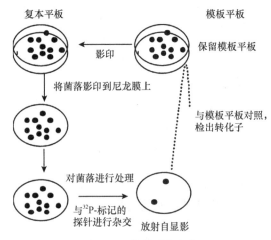

图 7-16　斑点杂交

图 7-17　菌落原位杂交

实验一　DNA印迹杂交

【实验目的】　通过学习 DNA 印迹杂交的相关知识，掌握 DNA 印迹杂交技术的基本原理和操作方法。

【实验原理】　基本原理是核酸的变性和根据碱基互补原则进行配对的复性。DNA 印迹杂交的主要步骤包括：①基因组 DNA 的限制性酶切；②DNA 酶切片段的电泳分离，再经变性、转移固定于膜上；③与标记的探针进行杂交；④放射自显影或化学显色反应检测杂交结果；⑤若有多于一种探针，且杂交是在尼龙膜上进行的，可去除第 1 种探针，再进行第 2 种探针的杂交。

【实验用品】

1. 材料　待测 DNA 样品。

2. 器材　电泳仪、硝酸纤维素膜、电泳槽、恒温摇床、凝胶成像系统、杂交袋、恒温水浴箱、微波炉、封口机、烤箱、22cm×15cm 瓷盘、微量移液器等。

3. 试剂

（1）限制性内切酶及 10×酶切反应缓冲液。

（2）5×TBE 电泳缓冲液。

（3）变性液：1.5mol/L NaCl，0.5mol/L NaOH。100kPa 灭菌 20min。

（4）中和液：1.5mol/L NaCl，0.5mol/L Tris-HCl（pH= 7.0）。100kPa 灭菌 20min。

（5）20×SSC：3mol/L NaCl，0.3mol/L 柠檬酸钠。100kPa 灭菌 20min。

（6）平衡液：0.1mol/L Tris-HCl，0.1mol/L NaCl，pH= 9.5。

（7）洗涤液：0.1mol/L 马来酸，0.15mol/L NaCl，0.3% Tween-20，pH= 7.5。

（8）预杂交液（试剂盒带）。

（9）杂交液：临用前在预杂交液中加入变性探针。

（10）显色液：临用前将 5.3μl 5-溴-4-氯-3-吲哚磷酸盐（BCIP）和 4.5μl 四唑氮蓝（NBT）加入 1ml 平衡液中混匀。

（11）抗地高辛碱性磷酸酶。

【实验方法】

1. 基因组酶切和电泳　在 200μl 微量离心管中加入 25μl DNA 样品（约 10μg），5μl 10× 酶切反应缓冲液，3μl 限制性内切酶，加灭菌去离子水至 50μl 混匀，稍离心后 37℃ 水浴 8～12h。酶切完全后，根据目的 DNA 片段的大小，选择不同浓度的琼脂糖或丙烯酰胺凝胶，见表 7-9 和表 7-10。取 5μl 酶切产物加样，25～30V 稳压电泳分离 DNA。电泳结束后取出凝胶，切去边缘的多余部分，EB 染色，在紫外线灯下观察照相（放一标尺，可从相片中读出 DNA 迁移的距离）。

2. 印迹转移

（1）将凝胶置于变性液中，浸泡 45min，温和振荡使 dsDNA 转变为 ssDNA，再用去离子水冲洗凝胶几次。

（2）将凝胶置于中和液中，浸泡 45min，并不断地振荡，将凝胶中和至中性。防止凝胶的碱性破坏硝酸纤维素膜。

（3）将凝胶置于 20×SSC 中平衡 10min。

（4）取瓷盘，在底部放一块玻璃板，使盛器内的 20×SSC 转移滤液低于玻璃板表面，在玻璃板表面盖一张 3mm 的二号滤纸，滤纸两边浸没于 20×SSC 中，玻璃和滤纸之间不能留有气泡。

（5）把凝胶底面朝上放于滤纸上，不能留有气泡。

（6）裁剪一张硝酸纤维素膜，其长和宽大于凝胶 1～2mm，并在角上作记号来确定滤膜方位。先在去离子水中浸润，再在 20×SSC 中浸润 5min，然后放于凝胶表面，不能留有气泡。

（7）再将两张与滤膜一样大小的二号滤纸于 2×SSC 中浸湿，覆盖在硝酸纤维膜素上，不能留有气泡。

（8）把一叠 5～8cm 高、略小于滤纸的吸水纸放置在滤纸上，在吸水纸上再放一块玻璃板和重约 500g 的重物，静置过夜。

（9）转移结束后，移去吸水纸和滤纸，翻转取出凝胶与硝酸纤维素膜，凝胶的点样与硝酸纤维素膜相对应的位置用铅笔做好标记。

（10）把已转移了 DNA 的硝酸纤维素膜放在 6×SSC 中振荡浸泡 5min，然后放在滤纸上吸干溶液，再把它夹在两层滤纸之间，80℃ 烘烤 2h。

3. 预杂交和杂交

（1）将杂交膜置于 6×SSC 浸湿 2min，同时预热预杂交液至 65℃。

（2）将杂交膜封于杂交袋内，按 0.2ml/cm² 的膜面积加入预杂交液，65℃ 预杂交 1h 以上。

（3）取出杂交袋，剪去一角，除去预杂交液，将含有探针的 5ml 杂交液注入杂交袋，排出气泡并封口，置于 65℃ 水浴中杂交过夜。

4. 洗膜　取出杂交膜，在 2×SSC 中漂洗 5min，然后按照下列方法洗膜：2×SSC/0.1% SDS，42℃，10min；1×SCC/0.1% SDS，42℃，10min；0.5×SCC/0.1% SDS，42℃，10min；0.2×SSC/0.1% SDS，56℃，10min；0.1×SSC/0.1% SDS，56℃，10min。洗膜过程中，要不断振荡并不断用放射性检测仪检测膜上的放射强度。当放射强度指示数值比环境背景高 1～2 倍时，即停止洗膜。将膜浸入 2×SSC 中 2min，取出并用滤纸吸干表面水分，用保鲜膜包裹，保鲜膜与杂交膜之间不能留有气泡。

5. 放射性自显影检测

（1）将滤膜正面向上，放入暗盒中。

（2）在暗室内，将两张 X 线底片放入曝光暗盒，用透明胶带固定后合上暗盒。

（3）将暗盒置于-70℃冰箱进行曝光（根据信号强弱决定曝光时间，一般在1~3天）。

（4）从冰箱中取出暗盒，置于室温1~2h，然后冲洗X线底片（洗片时先洗一张，若感光偏弱，则再增加两天曝光时间后洗第二张片子）。

【注意事项】

1. 转膜要充分，保证DNA完全转移到膜上。

2. 杂交条件及洗膜是确保阳性结果和背景反差对比明显的关键。洗膜不充分会导致背景太深，洗膜过度可能导致假阴性结果。

3. 实验中使用到有毒物质和放射性同位素，需注意环保及安全。

4. 将凝胶中和至中性时要测定pH，防止凝胶的碱性破坏硝酸纤维素膜。

【思考题】

1. 转膜后为何要进行预杂交？

2. 通过网络学习、查找制备及标记探针的多种方法。

3. 通过网络学习DNA印迹杂交的具体应用范围。

实验二　RNA印迹杂交

【实验目的】　通过学习RNA印迹杂交的相关知识，掌握RNA印迹杂交技术的基本原理和操作方法。

【实验原理】　RNA印迹杂交是一种将RNA从琼脂糖凝胶中转印到硝酸纤维素膜上的方法。RNA印迹杂交的过程和方法与DNA印迹杂交类似，所不同的是RNA印迹杂交的检测对象总RNA不需要进行酶切，以各个RNA分子的形式直接应用于电泳。此外，由于碱性溶液可导致RNA水解，因此不进行碱变性，但因dsRNA会形成部分双链结构影响电泳行为，为保证RNA按分子大小进行分离，RNA电泳需要变性条件下进行，且所有操作均须避免RNase的污染。

具体方法是使用含甲醛的琼脂糖凝胶使RNA变性，甲醛可以减少RNA的二级结构。在琼脂糖凝胶中不能加EB，因为它会影响RNA与硝酸纤维素膜的结合。电泳后的琼脂糖凝胶用与DNA印迹转移相同的方法将RNA转移到膜上，然后与探针杂交，由于烘烤前RNA与膜结合得并不牢固，所以在转印后需用低盐缓冲液冲洗，否则RNA会被洗脱。杂交后从杂交条带的位置和量来判断某特异RNA的表达。因DNA迁移率与RNA不同，需采用RNA标准相对分子质量（RNA ladder）。

【实验用品】

1. 材料　待测RNA样品。

2. 器材　电泳仪、电泳槽、恒温水浴箱、烤箱、凝胶成像系统、恒温摇床、微波炉、UV交联仪、封口机、漩涡振荡器、杂交袋、瓷盘、紫外-可见分光光度计、硝酸纤维素膜、离心管、烧杯、量筒、三角瓶、微量移液器等。

3. 试剂

（1）0.5mol/L EDTA：将16.61g EDTA溶于80ml灭菌水，调pH至8.0，然后定容至100ml。

（2）DEPC：1000ml灭菌水中加入1ml DEPC，充分振荡混匀，37℃过夜，高压灭菌。

（3）50mmol/L乙酸钠：将3.4g乙酸钠溶于500ml灭菌水，再加入0.5ml DEPC，37℃振荡过夜，高压灭菌。

（4）5×甲醛凝胶电泳缓冲液：MOPS（3-（N-玛琳代）丙磺酸）10.3g，加入400ml 50mmol/L

乙酸钠，用 2mol/L NaOH 调 pH 至 7.0，再加入 10ml 0.5mol/L EDTA，加 DEPC 水至 500ml，室温避光保存。

（5）20×SSC：NaCl 175.3g、柠檬酸三钠 88.2g，加灭菌水至 800ml，用 2mol/L 氢氧化钠调 pH 至 7.0，再用灭菌水定容至 1000ml。DEPC 处理、高压灭菌。

（6）6×SSC：300ml 20×SSC 加灭菌水至 1000ml。DEPC 处理，高压灭菌。

（7）50×Denhardt：聚蔗糖 0.5g、聚乙烯吡咯烷酮 0.5g、牛血清白蛋白（BSA）0.5g，加灭菌水至 50ml。

（8）STE 缓冲液：2.5ml 1mol/L Tris-HCl（pH 8.0），0.5ml 0.5mol/L EDTA，5ml 5mol/L NaCl，加灭菌水至 250ml。

（9）预杂交液：5ml 20×SSC，10ml 甲酰胺，4ml 50×Denhardt，0.2ml 1mol/L 磷酸钠缓冲液（pH 6.6），1ml 10% SDS，总体积 20ml。临用前加入变性鲑鱼精子 DNA（10mg/ml）至终浓度为 4μg/ml。

（10）dNTP-mix。

（11）溴化乙锭（EB）。

（12）α-^{32}P-dCTP。

【实验方法】

1. 变性胶的制备　取 0.2g 琼脂糖，加入 12.4ml DEPC 水，加热溶解，于保温状态下加入 4ml 5×甲醛凝胶电泳缓冲液、3.6ml 37%甲醛，混匀制胶。待胶凝固后，置于 1×甲醛凝胶电泳缓冲液中预电泳 5min。

2. 样品制备　取 4.5μl 总 RNA（20～30μg），加入 4μl 5×甲醛凝胶电泳缓冲液、3.6μl 37%甲醛、10μl 甲酰胺，65℃温育 15min、冰浴 5min。加入 1μl EB（1μg/μl）、2μl 加样缓冲液。

3. 电泳　加样，50V 电泳（电泳时间约 2h）。于紫外线灯下观察 RNA 的完整性，记录 5S、16S、23S 条带离加样孔的距离。

4. 转膜　将 RNA 从凝胶转移到硝酸纤维素膜，具体方法与 DNA 印迹杂交相同。

5. 探针标记

（1）取 25ng 模板 DNA 于 0.5ml 离心管中，95～100℃变性 5min，冰浴 5min。

（2）将下列反应成分混合，加入上述微量离心管中：2μl dNTP-mix，2μl BSA（10mg/ml），10μl 5×缓冲液，1μl Klenow 酶（5μg/μl），5μl α-^{32}P-dCTP。加入灭菌水至 50μl，轻轻混匀。室温下反应 1h。

6. 预杂交　参见 DNA 印迹杂交。

7. 杂交　参见 DNA 印迹杂交。

8. 洗膜　参见 DNA 印迹杂交。

9. 放射性自显影　参见 DNA 印迹杂交。

【注意事项】

1. 操作严格按同位素操作规程进行，防止同位素污染。

2. 必要时可采用 Sephadex G-50 柱层析法纯化标记的探针，以去除标记反应中游离的核苷酸。

3. 所有用于 RNA 印迹杂交的溶液，均须用经 DEPC 处理过的无菌去离子水配制。DEPC 是一种致癌剂，须小心操作。

4. RNA 极易被环境中存在的 RNA 酶降解，因此须特别警惕 RNA 酶的污染。

5. 转膜时注意不要有气泡。

【思考题】 通过网络学习 RNA 印迹杂交的具体应用范围。

（李嘉欣）

第五节　基　因　克　隆

基因克隆是 20 世纪 70 年代在分子遗传学、分子生物学、细胞生物学等基础上发展起来的一项具有革命性的技术，可以按照人们的意愿设计、改造和组建新的生物品种。1972 年，美国斯坦福大学的伯格（Berg）等把一种猿猴病毒的 DNA 与 λ 噬菌体 DNA 用同一种限制性核酸内切酶切割后，再用 DNA 连接酶把这两种 DNA 分子连接起来，就形成了一种新的重组 DNA 分子，从此产生了基因克隆技术。1973 年，科恩（Cohen）等把一段外源 DNA 片段与质粒 DNA 连接起来，构成了一个重组质粒，并将该重组质粒转入大肠埃希菌，第一次完整地建立起了基因克隆体系。目前这项技术已普遍应用于工业、农业、医学、药学和环境保护等各个领域，充分显示出无限的生命力和应用前景。

基因克隆（gene cloning），又称分子克隆（molecular cloning）、基因工程（genetic engineering）、重组 DNA 技术（recombinant DNA technique）等，是指在体外将不同来源的 DNA 分子通过酶切、连接等操作重新组合，并使之在适当的宿主细胞中进行扩增，形成大量的新功能 DNA 分子的过程。

一、DNA 克隆常用的工具酶

DNA 克隆技术的诞生和发展是以各种核酸酶的发现和应用为基础的，每一个关键步骤都需要特定的酶参与。例如基因扩增需要 DNA 聚合酶（DNA polymerase），基因切割需要限制性核酸内切酶（restriction endonuclease，RE），DNA 片段的连接需要 DNA 连接酶（DNA ligase），DNA 末端的修饰需要 DNA 外切酶（DNA exonuclease）、多聚核苷酸激酶（polynucleotide kinase）、末端转移酶（terminal transferase）等，这些工具酶的主要功能见表 7-13。DNA 克隆技术中最重要的工具酶是限制性核酸内切酶，下面将对其进行详细介绍。

表 7-13　常用的基因克隆工具酶

基因克隆工具酶	主要功能
限制性核酸内切酶	识别特异的双链 DNA 分子并裂解磷酸二酯键
DNA 聚合酶 I	具有 5′→3′聚合、3′→5′外切和 5′→3′外切活性，①合成双链 cDNA 分子或片段连接；②缺口平移制备高比活探针；③DNA 序列分析；④填补 3′末端
Klenow 片段	DNA 聚合酶 I 的大片段，具有完整 5′→3′聚合及 3′→5′外切活性，缺乏 5′→3′外切活性，常用于 cDNA 第二条链的合成、双链 DNA 的 3′端标记
Taq DNA 聚合酶	具有 5′→3′聚合和 5′→3′外切活性，主要用于 PCR 反应和 DNA 测序反应
DNA 连接酶	催化 DNA 中相邻的 5′-磷酸基和 3′-OH 之间形成磷酸二酯键，使 DNA 切口封合或使两个 DNA 分子或片段连接
反转录酶	以 RNA 为模板合成互补的 DNA，用于合成 cDNA，也用于替代 DNA 聚合酶 I 进行缺口填补、标记或 DNA 序列分析等
多聚核苷酸激酶	使核苷酸 5′-OH 端磷酸化，或标记探针
末端转移酶	在 3′-OH 端进行同质多聚物加尾

限制性核酸内切酶，又称限制酶或限制性内切酶，是一类能够识别双链 DNA 分子内部的特异位点，并对每条链中特定部位的两个脱氧核糖核苷酸之间的磷酸二酯键进行切割的一类酶。根据限制酶的组成、所需因子及裂解 DNA 的方式，限制性核酸内切酶分为三种类型，即 Ⅰ、Ⅱ、Ⅲ型，各自有不同的特性。

Ⅰ型和Ⅲ型限制性核酸内切酶一般属于多亚基的蛋白质复合物，同时具有限制和 DNA 修饰两种功能。这两种酶不在识别的位点切割 DNA，即特异性不强，因此在 DNA 克隆中没有实际的应用。Ⅱ型限制性核酸内切酶能在 DNA 双链内部的特异位点识别并切割，被称为基因工程的"手术刀"，对靶 DNA 进行精确切割。Ⅱ型限制性核酸内切酶的作用特点：①识别并切割 DNA 的特异序列，绝大多数Ⅱ型限制性核酸内切酶能够识别 4～8 个核苷酸，其中识别 4 个和 6 个核苷酸最为常见。表 7-14 列出了一部分Ⅱ型限制性核酸内切酶的识别切割位点。②大多数Ⅱ型限制性核酸内切酶的识别序列是回文结构（palindrome structure），即识别的两条 DNA 序列，其 5′→3′方向的序列完全一致。例如，Hind Ⅲ 的识别序列，在 DNA 两条链从 5′→3′方向都是 AAGCTT。③Ⅱ型限制性核酸内切酶切割双链 DNA 后产生黏性末端或平末端。当Ⅱ型限制性核酸内切酶在两条 DNA 链上交错切割，就会形成有 2～4 个未配对核苷酸的单链 5′或 3′的突出末端，称为黏性末端（sticky end 或 cohesive end），简称黏端。当Ⅱ型限制性核酸内切酶在两条 DNA 链的同一对应碱基处切割，就形成了没有单链突出的末端，称平末端或钝末端（blunt end）。

表 7-14　部分Ⅱ型限制性核酸内切酶的识别序列和切割位点

名称	识别序列及切割位点	名称	识别序列及切割位点
EcoR Ⅰ	G↓AATTC CTTAA↑G	EcoR Ⅴ	GAT↓ATC CTA↑TAG
BamH Ⅰ	G↓GATCC CCTAG↑G	Sma Ⅰ	CCC↓GGG GGG↑CCC
Hind Ⅲ	A↓AGCTT TTCGA↑A	Apa Ⅰ	GGGCC↓C C↑CCGGG
Hae Ⅲ	GG↓CC CC↑GG	Not Ⅰ	GC↓GGCCGC CGCCGG↑CG
Xma Ⅰ	CCCGG↓G G↑GGCCC	Bgl Ⅱ	A↓GATCT TCTAG↑A

不同的Ⅱ型限制性核酸内切酶可以产生相同的黏性末端，这些酶彼此互称为同尾酶（isocaudarner），所产生的相同黏性末端称为配伍末端。例如，表 7-14 中的 BamH Ⅰ 和 Bgl Ⅱ 在切割不同序列后可产生配伍末端（—GATC—）。还有些不同的Ⅱ型限制性核酸内切酶可以识别同一序列，这些酶称为同切点酶（isoschizomer）。例如，表 7-14 中的 Xma Ⅰ 和 Sma Ⅰ 都是识别 CCCGGG，但切割位点不一样。

二、目的基因

目的基因是指待研究的基因，即待克隆或表达的基因。获得目的 DNA 是基因克隆的首要步骤，常用的分离目的基因的方法有 PCR 法、化学合成法、cDNA 法及从已建立的基因文库中筛选等。

三、基 因 载 体

携带外源目的基因进入宿主细胞的工具就是载体（vector）。根据功能，载体可以分为克隆载体（cloning vector）和表达载体（expression vector）。根据来源，载体可以分为质粒载体（plasmid vector）、噬菌体载体（phage vector）、黏粒载体（cosmid vector）、病毒载体（virus vector）、人工染色体载体（artificial chromosome vector）等。目的基因能否有效地转入受体细胞，并在其中维持和高效表达，在很大程度上取决于载体。目前基因工程载体有数千种，各种类型的载体在大小、结构、复制等方面的特性差别也较大，但作为基因克隆载体，必须具备以下几个条件：①能在宿主细胞中自主复制，保证携带的目的基因得到同步扩增；②有多个合适的单一限制性核酸内切酶的酶切位点（即多克隆位点，multiple cloning site，MCS），以便于目的基因的插入，形成重组的 DNA 分子；③有一定的标记基因，便于重组子的筛选和鉴定；④拷贝数高，便于分离提纯得到大量的重组子；⑤具有较高的遗传稳定性和安全性等。

四、基因克隆的操作步骤

基因克隆操作的基本步骤：①外源目的基因的分离（分）；②载体的选择和构建（选）；③目的基因与载体连接（连）；④重组 DNA 转入受体细胞（转）⑤重组子的筛选与鉴定（筛）。基因克隆的基本流程可以概括为分、选、连、转、筛（图 7-18）。

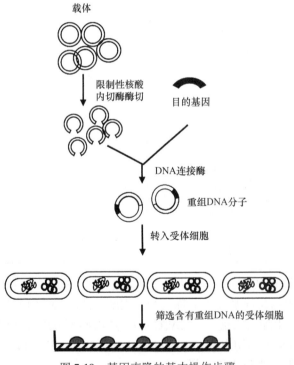

图 7-18　基因克隆的基本操作步骤

1. 获取目的基因（分）　　根据目的基因的特点以及研究目的的不同，选用不同的实验方法来分离目的基因：一种是通过化学合成法和 PCR 扩增法人工合成目的基因；另一种可通过构建基因组文库或 cDNA 文库，从中筛选目的基因。

人工合成目的基因的策略可以直接用 PCR 技术从供体细胞 DNA 中扩增目的序列，也可以根据已知的基因或蛋白质序列，通过化学方法，以单核苷酸为原料合成目的基因。如人的血红蛋白基因和胰岛素基因就是通过人工合成的方法获得的。

某一组织或细胞的染色体基因组 DNA 用限制性核酸内切酶切割后，将这些片段与载体 DNA 重组，再转入受体细胞，存在于受体细胞中由克隆载体所携带的所有基因组 DNA 的集合就是基因组文库（genomic library）。以某种细胞的 mRNA 为模板，反转录合成 mRNA 的互补 DNA（complementary DNA，cDNA），再复制成双链 cDNA，与合适的载体连接后转入受体细胞，得到的含有所有表达基因信息的集合就是 cDNA 文库（cDNA library）。可以根据研究目的，从这两个文库中筛选到感兴趣的未知的目的基因。

除了上述方法外，还可以用酵母杂交或芯片杂交的方法筛选出目的基因。

2. 载体的选择和构建（选）　进行 DNA 克隆的目的有两个，一是获得目的基因；二是获得目的基因所编码的蛋白质。需要根据研究目的，选择和制备合适的克隆载体或表达载体，同时还需要考虑限制性核酸内切酶酶切位点、目的基因大小、受体细胞的种类等因素。

3. 目的基因与载体的连接（连）　目的基因与载体的连接是指不同来源的 DNA 重新组合的过程。在 DNA 连接酶的催化下，将目的 DNA 分子与载体 DNA 分子连接成一个重组 DNA 分子的过程。不同性质来源的目的基因与载体分子之间的连接方式也各不相同，主要有黏性末端连接、平末端连接、双酶切片段的定向克隆连接、同聚物加尾连接、人工接头连接等方法。

4. 将重组 DNA 导入受体细胞（转）　目的基因的片段与载体在生物体外连接形成重组 DNA 分子后，要将重组 DNA 分子引入受体细胞中进行扩增。常用的受体细胞有大肠埃希菌、枯草杆菌、土壤农杆菌、酵母菌和动植物细胞等。将重组 DNA 导入受体细胞的主要方法有如下几种。

（1）转化（transformation）：是指将外源基因直接导入细菌、真菌、酵母细胞的过程。常用的转化方法有化学诱导法（Ca^{2+}诱导法）、电穿孔法等。

（2）转染（transfection）：是指将外源基因直接导入真核细胞（酵母除外）的过程。常用的转染方法有电穿孔法、基因枪法、显微注射法、原生质体融合法、磷酸钙沉淀法等。

（3）感染（infection）：是指以病毒颗粒作为外源基因运载体导入受体细胞的过程。不同方法的转化效率也不尽相同，需要根据受体细胞以及实验的具体要求来选择合适的导入方法（表 7-15）。

表 7-15　常用重组子导入受体细胞的方法

常用方法	基本原理
Ca^{2+}诱导法	用 $CaCl_2$ 处理受体细胞使其成为感受态，有利于重组 DNA 进入。操作简便快捷，但转化效率一般
电穿孔法	在高压电脉冲介导下使 DNA 穿过细胞膜进入受体细胞。该方法几乎适用于所有受体细胞，转化效率高。但需要特殊设备，成本较高，还可能会导致细胞内外离子浓度不平衡，影响细胞的生理功能或导致细胞死亡
基因枪法	利用火药爆炸、高压放电或高压气体作为驱动力，将载有外源 DNA 的金属微粒加速，使之穿过植物细胞的细胞壁及细胞膜，进入受体细胞，从而将外源 DNA 导入受体细胞中。此法应用面广，经济简单，转化时间短，转化效率高
基因显微注射法	利用玻璃微量注射针（0.1～0.5μm）将外源基因片段直接注射到原核期胚或培养的细胞中。此法原则上适合任何 DNA 进入任何种类的细胞，具有整合效率高、不需要载体、实验周期短、对受体细胞无药物毒害等优点；但操作烦琐耗时、工作效率低，且需要贵重精密仪器和精细的操作技术，因此很难进行大批量的转化工作。此外，外源基因的整合位点和整合的拷贝数都无法控制，易造成宿主细胞基因组的插入突变，引起相应的性状改变，重则致死

常用方法	基本原理
磷酸钙沉淀法	将氯化钙、DNA 和磷酸缓冲液混合，形成吸附 DNA 的不溶性羟磷灰石细微颗粒，该颗粒附着在细胞表面，并通过胞饮进入细胞。此法操作简便、成本低廉、可大批量转染、对细胞的毒性较小、转化效果稳定，但转化效率较低
脂质体介导法	用脂质体包埋 DNA 分子，将其导入受体细胞。该法效果稳定、感染效率高（比磷酸钙沉淀法高 5～100 倍），但成本较高、对外源 DNA 长度有一定限制、积累的脂类对受体细胞有一定的毒性
病毒感染法	将外源 DNA 插入到病毒颗粒中，以病毒感染的方式将外源 DNA 导入受体细胞。此方法定向性好、重复性高、导入效率高，但病毒感染的宿主范围有限，往往无法感染一些具有重要经济价值的家禽和牲畜细胞

5. 阳性重组子的筛选（筛）　　重组 DNA 导入受体细胞后，真正能够摄入重组 DNA 分子的受体细胞是很少的。因此，必须通过一定的手段对受体细胞中是否导入了目的基因进行检测。如抗药性标记插入失活法、蓝-白斑筛选法、互补效应筛选法、DNA 电泳检测法、PCR 检测法、核酸分子杂交法、免疫化学检测法、DNA 序列测定法等。选择何种筛选方法，需依据实验的具体情况而定。

五、基因克隆的支撑技术

基因克隆是多种不同技术的综合应用，这些技术包括核酸的分离技术、核酸凝胶电泳技术、核酸分子杂交技术、细菌转化和细胞转染技术、DNA 序列分析技术、寡核苷酸合成技术、基因定点突变技术、聚合酶链反应技术、DNA 与蛋白质互作分析技术、蛋白质与蛋白质互作分析技术、细胞培养与再生技术等。本章内容主要包括：大肠埃希菌的培养及感受态细胞的制备、质粒的转化、碱裂解法小量提取质粒 DNA、质粒 DNA 的大量提取、质粒 DNA 的酶切与鉴定、目的 DNA 片段与载体连接、从琼脂糖凝胶中回收 DNA 片段、重组质粒的筛选等实验。通过上述实验，使学生对基因克隆基本操作和技术有初步的了解，为今后学习相关学科知识和从事相关研究奠定坚实的基础。

（席海燕）

实验一　大肠埃希菌基因组 DNA 的提取

【实验目的】　　通过大肠埃希菌基因组 DNA 相关知识的学习，掌握原核细胞基因组 DNA 提取的原理和方法。

【实验原理】　　大肠埃希菌基因组 DNA 为环形的大分子 DNA，真核生物的染色体 DNA 是线性的。不同生物的基因组提取的方法是不同的，但其基本原则是类似的，既要将 DNA 与蛋白质、脂类和糖类等物质分离，又要尽可能保持 DNA 分子的完整。提取 DNA 的过程通常是将组织细胞在含十二烷基硫酸钠（SDS）和蛋白酶 K 的溶液中消化蛋白质，再用苯酚、氯仿抽提有机物，得到的 DNA 溶液经乙醇沉淀使 DNA 从溶液中析出。在提取 DNA 的体系中，SDS 溶解细胞膜并使蛋白质变性；蛋白酶 K 可将蛋白质降解成小肽或氨基酸，使 DNA 分子与组织蛋白分离；EDTA 螯合 Mg^{2+}，抑制 DNase 活性；十六烷基三乙基溴化铵（CTAB）是一种去污剂，可溶解细胞膜，能与核酸形成复合物，在高盐溶液中（0.7mol/L NaCl）可溶，当降低溶液盐浓度到一定程度（0.3mol/L NaCl）时，从溶液中析出，通过离心可将 CTAB-核酸的复合物与蛋白、多糖类物质分开。最后通过乙醇或异丙醇沉淀 DNA，而 CTAB 溶于乙醇或异丙醇而除去。

【实验用品】

1. 材料 大肠埃希菌 *E.coli* DH10B。

2. 器材 微量离心管、微量移液器（20μl、200μl、1000μl）、台式高速离心机、涡旋振荡器、恒温振荡摇床、高压灭菌锅、超净工作台等。

3. 试剂

（1）LB 液体培养基：酵母提取物 5g，胰化蛋白胨 10g，NaCl 10g，溶于 800ml 去离子水中，调 pH 至 7.0，定容至 1000ml，高压灭菌，4℃保存备用。

（2）CTAB/NaCl 溶液：4.1g NaCl 溶解于 80ml H_2O，缓慢加入 10g CTAB，加水至 100ml。

（3）TE 缓冲液：1mol/L Tris-HCl（pH 8.0）1ml，0.5mol/L EDTA（pH 8.0）0.2ml，加超纯水至 100ml，高压蒸汽灭菌，冷却后储存于 4℃。

（4）SDS（10%，*W/V*）：10g 电泳级的 SDS 溶解于 90ml 超纯水中，加热至 68℃，磁力搅拌器搅拌助溶。如需要，加几滴浓盐酸调节 pH 至 7.2，定容至 100ml，高压蒸汽灭菌，室温保存。

（5）NaCl（5mol/L）：292g NaCl 溶解于 800ml 超纯水中，定容至 1000ml，室温保存。

（6）NaAc（3mol/L）：40.83g NaAc·$3H_2O$ 溶解于 80ml 超纯水中，使用冰醋酸调节 pH 至 5.2，定容至 100ml，高压蒸汽灭菌，室温保存备用。

（7）蛋白酶 K（20mg/ml）。

（8）RNA 酶 A（10mg/ml）。

（9）苯酚/氯仿/异戊醇（25：24：1）。

（10）氯仿/异戊醇（24：1）。

（11）异丙醇。

（12）70%乙醇。

（13）琼脂糖。

（14）50×TAE 缓冲液：称取 242.2g Tris，56.7ml 冰醋酸，加入 100ml 0.5mol/L EDTA（pH 8.0），加去离子水定容至 1000ml。使用时稀释为 1×TAE。

（15）6×样品缓冲液：0.2%溴酚蓝，50%（*W/V*）蔗糖。4℃储存。

（16）溴化乙锭（10mg/ml）：1g 溴化乙锭加入到 100ml 超纯水中，磁力搅拌器搅拌几小时，以确保染料完全溶解。用铝箔包裹储存器避光，室温保存。

【实验方法】

1. 挑取 LB 固体培养基上生长的单菌落，接种于 5.0ml LB 液体培养基中，37℃剧烈振荡，培养过夜（12～16h）。

2. 取 1.5ml 的培养液加入到 1.5ml 离心管，12 000*g* 离心 30s，弃上清。

3. 加入 567μl 的 TE 缓冲液，剧烈振荡，重悬菌体。加入 30μl 10%的 SDS 和 3μl 20mg/ml 的蛋白酶 K，混匀，于 37℃温浴 20min。

4. 加入 100μl 5mol/L NaCl，充分混匀，再加入 80μl CTAB/ NaCl 溶液，混匀，于 65℃温浴 10min。

5. 加入等体积的苯酚/氯仿/异戊醇（25：24：1），混匀，12 000*g*，离心 5min，将上清转移到一个新的离心管中。

6. 加入等体积的氯仿/异戊醇（24：1），温和混匀，12 000*g*，离心 5min，转移上清到一个新的离心管中。

7. 加入 0.6 倍体积异丙醇，温和混匀，室温静置 10min，12 000g，离心 5min。

8. 弃上清，短暂离心，用微量移液器将残余液体吸出，将离心管开口于室温放置 5～10min。

9. 加入 100μl 含有 RNA 酶 A（10μg/ml）的 TE 缓冲液重新溶解沉淀，37℃温浴 30min。

10. 加 1/10 体积 3mol/L NaAc、2 倍体积无水乙醇，颠倒混匀，室温静置 10min。

11. 12 000g，离心 10min。

12. 弃上清，加 1ml 70%乙醇，颠倒离心管数次，洗涤 DNA，12 000g，离心 5min。

13. 重复步骤 8。

14. 弃上清，短暂离心，用微量移液器将残余液体吸出，将离心管开口置于室温使乙醇挥发，直至管内没有可见液体存在。

15. 加入 30μl TE 缓冲液，回溶 DNA。

16. 分光光度法检测 DNA 的浓度和纯度。

17. 琼脂糖凝胶电泳法检测提取 DNA 的完整性。

【注意事项】

1. 在提取过程中，DNA 会发生机械断裂，产生大小不同的片段，因此分离基因组 DNA 时应尽量在温和的条件下操作，如尽量减少苯酚、氯仿抽提、混匀过程要轻缓，以保证得到较长的 DNA，但如果混合不足，蛋白质不能很好去除，影响 DNA 制品的纯度。

2. 用异丙醇沉淀的 DNA，与离心管管壁结合较松，在去除异丙醇或 70%的乙醇洗涤沉淀时要防止沉淀丢失。

3. 沉淀时加入 1/10 体积的 NaAc（pH 5.2，3mol/L），有利于充分沉淀，沉淀后应用 70%乙醇洗涤，以除去盐离子等。

4. 晾干 DNA，让乙醇充分挥发时，不要过分干燥，过度干燥的 DNA 溶解缓慢且易发生断裂。

5. 使用 TE 缓冲液溶解 DNA，TE 中的 EDTA 能螯合 Mg^{2+}，抑制 DNase 活性，缓冲液 pH 为 8.0，可防止 DNA 发生降解。

【思考题】

大肠埃希菌基因组 DNA 为多少 kb？如何鉴定提取基因组 DNA 的完整性？

实验二　PCR法扩增大肠埃希菌碱性磷酸酶基因

【实验目的】　通过学习 PCR 法扩增基因的原理，掌握扩增大肠埃希菌碱性磷酸酶基因的方法。

【实验原理】　碱性磷酸酶（alkaline phosphatase，AKP）是一类磷酸单酯酶，可催化磷酸单酯的水解。AKP 广泛存在于多种细菌、真菌和动物中。不同来源的 AKP 的相对分子质量和编码序列差异很大，且各种 AKP 的性质、结构、功能和催化机制也不完全相同。其中，大肠埃希菌（*Escherichia coli*）AKP 由 phoA 基因编码，为同源二聚体金属酶，单体由 449 个氨基酸组成，相对分子质量为 47kDa，活性中心包括 3 个金属原子，即 2 个锌原子和 1 个镁原子。*E. coli* AKP 催化机制明确，底物范围广泛，作为工具酶在基因工程技术等方面具有广泛应用。本实验依据 GenBank 数据库公布的 *E. coli* DH10B phoA 基因序列（NC-010473）设计特异性的 PCR 引物，以 *E. coli* DH10B 基因组 DNA 为模板，PCR 法扩增 phoA 基因完整的编码序列。

【实验用品】

1. 材料　*E. coli* DH10B 基因组 DNA。

2. 器材　PCR 仪、0.2ml PCR 管、微量移液器、移液器吸头、离心机、涡旋振荡器等。

3. 试剂

（1）PCR Mix（包含 *Taq* DNA 聚合酶、Mg^{2+}、dNTP 等）。

（2）PCR 引物：正义引物 P1（10μmol/L），反义引物 P2（10μmol/L）。

引物序列：

正义引物 P1，5'-CA<u>GGATCC</u>CGGACACCAGAAATGCCTG-3'

反义引物 P2，5'-GC<u>AAGCTT</u>TTATTTCAGCCCCAGAGCGG-3'

（3）其他：去离子水、琼脂糖、电泳缓冲液（50×TAE）、10mg/ml 溴化乙锭、6×载样缓冲液等。

【实验方法】

1. PCR 反应体系配制　按照表 7-16，依次将各组分加入 0.2ml PCR 管，涡旋振荡混匀。

表 7-16　PCR 反应体系

组分	体积（μl）	组分	体积（μl）
2×PCR Mix	25.0	*E. coli* DH10B 基因组 DNA	2.0
正义引物 P1	1.0	ddH₂O	21.0
正义引物 P2	1.0		

2. 产物的扩增　反应条件：94℃预变性 5min；94℃变性 30s，60℃退火 30s，72℃延伸 90s，共 30 个循环；72℃延伸 10min。

3. 扩增产物的检测　琼脂糖凝胶电泳法检测 PCR 扩增产物（参见第七章第二节实验四）。

【注意事项】

1. 配制 PCR 反应体系应在冰上操作。

2. 混匀 PCR 反应体系中各组分时，应避免产生气泡。

3. 加样时避免交叉污染。

【思考题】

1. PCR 引物设计通常应遵循哪些原则？

2. 如何确定退火温度？

（张学明）

实验三　从琼脂糖凝胶中回收 DNA

【实验目的】　通过学习从琼脂糖凝胶中回收 DNA 的基本方法和原理，掌握利用柱回收试剂盒从琼脂糖凝胶中回收 DNA 的操作方法。

【实验原理】　核酸凝胶电泳是分子克隆技术之一，也是分离和纯化 DNA 片段最常用的技术之一。根据电泳支持物的不同，可分为琼脂糖凝胶电泳和聚丙烯酰胺凝胶电泳。琼脂糖凝胶电泳是基因工程操作中常用的电泳技术，主要利用分子筛效应和电荷效应分离 DNA 片段，DNA 分离后从琼脂糖凝胶中回收 DNA 是实验室纯化目的 DNA 常用的实验方法，其主要原理是利用物理或化学方法特异性地将电泳后的目的 DNA 分子回收并溶解在合适的溶液中。本实验首先利用琼脂糖凝胶电泳分离 DNA 片段，根据目的 DNA 分子量大小将电泳后琼脂糖凝胶中的产物条带切下，再利用 TIANGEN 普通琼脂糖凝胶 DNA 回收试剂盒（离心柱型）中的离心吸附柱特异性地与 DNA 片段结合，进而将目的 DNA 回收。

【实验用品】

1. 材料　PCR 扩增产物。

2. 器材　浸入式水平电泳槽、制胶盘架、制胶托盘、制胶梳子、电泳仪、紫外分析仪、微波炉、小刀、镊子、标记笔、计时器、电子天平、高速离心机、恒温水浴箱、吸附柱 CA2（Spin Columns CA2）、收集管、1.5ml EP 管（无菌）、离心管架等。

3. 试剂

（1）5×TBE 储存液（pH 8.0）：称取 Tris 27.0g，硼酸 13.8g，加入 0.5mol/L 乙二胺四乙酸 10ml，加去离子水至 500ml。使用时稀释为 0.5×TBE 工作液。

（2）其他：琼脂糖、DNA 样品、DNA Marker、DNA 上样缓冲液（6×）、平衡液 BL（Buffer BL）、溶胶液 PN（Buffer PN）、漂洗液 PW（Buffer PW）、洗脱缓冲液 EB（Buffer EB）、无水乙醇等。

【实验方法】

1. 琼脂糖凝胶电泳分离 DNA　参见第七章第二节实验四。

2. DNA 的回收

（1）平衡吸附柱 CA2：将吸附柱放入收集管中，向吸附柱中加入 500μl 平衡液 BL，室温条件下 12 000r/min（约 13 400g）离心 1min，将离心至收集管中的废液弃去，将吸附柱重新放回收集管中。

（2）切胶：在紫外分析仪中根据电泳后 DNA Marker 的条带位置指示将单一的目的 DNA 条带从琼脂糖凝胶中切下放入干净的离心管中，称取重量。

（3）溶胶：按照每 0.1g 凝胶加入 100μl 溶胶液 PN 的比例向切下的凝胶块中加入适量溶胶液，50℃水浴溶胶，直至胶块完全溶解。溶胶过程中需不时温和上下翻转离心管，以确保胶块充分溶解。如果胶块的体积过大不易溶解，可采取提前将胶块切碎、适当延长溶胶时间或补加溶胶液的方法，确保胶块完全溶解。

注意：对于回收<300bp 的小片段，可在加入溶胶液完全溶胶后，再加入 1/2 胶块体积的异丙醇以提高回收率；由于吸附柱在室温时与 DNA 的结合能力较强，所以以胶块完全溶解后需将溶液温度降至室温再加入吸附柱中。

（4）DNA 吸附：将上一步所得的溶液加入到已经平衡的吸附柱 CA2 中（吸附柱提前放入收集管中），室温放置 2min 后室温条件下 12 000r/min（约 13 400g）离心 1min，倒掉收集管中的废液，将吸附柱 CA2 放回收集管中。

（5）洗涤：向吸附柱 CA2 中加入 600μl 已加入无水乙醇的漂洗液 PW，室温放置 5min，室温条件下 12 000r/min（约 13 400g）离心 1min，倒掉收集管中的废液，将吸附柱 CA2 放回收集管中。

（6）重复洗涤 1 次。

（7）将吸附柱 CA2 放回收集管中，12 000r/min 离心 2min，尽量除尽漂洗液。将吸附柱 CA2 置于室温放置 5～10min，彻底晾干，以防残留漂洗液成分（如乙醇）影响下一步的实验。

（8）收集 DNA：将吸附柱 CA2 放到一个干净的 1.5ml 离心管中，向吸附膜中间位置悬空滴加适量洗脱缓冲液 EB 30～50μl，室温放置 2min。室温条件下 12 000r/min 离心 2min，收集 EP 管中的 DNA 溶液。为了提高 DNA 的回收量，可将离心得到的溶液重新加回离心吸附柱中，室温放置 2min 室温条件下 12 000r/min 离心 2min，收集 EP 管中的 DNA 溶液。收集到离心管中。

（9）DNA 溶液的保存：将收集的 DNA 溶液置于–20℃冻存，以防 DNA 降解。

【注意事项】

1. 切胶时应尽量缩短在紫外分析仪中的操作时间，切下的胶块应尽量切除多余部分。

2. 洗脱体积不应小于 30μl，体积过小会降低回收效率；洗脱液的 pH 应在 7.0～8.5，pH 低于 7.0 会降低洗脱效率；洗脱 DNA 的溶液除可选择洗脱缓冲液 EB 外，也可以选择高压超纯水或 10mmol/L Tris-HCl 缓冲液（pH 8.0）。

【思考题】　本实验操作的关键环节有哪些？通过哪些操作可以提高 DNA 的回收量？

实验四　重组 DNA 分子的 T-A 连接

【实验目的】　通过学习将目的基因与载体连接形成重组 DNA 分子的原理和方法，掌握 T-A 连接重组 DNA 分子的原理和操作步骤。

【实验原理】　作为基因工程的核心，DNA 重组是指通过体外操作将不同来源的两个或两个以上的 DNA 分子重新组合，将目的基因插入到可以自我复制的载体内，再导入适当细胞中扩增形成新的功能分子的过程。其中，目的基因与载体连接的过程本质是由 DNA 连接酶催化的酶促反应，具体过程为 DNA 连接酶催化双链 DNA 分子中相邻碱基的 5'-磷酸基末端与 3'-羟基末端形成 3', 5'-磷酸二酯键。根据催化反应所需能量来源的不同，DNA 连接酶可分为 ATP 依赖型和 NAD^+ 依赖型。常用的 DNA 连接酶有 T_4 噬菌体 DNA 连接酶和大肠埃希菌 DNA 连接酶，其中 T_4 噬菌体 DNA 连接酶是由 T_4 噬菌体合成的 DNA 连接酶，在基因重组中广泛使用。DNA 连接酶由于待连接的 DNA 片段具有不同形式的末端，因此有互补黏性末端连接、平末端连接和末端经修饰后的连接 3 种连接方法。

重组 DNA 分子的 T-A 连接属于黏性末端连接的一种，通常称为 TA 克隆（TA clone），是一种将 PCR 产物直接连接到 T 克隆载体的连接技术。其基本原理是利用 *Taq* DNA 聚合酶具有末端转移酶活性，可在 PCR 产物的 3'端加上一个非模板依赖的 dA。T 载体是一种 3'端带有 dT 突出端的载体，可以与 PCR 产物的 A 互补（图 7-19）。两者可以在连接酶的作用下，发生高效的连接，极大地提高克隆的效率。

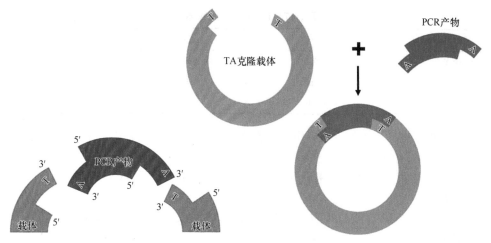

图 7-19　T-A 连接原理

本实验利用 T4 噬菌体 DNA 连接酶的作用，在有 Mg^{2+}、ATP 存在的连接缓冲液体系中，以 pMD19-T 为载体（图 7-20），将目的 DNA 片段与经 *Eco*R V 酶切后的线性 pMD19-T 载体进行连接，形成重组 DNA 分子。

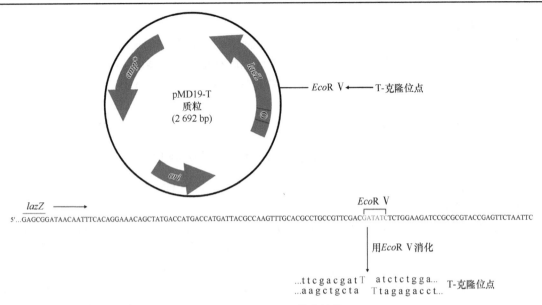

5'...GAGCGGATAACAATTTCACAGGAAACAGCTATGACCATGACCATGATTACGCCAAGTTTGCACGCCTGCCGTTCGACGATATCTCTGGAAGATCCGCGCGTACCGAGTTCTAATTC

用EcoR V消化

...ttcgacgatT atctctgga... T-克隆位点
...aagctgcta Ttagagacct...

图 7-20 pMD19-T 载体结构

【实验用品】

1. 材料 胶回收 PCR 产物。

2. 器材 掌上离心机、多用途旋涡混合器、微量移液器、200μl EP 管（无菌）、台式离心机、恒温水浴箱等。

3. 试剂 pMD19-T 载体、目的 DNA 片段、T4 DNA 连接酶、10×连接体系缓冲液、无菌水等。

【实验方法】

1. 取 1 个无菌的 200μl EP 管，分别按表 7-17 加入试剂：

表 7-17 DNA 连接反应体系

试剂名称	反应管	试剂名称	反应管
pMD19-T 载体	1.0μl	10×连接体系缓冲液	1.0μl
目的 DNA 片段	4.0μl	无菌水	3.5μl
T4 DNA 连接酶	0.5μl		

2. 上述 EP 管的试剂加入后在多用途旋涡混合器上轻轻振荡混匀，再在掌上离心机中离心 30s，然后置于 14℃恒温水浴箱中保温 12～16h。

3. 连接反应结束后可立即用来进行感受态细胞的转化或置于 4℃冰箱备用。

【注意事项】

1. 建议纯化的 PCR 产物直接用于连接反应，长时间在 4℃存放的 PCR 产物倾向于失去其突出的 A-残基。

2. 进行克隆时，载体 DNA 和插入 DNA 的物质的量之比一般为 2～10，可根据实际实验情况选择合适的载体 DNA 和插入 DNA 的物质的量之比。

【思考题】 本实验使用的 T-A 连接属于常见的目的基因与载体连接方法中的哪一种？

（杨 静）

实验五 感受态大肠埃希菌的制备

【实验目的】 通过学习制备感受态大肠埃希菌的相关知识，掌握 $CaCl_2$ 法制备大肠埃希菌感受态细胞的原理及方法，了解感受态细胞概念及其在分子生物学研究中的意义。

【实验原理】 感受态是细菌细胞的一种特殊生理状态，在该状态下的细菌易于接受外源 DNA 分子。在基因工程中，通过将体外连接的重组 DNA 分子导入感受态细胞使 DNA 分子得以稳定储存或随细胞增殖而大量复制和表达。

大肠埃希菌（*E. coli*）的感受态细胞的制备常用化学法（$CaCl_2$ 法）。该方法的原理是，当细菌在 0℃ 的 $CaCl_2$ 低渗溶液环境中时，细胞磷脂双分子层及 DNA 表面的负电荷被中和，细胞壁及细胞膜通透性增加，使外源 DNA 分子易于进入。$CaCl_2$ 法制备感受态细胞简便易行，且其转化效率完全可以满足一般实验的要求，制备出的感受态细胞加入占总体积 15%的无菌甘油于 -70℃ 保存半年以上。

【实验用品】

1. 材料 *E. coli* DH5α 菌株。

2. 器材 高压蒸汽灭菌锅、恒温培养箱、恒温摇床、紫外-可见分光光度计、旋涡混合器、台式冷冻离心机、制冰机、超净工作台、微量移液器、冰盒、酒精灯、离心管架、移液器吸头（无菌）、50ml 离心管（无菌）、1.5ml 微量离心管（无菌）、锥形瓶（无菌）、接种环（无菌）等。

3. 试剂

（1）LB 液体培养基：称取 1.0g 胰蛋白胨（Tryptone）、0.5g 酵母提取物、0.5g NaCl，去离子水定容至 100ml，121℃高压蒸汽灭菌 15min。

（2）0.1mol/L $CaCl_2$ 溶液：称取固体 $CaCl_2$（GR.或 AR.级）1.1g，去离子水定容至 100ml，121℃高压蒸汽灭菌 15min。

（3）15%甘油-0.1mol/L $CaCl_2$ 溶液：称取固体 $CaCl_2$（GR.或 AR.级）1.1g，加入去离子水 50ml 溶解后，加入 15ml 甘油，去离子水定容至 100ml，121℃高压蒸汽灭菌 15min。

【实验方法】

1. 挑取活化的 *E. coli* DH5α 单菌落，接种于 2～5ml LB 液体培养基中，37℃下振荡培养过夜（12～14h）。

2. 取 0.5ml 菌液接种于 50ml LB 液体培养基中，37℃，200r/min 恒温摇床培养 2～3h；使用紫外-可见分光光度计测定 A_{600nm} 处菌液的吸光度，直至其介于 0.3～0.4，此时菌液细胞数小于 10^8/ml。

3. 将培养好的菌液转移至预冷无菌 50ml 离心管中，于 4℃ 4000g 离心 5min，弃净离心管中上清液。

4. 加入 10ml 预冷的 0.1mol/L $CaCl_2$ 溶液重悬，冰上放置 30min，于 4℃ 4000g 离心 5min 并弃去上清。

5. 将细胞沉淀用 10ml 预冷的 0.1mol/L $CaCl_2$ 溶液重悬，冰上放置 30min，4℃ 4000g 离心 5min 并弃去上清。

6. 用 2ml 预冷的 0.1mol/L $CaCl_2$ 溶液重悬细胞，按 100μl/管分装于无菌 1.5ml 离心管中，直接用作转化实验或进行低温保存。

【注意事项】

1. 不要用经过多次转接或储于 4℃ 的培养菌制备感受态，研究发现 -70℃ 冻存的菌种中通过平板划线培养后转接至液体培养基培养，感受态细胞转化效果最佳。

2. 紫外-可见分光光度计需提前开机预热，以无菌 LB 液体培养基为对照，调零后进行菌液吸光度测定，测定过程注意预留无菌 LB 液体培养基。

3. 细菌细胞生长密度以刚进入对数生长期时为宜，可通过随时监测培养液的浊度控制，密度过高或不足均会影响转化效率。

4. 测定过程在超净工作台中进行以防其他杂菌污染。

5. 加入 $CaCl_2$ 前要尽量除净培养基，加入 $CaCl_2$ 后，由于细胞壁较脆弱，应注意轻柔操作，避免振荡或吹吸。

6. 新鲜感受态细胞 4℃保存可使用 1 周，在制备后 24～48h 转化效率最高。

7. 如需长时间保存感受态细胞，可使用终浓度 15%甘油-0.1mol/L $CaCl_2$ 溶液重悬细胞，分装后冻存于-80℃超低温冰箱，可保存数周至数月，解冻后使用。

【思考题】

1. 制作感受态细菌的过程中，应注意哪些关键步骤？

2. $CaCl_2$ 溶液的作用是什么？

3. 制备感受态细胞的原理是什么？

实验六　重组子的转化与筛选

【实验目的】　通过学习重组子转化与筛选的相关知识，掌握外源重组质粒 DNA 转化受体细胞的技术方法，以及重组子抗性筛选和蓝-白斑筛选的原理与方法。

【实验原理】

1. 重组子的转化　转化特指以质粒 DNA 或以其为载体构建的重组子导入细菌并发生可遗传的改变的过程。体外连接的重组 DNA 分子，如质粒，只有通过导入合适的受体细胞才能实现储存、获取大量克隆以及表达的目的。经低温 $CaCl_2$ 处理后，细菌细胞被诱导致敏形成感受态，易于吸收外源 DNA 分子。当向感受态细胞溶液中加入含目的基因的重组 DNA 分子时，DNA 分子可黏附于细胞表面，随后通过短暂暴露于较高温度的处理，进一步促进外源 DNA 导入感受态细胞。将转化后的细菌涂布接种于固体培养基培养，根据载体和受体细胞特性，使用合适的选择性培养基筛选所需的转化子。

2. 阳性克隆的筛选　重组子导入受体细胞之后，需要进行筛选和鉴定，才能够获得大量含目的基因的阳性重组子，从而进行目的基因结构与功能的研究。筛选是指通过某些特定的方法，从被转化的细胞群体中鉴别出具有重组 DNA 分子的特定克隆（即阳性重组子）的过程。重组体筛选的第一步通常是根据遗传表型筛选，其原理是根据阳性重组子与阴性重组子间的遗传表型差异，通过添加阳性克隆可耐受的筛选物质，从而获得转化成功的阳性细胞克隆，主要包括抗生素抗性选择法、β-半乳糖苷酶筛选法（又称蓝-白斑筛选法）等。

（1）抗生素抗性筛选法：是利用载体 DNA 分子上的抗药性选择标记基因进行筛选的方法，适用于带有抗生素抗性基因的克隆载体，是最常用的大肠埃希菌转化子筛选的方法。最常见的抗性基因包括四环素抗性基因（tet^r）、氨苄西林抗性基因（amp^r）、卡那霉素抗性基因（kan^r）等。

（2）β-半乳糖苷酶法筛选阳性克隆（蓝-白斑筛选）：大肠埃希菌乳糖操纵子中含有 $lacZ$ 基因，可编码催化乳糖水解的 β-半乳糖苷酶。lac 操纵子的表达可以由乳糖和乳糖类似物 IPTG（异丙基-β-D-1-硫代吡喃半乳糖苷）通过与 lac 操纵子阻遏物结合，从而诱导分解乳糖的 β-半乳糖苷酶产生。X-gal（5-溴-4-氯-3-吲哚-β-D-半乳糖苷），是 β-半乳糖苷酶的显色底物，在该酶催化下会产生蓝色沉淀产物。因此当培养基中存在诱导物 IPTG 和 X-gal 时，大肠埃希菌产生的 β-半乳糖苷酶可以催化 X-gal 水解产生蓝色沉淀物，使菌体显蓝色。

从大肠埃希菌 *lacZ* 基因中删除一部分序列，即会表达产生一种无活性的 β-半乳糖苷酶的一部分（α-肽），称 *lacZ*$^{\Delta M15}$ 突变。α-肽可与被删除部分基因的表达产物发生互补结合，产生有活性的 β-半乳糖苷酶，这一过程被称为 α-互补。根据上述原理，一些载体带有 *lacZ* 基因调控序列和结构基因的 α 片段（编码该酶 N 端 146 个氨基酸的序列），在这个编码序列还含有不影响 *lacZ* 表达的多克隆位点（multiple cloning site，MCS）；而宿主细胞带有 *lacZ* 结构基因的 ω 片段（编码该酶 C 端部分的 DNA 序列）。当目的 DNA 片段被插入至 MCS 中时，*lacZ* α-肽基因阅读框架被破坏，无法产生完整的 α-肽，因此将重组子转化至宿主细胞时，即使培养基中含有 IPTG，也不能够产生有活性的 β-半乳糖苷酶并分解显色底物 X-gal，最终菌体呈乳白色；反之载体空载即未能够插入外源基因片段时，导入宿主细胞会发生 α-互补现象，产生具有功能性的 β-半乳糖苷酶分解 X-gal 从而产生蓝色菌落（图 7-21）。

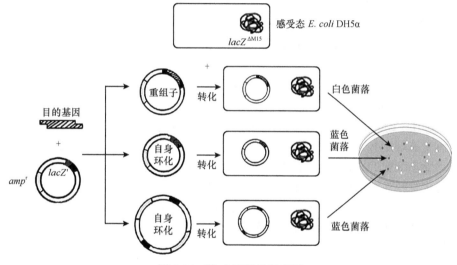

图 7-21 蓝-白斑筛选示意图

使用 β-半乳糖苷酶法筛选阳性克隆前一定要确保使用正确的质粒及菌株。大肠埃希菌菌株需包含 *lacZ*$^{\Delta M15}$ 突变，如 XL1-Blue、DH5α、DH10B、JM109、STBL4、JM110 和 Top10 等。载体需包含 *lacZ* 基因的调控序列和结构基因的 α 片段，一些常见的载体如 pMD19-T、pGEM-T、pUC18 和 pUC19 及 pBluescript 等均具有此特点。

本实验将重组子 pMD19-T-phoA 转入 *E. coli* DH5α 感受态细胞，利用转化后宿主菌所获得的氨苄西林抗性性状筛选出获得质粒的菌落克隆；同时，采用蓝-白斑筛选法从这些抗性菌落中鉴定出质粒上带有外源基因插入片段的克隆菌落。

【实验用品】

1. 材料 感受态 *E. coli* DH5α 菌株、重组子 pMD19-T-phoA 及 pMD19 质粒等。

2. 器材 高压蒸汽灭菌锅、恒温培养箱、恒温摇床、紫外-可见分光光度计、旋涡混合器、台式冷冻离心机、恒温水浴箱（实验时提前加热至 42℃）、制冰机、超净工作台、微量移液器、冰盒、酒精灯、离心管架、移液器吸头（无菌）、50ml 离心管（无菌）、1.5ml 离心管（无菌）、锥形瓶（无菌）、玻璃涂布棒（无菌）、接种环（无菌）等。

3. 试剂

（1）LB 液体培养基：称取 1.0g 胰蛋白胨、0.5g 酵母提取物、0.5g NaCl，去离子水定容至 100ml，121℃高压蒸汽灭菌 15min。

（2）氨苄西林（ampicillin，Amp）溶液（100mg/ml）：称取氨苄西林 1.0g，超纯水定容至 10ml，0.22μm 滤器过滤除菌，–20℃保存备用。

（3）X-gal（终浓度 20mg/ml）：称取 20mg X-gal 溶解于 1ml 二甲基甲酰胺，充分溶解后，分装并避光保存于–20℃备用。

（4）IPTG（终浓度 200mg/ml）：称取 1mg IPTG 溶解于 4ml 去离子水中，充分溶解后，定容至 5ml，用 0.22μmol 滤器过滤除菌，分装并保存于–20℃备用。

（5）LB 琼脂平板培养基（含 Amp 100μg/ml）：依照液体培养基配方配制后，按照终体积的 1.5%的量添加琼脂粉，去离子水定容后，121℃高压灭菌 15min，待培养基冷却至 50～60℃时，无菌制备 LB 琼脂平板。待培养基冷却至 50～60℃时，向培养基中加入氨苄西林，充分混匀后无菌制备 LB 琼脂平板。

【实验方法】

1. 取出–80℃储存的感受态细胞，置于冰上解冻（20～30min）或用手加温融化后置于冰上。

2. 取出 4℃储存的 Amp 抗性 LB 琼脂平板，室温放置或在 37℃培养箱中孵育。

3. 准备 3 个 1.5ml 离心管，1 号管（样品）中加入 50μl 感受态细胞和 1～5μl 连接好的质粒（通常为 0.01～100ng）；2 号管（阴性对照）加入 50μl 感受态细胞；3 号管（阳性对照）加入 50μl 感受态细胞和 1～5μl 空载质粒。用手指轻弹试管底部数次，轻轻混合。

4. 将感受态细胞/DNA 混合物在冰上孵育 20～30min。

5. 将转化管轻弹混匀后，把转化管置于 42℃水浴中（转化管 1/2～2/3 浸入水中），热激 30～60s（通常为 45s，但转化效率与感受态细胞状态有关，过程中切勿摇动离心管）。

6. 将离心管迅速转移至冰上静置 3～5min。

7. 在超净工作台中向转化管中加入 250～1000μl LB 液体培养基（不含抗生素），混匀后固定于恒温摇床 37℃ 120r/min 培养 45～60min。

8. 在超净工作台中，于 Amp 抗性 LB 琼脂平板上滴加 40μl X-gal、7μl IPTG，用酒精灯烧过并冷却后的玻璃涂布棒涂布均匀。

9. 在超净工作台中取上述 3 管混合液，按照 50μl/板的量滴加到 Amp 抗性 LB 琼脂平板中，无菌玻璃涂布棒均匀涂布至无明显可见液体，将平板倒置，于 37℃培养箱内培养 12～16h。

10. 观察平板上长出的菌落克隆，挑选合适的白色菌落，以单个散在为宜，也可将平板放置于 4℃数小时后挑选，继续后续实验。

【注意事项】

1. 通常较少的 DNA 可能获得更高的转化效率，特别是在使用高感受态细胞时。如果在连接中使用的总 DNA 为 100～1000ng，将 1μl 重组子按 1 : 5 或 1 : 10 稀释进行转化比直接使用 1μl 重组子得到的菌落更多。

2. 如平板上无任何菌落，首先检查是否使用了含有正确抗生素的 LB 琼脂平板，确保质粒上的抗性基因必须与平板上的抗生素相匹配。其次，添加一个阳性对照，以检验转化过程是否有效。

3. 转化效率与外源 DNA 的浓度在一定范围内成正比，但当加入的外源 DNA 过多或体积过大时，转化效率就会降低。1ng 质粒 DNA 即可使 50μl 的感受态细胞达到饱和。一般情况下，

DNA 溶液的体积不应超过感受态细胞体积的 5%。

4. 化学感受态细胞在吸收较大质粒时效率较低，如需要转化大质粒（＞10kb），最好使用电转化法转化感受态细胞，通过对细胞/DNA 混合物施加电磁场以诱导膜渗透性。

5. 玻璃涂布棒在酒精灯上烧过后稍等片刻，待其冷却后再进行涂布。

6. X-gal 对光和温度敏感，需要在培养基高压灭菌后进行涂布。

7. 由于二甲基甲酰胺挥发度低，X-gal 如果铺在琼脂平板顶部，需确保其分布均匀，并在使用前留出足够的干燥时间。

8. 在初始孵育后将培养板置于 4℃下几个小时会增加色素沉淀，增强阴性菌落的蓝色，并可以更好地区分蓝色和白色菌落，可以按需选做。

9. 任何破坏 α 肽段 DNA 的克隆都会导致白色菌落出现，因此白色菌落易出现假阳性情况，需选择多个白色菌落在后续实验进一步验证。假阴性情况较少见。

【思考题】

1. 什么是转化，影响转化效率的因素有哪些？

2. 最终确认阳性克隆的方法有哪些？

3. 蓝-白斑筛选法的原理是什么？

（刘　治）

实验七　重组质粒的提取

【实验目的】　通过学习质粒 DNA 的相关知识，掌握碱裂解法少量提取质粒 DNA 的原理和方法，了解碱裂解法中各种试剂的作用。

【实验原理】　提取质粒 DNA 的方法有很多种，根据操作方法不同可以分为碱裂解法、煮沸法和牙签法等。此外，各试剂公司开发了多种质粒提取试剂盒。依据不同的实验目的可以选用合适的提取方法。碱裂解法因操作简便仍被实验室广泛应用。该方法是基于染色体 DNA 与质粒 DNA 在大小、拓扑学上的差异而产生变性与复性的程度不同，从而达到分离目的。在 pH 大于 12 的 NaOH 和 SDS 碱性条件下，细菌裂解，蛋白质变性，染色体 DNA 的氢键断裂，双螺旋结构几乎完全解开变性。而质粒 DNA 的大部分氢键也断裂，但超螺旋共价闭合环状结构使两条互补链不会完全分离。加入 pH4.8 KAc/HAc 高盐缓冲液调节其 pH 至中性时，变性的质粒 DNA 快速复性，存在于溶液中，而染色体 DNA 不能及时复性，并与 KAc 和 SDS 生成的难于溶解的十二烷基磺酸钾、变性蛋白质相互缠绕形成沉淀，通过离心即可除去大部分细菌碎片、染色体 DNA、不稳定大分子 RNA 及蛋白质-SDS 复合物等，质粒 DNA 留在上清中，最后通过苯酚/氯仿/异戊醇抽提进一步纯化质粒 DNA。

【实验用品】

1. 材料　转化体菌株。

2. 器材　台式高速离心机、恒温振荡摇床、高压灭菌锅、振荡器、微量移液器、1.5ml EP 管、低温冰箱等。

3. 试剂

（1）LB 液体培养基：称取蛋白胨 1g，酵母提取物 0.5g，NaCl 1g，溶于 80ml 去离子水中，用 NaOH 调 pH 至 7.5，加去离子水至 100ml，温度 121℃，压力 0.12MPa，高压蒸汽灭菌 15min。

（2）100mg/ml 氨苄西林储存液：称取 1g 氨苄西林粉末，加去离子水至 10ml，完全溶解后微孔滤膜过滤、分装，–20℃保存。

（3）溶液Ⅰ：50mmol/L 葡萄糖，25mmol/L Tris-HCl（pH 8.0），10mmol/L EDTA（pH 8.0）。1mol/L Tris-HCl（pH 8.0）6.25ml，0.5mol/L EDTA（pH 8.0）5ml，葡萄糖2.365g；加去离子水至250ml，温度121℃，压力0.12MPa高压蒸汽灭菌15min，冷却后储存于4℃。

（4）溶液Ⅱ：0.2mol/L NaOH，1% SDS（0.4mol/L NaOH，2% SDS各500μl混匀），使用时临时配制。

（5）溶液Ⅲ（pH 4.8）：5mol/L 乙酸钾150ml，冰醋酸28.75ml，加去离子水至250ml，4℃保存。

（6）苯酚/氯仿/异戊醇（按体积25∶24∶1混匀）。

（7）无水乙醇、70%乙醇。

（8）RNA 酶A。

（9）TE 缓冲液：1mol/L Tris-HCl（pH 8.0）1ml，0.5mol/L EDTA（pH 8.0）0.2ml 加超纯水至100ml，温度121℃，压力0.12MPa高压蒸汽灭菌15min，冷却后储存于4℃。

【实验方法】

1. 挑取 LB 固体培养基上生长的转化体单菌落，接种于5.0ml LB（加100μg/ml mp 5μl）液体培养基中。37℃ 250r/min 振荡培养过夜（12～16h）。

2. 取 1.5ml 细菌培养液倒入 1.5ml eppendorf 管中，12 000g 离心1～2min，弃上清，将离心管倒置于滤纸上，去除残留培养基。

3. 加入100μl 用冰预冷的溶液Ⅰ，剧烈振荡，菌体沉淀重悬，室温下放置5min。

4. 加入200μl 新配制的溶液Ⅱ，盖紧 eppendorf 管口，快速上下颠倒 eppendorf 管3～5 次，使之混匀，冰浴5min。

5. 加入150μl 预冷的溶液Ⅲ，盖紧管口，温和颠倒5～10 次混匀，冰浴3～5min，12 000g 离心5min。将上清液转移到一个新的1.5ml eppendorf 管中。

6. 加入等体积的苯酚/氯仿/异戊醇抽提剂（约 300μl），振荡混匀，室温静置 5min，12 000g 离心5min。

7. 小心移出上层液体（约300μl）于 1.5ml eppendorf 管中，加入2倍体积预冷的无水乙醇，混匀，室温放置10min，12 000g 离心5min。

8. 弃上清，将 eppendorf 管倒置于滤纸上使所有液体流出，加入 1ml 70%乙醇，盖紧 eppendorf 管盖，轻轻颠倒3～5 次（沉淀不要重悬），12 000g 离心5min。

9. 弃去上清，将管倒置于纸巾上使液体流尽，室温干燥5～10min，直到乙醇都挥发干净（沉淀变成半透明）。

10. 加入30μl TE 缓冲液（含 RNA 酶A，20μg/ml），温和振荡数秒，沉淀完全溶解，–20℃储存备用。

【注意事项】

1. 实验过程应全程佩戴一次性乳胶无粉手套。

2. 加溶液Ⅰ后剧烈振荡，混匀，使菌体重悬。

3. 加入溶液Ⅱ后不能过长时间振荡。

4. 干燥 DNA 时应采用室温自然通风使乙醇挥发来干燥 DNA，保持湿润状态而不要使其过度失水。

【思考题】

如果质粒 A_{260}/A_{280} 值低于 1.6，如何纯化质粒？

实验八　重组质粒的酶切鉴定

【**实验目的**】　通过学习 DNA 限制性核酸内切酶的作用特点，掌握酶切的原理和操作方法，熟悉限制性核酸内切酶在基因工程中的应用。

【**实验原理**】　限制性核酸内切酶是一类可以识别并附着在双链 DNA 中的特定核苷酸序列，对每条链中特定部位的两个脱氧核糖核苷酸之间的磷酸二酯键进行切割的一类酶，简称限制酶。根据限制性核酸内切酶的结构、辅因子的需求、切位及作用方式，可将限制性核酸内切酶分为三种类型：Ⅰ型、Ⅱ型和Ⅲ型。Ⅰ型限制性核酸内切酶能够识别结合专一的核苷酸序列，然后沿着 DNA 分子移动，在识别位点较远（可达数千碱基）的核苷酸上随机切割 DNA。Ⅲ型限制性核酸内切酶的识别位点不是回文结构，切割位点是在识别序列旁边大约 25 个核苷酸序列的位置，而且这些序列对是随机的。而Ⅱ型限制性核酸内切酶特异性强，能够识别较短的回文结构，并在回文序列内的固定位置上将 DNA 双链切断，形成黏性末端或平头末端，因此基因工程技术中常用的内切酶就是Ⅱ型限制性核酸内切酶，已经被商业化生产。目前发现并使用的Ⅱ型限制性核酸内切酶已有数百种：如 *Hind* Ⅱ、*Hind* Ⅲ、*Eco*R Ⅰ、*Bam*H Ⅰ等。实验中可依据载体和目的基因序列上存在的酶切位点，用相应的内切酶进行切割，通过酶切片段的大小和片段数目对重组质粒进行分析鉴定。本实验用 *Hind* Ⅲ 和 *Sal* Ⅰ 对重组质粒双酶切，琼脂糖凝胶电泳酶切产物，分析酶切图谱，鉴定重组质粒是否构建成功。

【**实验用品**】

1. 材料　重组质粒 pMD19-T-phoA。

2. 器材　0.5ml eppendorf 管、微量移液器、PCR 管离心机、电泳仪、电泳槽、凝胶成像仪、恒温水浴箱等。

3. 试剂

（1）50×TAE 缓冲液：称取 242.2g Tris，56.7ml 冰醋酸，加入 100ml 0.5mol/L EDTA（pH 8.0），加去离子水定容至 1000ml。使用时稀释为 1×TAE。

（2）GoldView 核酸染料：代替溴化乙锭（EB），是一种安全无毒的新型核酸染料。

（3）6×加样缓冲液：0.25%溴酚蓝，40%蔗糖水溶液。

（4）DNA 分子量标准：DL2000 DNA Marker。

（5）限制性核酸内切酶 *Hind* Ⅲ 和 *Sal* Ⅰ 及对应 10×Buffer。

（6）琼脂糖、双蒸水等。

【**实验方法**】

（一）质粒的酶切

1. 取 2 个 PCR 反应管，编号后，按表 7-18 加入下列试剂。

表 7-18　质粒酶切体系

管号	质粒 DNA（μl）	酶切缓冲液（μl）	双蒸水（μl）	*Hind* Ⅲ（μl）	*Sal* Ⅰ（μl）	总反应体系（μl）
1	5	1.0	4	0.5	0.5	10
2	5	1.0	5.5	—	0.5	10

2. 加样后混匀，短暂离心后，置于 37℃水浴中酶切 2h。

（二）酶切产物的鉴定

1. 将凝胶托盘放入制胶器中，装上 15 齿试样格，置于水平工作台上。

2. 称取 0.4g 琼脂糖放入锥形瓶中，加入 40ml 1×TAE 电泳缓冲液，用微波炉加热沸腾使琼脂糖完全液化。

3. 待琼脂溶液冷却至 55℃左右，加入 2μl GoldView 核酸染料，混匀。

4. 将琼脂糖溶液倒入凝胶托盘中，注意避免产生气泡。

5. 凝胶完全凝固后，移去试样格，将凝胶托放入电泳槽中，加入 1×TBE 缓冲液使其恰好没过胶面约 5mm。

6. 将核酸样品（消化后质粒，酶切 1 和 2）与 1/6 体积加样缓冲液混合后，用微量移液器吸取 5～8μl 样品加到凝胶加样孔中。同时加入 5μl DL2000 DNA Marker。

7. 接通电源，保证样品槽在负极端，1～5V/cm 电泳 30～40min。

8. 将凝胶放入核酸观察仪观察，并拍照记录。

9. 依据酶切片段大小和数目判断转化子是否是阳性克隆。

【注意事项】

1. 质粒酶切反应体系应在冰上操作。

2. 配制质粒酶切反应体系时，应先加入双蒸水、质粒 DNA、酶切缓冲液后，再从冰箱中取出冻存的限制性核酸内切酶，立即放入冰中。加完酶后，立即将酶放回冰箱中冻存。

【思考题】

1. 基因工程中的工具酶除了限制性核酸内切酶 II 外还有哪些？它们在基因工程中的作用是什么？

2. 通过酶切鉴定重组质粒插入片段大小正确，如何进一步确定插入片段序列是否存在碱基突变？

（丁海麦）

第八章　微生物感染与免疫

病原微生物是指可以侵犯人体，引起感染甚至传染病的微生物。病原微生物中，以细菌和病毒的危害性最大。不同种类病原微生物引发疾病机制以及后续治疗方案各不相同，因此对疑似病原微生物感染患者感染源的检出、分离、培养及鉴定在对症治疗上显得尤为重要。并不是所有被致病性微生物感染的个体都会表现出患病症状，这其中免疫系统起到了至关重要的作用。感染性微生物或通过呼吸道、泌尿生殖道等与外界环境接触的开口或通过身体黏膜屏障的破裂入侵机体，引发机体内免疫细胞及免疫分子的防御反应，是否能消灭入侵的微生物取决于病菌与免疫细胞之间的"博弈"，因此机体免疫细胞检测及功能鉴定是辨别个体免疫力强弱以及与免疫相关疾病机制研究的必要环节。对于免疫系统功能薄弱的个体，不能通过产生有效的免疫反应来应对感染性微生物的入侵，则需要提前注入特异性抗体来抵御病菌侵袭保卫机体。

本章将主要介绍微生物的分离培养与鉴定常用的技术手段、免疫细胞的检测技术以及单克隆抗体和多克隆抗体制备和纯化。

第一节　微生物的分离、培养及形态学鉴定

微生物是肉眼看不到的微小生物的总称，在机体感染性疾病的病因中占据着主要地位。在微生物的研究及应用中，需要通过分离纯化技术从混杂的天然微生物群中分离出特定的微生物，因此分离纯培养微生物及致病菌分离与鉴定在疾病诊断与致病菌的研究中尤为重要，本节将从微生物形态、代谢产物的生化检测及核酸的分子生物学鉴定分型等多角度阐述微生物的分离培养与鉴定。

从患病机体内分离获得致病微生物的纯培养对微生物学的研究及临床检测与诊断都至关重要。纯培养物是指来源于同一个体细胞繁衍而来的细胞群体。而为获得微生物的纯培养物，常常将细菌或病毒接种到适合其体外生长的培养基或宿主细胞中进行分离与纯培养，并进而对培养的微生物进行鉴定，以及对耐药性等进行分析。

目前研究十分广泛的肠道微生物是人体或动物肠道中存在的数量庞大的微生物，人体肠道内的微生物中数目庞大的细菌大致可以分为三大类：有益菌、有害菌和机会致病菌。因此，分离和鉴定肠道菌群中的正常菌群与致病菌在肠道感染疾病的诊断与致病菌的研究中至关重要。

此外，病毒也可以通过感染敏感的宿主细胞系而进行体外的扩增并分离纯化，为病毒的药物研究、感染机制、疫苗研制等工作做病毒储备。在实验二的内容中将以杆状病毒的细胞培养为例，为大家讲解病毒的细胞培养及病毒的富集。杆状病毒是一类在自然界中专一性感染节肢动物的 DNA 病毒，病毒粒子呈杆状，基因组为双链环状 DNA 分子，大小在 90～180kb。杆状病毒区别于其他病毒的一个特点是其具有两种不同的病毒粒子形态：一种为出芽型的病毒粒子，主要介导细胞与细胞之间的系统感染，入侵细胞是通过受体介导的内吞作用；另一种为包埋型的病毒粒子，在病毒的口服感染过程中，节肢动物肠道碱性环境使包埋型的病毒粒子外壳脱落，萌发成具有侵染能力的病毒并感染肠道细胞达到病毒传播。杆状病毒常被用来制作生物农药用于害虫防治，此外杆状病毒载体还是常用的蛋白质体外表达载体。其在宿主细胞中的感染实验常用于病毒或病毒载体的扩增。因此，杆状病毒的细胞培养与富集是下游研究与应用必备的基础操作，应当熟练掌握。

一、接　种

将微生物接种到适于其生长繁殖的人工培养基上、宿主细胞或活的生物体内的过程称为接种。

（一）人工培养基接种

这是细菌最常用的接种方法,将样本中的细菌混合物接种到人工培养基上进行细菌的体外培养，在实验室中，常用的接种工具有接种环和接种针，滴管、吸管、无菌棉签也可作为接种工具进行液体接种。在固体培养基接种时，使用涂布棒将菌液均匀涂布在培养基表面。

（二）活细胞接种或活体接种

活细胞及活体接种是专门用于病毒培养或其他寄生于细胞中的病原微生物的一种方法,因为这些微生物必须接种于活的生物体内才能生长繁殖。所用的活体可以是动物;可以是离体活组织，如猴肾，也可以是发育的鸡胚。根据病原微生物进入宿主方式的不同，接种的方式可为注射、口服方式拌料喂养（粪口途径感染的病毒）、细胞培养等。活细胞接种培养病毒时，常选用病毒可进入并复制的宿主细胞，孵育后通过检测病毒感染后的致细胞病变效应（cytopathic effect，CPE），病毒抗原或者病毒基因来确定病毒的感染与复制。

二、分离纯化与富集培养

含有一种以上的微生物培养物称为混合培养物,临床患者的样本中往往都是病原体的混合物，需要进行病原体的分离纯化。在进行菌种鉴定时，所用的微生物一般均要求为纯的培养物。细菌的接种与培养后在培养基上形成的单个菌落通常被认为所有细胞均来自于一个亲代细胞，这个菌落称为纯培养物。得到纯培养物的过程称为分离纯化，方法有许多种。

（一）倾注平板法

首先把微生物悬液通过一系列稀释，取一定量的稀释液与熔化好的保持在 40～50℃的营养琼脂培养基充分混合，然后把这混合液倾注到无菌的培养皿中，待凝固之后，把这平板倒置在恒温箱中培养。单一细胞经过多次增殖后形成一个菌落，取单个菌落制成悬液，重复上述步骤数次，便可得到纯培养物。

（二）涂布平板法

首先把微生物悬液通过适当的稀释,取一定量的稀释液放在无菌的已经凝固的营养琼脂平板上，然后用无菌的玻璃涂布棒把稀释液均匀地涂布在培养基表面，经恒温培养便可以得到单个菌落。

（三）平板划线法

最简单的分离微生物的方法是平板划线法。用无菌的接种环取培养物少许在平板上进行划线。划线的方法很多，常见的比较容易出现单个菌落的划线方法有斜线法、曲线法、方格法、放射法、四格法等。当接种环在培养基表面上往后移动时，接种环上的菌液逐渐稀释，最后在所划的线上分散着单个细胞，经培养，每一个细胞长成一个菌落。

（四）富集培养法

富集培养法的方法和原理是创建一些条件只让所需的微生物生长，在这些条件下，所需要的微生物能有效地与其他微生物进行竞争，在生长能力方面远远超过其他微生物。所创造的条件包括选择最适的碳源、能源、温度、光、pH 和渗透压等。在相同的培养基和培养条件下，经过多次重复移种，最后富集的菌株很容易在固体培养基上长出单菌落。如果要分离专性寄生菌，就必须把样品接种到相应敏感的宿主细胞群体中，使其大量生长。通过多次重复移种便可得到纯的细菌培养物。富集培养可先用选择培养基进行筛选和扩增培养，再挑取单个菌落进行液体培养基中的扩大培养。

三、微生物的鉴定

微生物鉴定的方法有很多种，实际操作中需采取何种检查方式，要根据不同的疾病情况进行选择，常用的检测方法主要包括细菌形态学检测及生理特性、代谢产物的生化检测、血清学检测、核酸分子生物学检测及微生物组学检测等方法。

（一）细菌形态学检测及细菌生理特性

细菌形态学检测是细菌检验的重要方法之一，不仅可以为后续的进一步检验提供参考依据，更重要的是可以通过细菌形态学检查迅速了解标本中有无细菌及菌量的大致情况；对少数具有典型形态特征的细菌可以做出初步诊断，为临床选用抗菌药物治疗起到重要的提示作用。经过体外纯培养得来的细菌菌落可以通过染色后细菌形态的显微镜观察、菌落形态观察、培养条件等对细菌的培养特性及形态学进行鉴定。

1. 形态学检测 按照一般细菌常用的鉴定方法进行鉴定，可通过细菌纯培养物的体外染色进行显微镜下观察，确定细菌的形态特征，常用的染色方法有革兰氏染色、鞭毛染色、芽孢染色、抗酸染色、荚膜染色等。

2. 生理特性

（1）菌落形态：用划线法将菌种接在平板培养基上，适温培养 1～2 天，出现单菌落开始观察，包括形状和大小、边缘、表面、隆起形状、透明度、菌落和培养基的颜色等。

（2）生长温度和耐热性：将菌种转接到几支试管中，分别在不同温度下培养，每次处理2 管，目测生长情况。

（3）碳源利用：将菌种接种在各种碳源斜面培养基分别检测细菌对蔗糖、乳糖、果糖、木糖、半乳糖、甘露醇等碳源的利用，适温培养 1 天，以菌悬液接种，能生长者即培养基变浑浊为阳性，否则为阴性。

（4）氮源利用：同上，将菌种接种在各种氮源斜面培养基如磷酸氢二铵或硝态氮、硝酸钾、乳糖、果糖、木糖、半乳糖等上，适温培养 1 天，以菌悬液接种，能生长者即培养基变浑浊为阳性，否则为阴性。

（5）耐盐性和需盐性：将菌种分别接种在含 3%、5%、7%、10% NaCl 的肉汁胨液体培养基中，适温培养 3 天、7 天，目测生长情况。

此外，还有柠檬酸盐、丙酮酸盐等培养基上的细菌代谢检测。

（二）代谢产物的生化检测

生化鉴定是细菌鉴定中比较重要的一种方法，主要是借助细菌对营养物质分解能力的不同及其代谢产物的差异对细菌进行鉴定，包括蛋白质分解产物试验、触酶试验、糖分解产物试验、氧化酶试验、凝固酶试验等。

（三）血清学检测

血清学鉴定适用于含较多血清型的细菌，常用方法是玻片凝集试验，并可用免疫荧光法、协同凝集试验、对流免疫电泳、间接血凝试验、酶联免疫吸附试验等方法快速、灵敏地检测样本中致病菌的特异性抗原。用已知抗体检测未知抗原（待检测的细菌），或用已知抗原检测患者血清中的相应抗细菌抗体及其效价。血清学鉴定操作简单快速，特异性高，可在生化鉴定基础上为细菌鉴定提供诊断依据。

（四）核酸分子生物学检测

适用于人工培养基不能生长、生长缓慢及营养要求高不易培养的细菌，检测方法包括核酸扩增技术、核酸杂交、生物芯片及基因测序等。常见的核酸扩增技术有聚合酶链反应、连接酶链反应等，主要用于耐甲氧西林、结核分枝杆菌等病原菌的检测。核酸杂交有斑点杂交、原位杂交等，用于致病性大肠埃希菌、沙门菌、空肠弯曲菌等致病菌的检测。生物芯片包括基因芯片和蛋白质芯片，主要是对基因、蛋白质、细胞及其他生物进行大信息量分析的检测技术。

（五）微生物组学检测

微生物组学是指特定环境或生态系统中全部微生物机器遗传信息的集合，其蕴藏着极为丰富的微生物资源和信息。

1. 微生物宏基因组学　通过提取环境微生物的全部 DNA，研究其群落组成、遗传信息及其与所处环境的协同进化关系。

2. 微生物宏转录组学　研究环境中全部微生物转录组信息，揭示相关基因的时空表达，从而对微生物菌落的相关功能进行研究。

3. 微生物宏蛋白质组学　定性和定量地分析微生物在特定环境条件和特定时间下的全部蛋白质组分。

4. 微生物宏代谢组学　对微生物在特定生理时期内所有低分子量代谢物（包括代谢中间产物、激素、信号分子和次生代谢产物等）进行定性和定量分析，并研究其与环境之间的相互作用。

实验一　肠道正常菌群与致病菌的菌种分离与鉴定

【实验目的】　通过学习配备伊红-亚甲蓝鉴别培养基，掌握肠道正常菌群的分离与鉴定的主要方法与步骤。

【实验原理】　乳糖发酵试验（lactose fermentation experiment）是利用细菌分解糖类物质能力的差异而产生不同代谢产物来进行肠道致病菌与非致病菌初步鉴定常用的实验。不同的微生物具有发酵不同糖（醇）的酶类，所以发酵途径及发酵产物各不相同。例如：大肠埃希菌能使乳糖发酵，产酸产气，而伤寒杆菌不能；大肠埃希菌能使葡萄糖发酵，产酸产气，而伤寒杆菌只产酸，不产气。在伊红-亚甲蓝琼脂培养基中，伊红为酸性染料，亚甲蓝为碱性染料，当大肠埃希菌分解乳糖产酸时细菌带正电荷被染成红色，再与亚甲蓝结合形成紫黑色菌落，并带有绿色金属光泽。而产气荚膜梭菌则形成棕色的大菌落，其他致病性细菌如伤寒杆菌形成灰白色透明菌落。

【实验用品】

1. 材料　粪便样本、大肠埃希菌、沙门菌、产气荚膜梭菌等。

2. 器材　试管、培养皿、酒精灯、接种针、接种环、涂布器、试管架、高压灭菌锅、恒温振荡仪、离心机等。

3. 试剂 生理盐水、细菌培养基、伊红-亚甲蓝琼脂培养基（EMB）等。

【实验方法】

1. 培养基的制备 培养基按照以下成分配制，乳糖发酵培养基配方（g/L）：

蛋白胨	10.0g
乳糖	10.0g
磷酸氢二钾	2.0g
琼脂	15.0g
蒸馏水	1000ml
2%伊红水溶液	20ml
0.5%亚甲蓝水溶液	30ml

配备方法：先将琼脂加至 900ml 蒸馏水，加热溶解，然后加入磷酸氢二钾及蛋白胨，混匀使之溶解，再以蒸馏水补足至 1000ml，调整 pH 为 7.2～7.4。置高压灭菌锅内以 121℃高压灭菌 15min，储存于冷暗处备用。临用时加入乳糖并加热熔化琼脂，冷却至 50～55℃，加入伊红和亚甲蓝溶液，摇匀，倾注平板。

2. 标记 用记号笔在各试管上分别标明发酵培养基名称和所接种的菌名。

3. 接种 取伊红-亚甲蓝琼脂培养基 4 支，按编号 1 接种大肠埃希菌，编号 2 接种产气荚膜梭菌，编号 3 接种沙门菌，编号 4 涂布粪便溶解物。

4. 培养 将上述已接种细菌的培养皿置于 37℃温室中培养 24h。

5. 观察结果 当大肠埃希菌分解乳糖产酸时，细菌带正电，所以染上红色，再与亚甲蓝结合而形成紫黑色菌落，并带有金属光泽；产气荚膜梭菌则呈棕色，很少有金属光泽，不分解乳糖的细菌，如沙门菌和志贺菌，则为无色或琥珀色半透明菌落；凝固酶阴性的葡萄球菌为无色针尖大小的菌落；白念珠菌则为蛛丝状或羽毛状菌落。

【注意事项】

1. 请在超净工作台的环境中进行无菌操作，避免杂菌污染。

2. 弃物处理：使用后应高压灭菌或焚烧后方可按一般垃圾处理，也可按专业技术人员指示方法处理。

【思考题】

1. 伊红-亚甲蓝琼脂培养基是否适合所有肠道致病菌的分离与鉴定？

2. 还有哪些可以用于鉴别肠道致病菌和正常菌群的培养基？

实验二 杆状病毒的细胞培养技术及形态学鉴定

【实验目的】 通过学习不同病毒在细胞内扩增后可引起的致细胞病变效应以及病毒扩增的形态学检测指标，熟练掌握病毒的体外细胞培养技术。

【实验原理】 病毒可进入适宜的宿主细胞并在其中复制增殖，长出大量子代病毒粒子。本实验就是应用杆状病毒在感染的极晚期大量产生多角体蛋白并在细胞核内形成包涵体的变化，作为鉴定病毒感染的标准。

【实验用品】

1. 材料 sf9 细胞、杆状病毒。

2. 器材 细胞培养超净工作台、细胞培养箱、水浴锅、离心机、冰箱和冰柜（−20℃）、细胞计数仪、倒置显微镜、15ml 离心管、细胞培养瓶、10cm 细胞培养皿、移液器、电动移液枪、移液管、枪头等。

3. 试剂 Sf-900 Ⅱ SFM 细胞培养基、胎牛血清、青链霉素、PBS 等。

【实验方法】

1. 细胞培养 准备 *sf9* 细胞并进行计数，铺于细胞培养皿中，接种 1×10^7 个细胞，27℃培养箱中培养 1h。

2. 光镜观察 倒置显微镜观察细胞，确认是否已经贴壁。

3. 病毒感染 移除细胞培养基，并用 2ml PBS 轻柔冲洗 3 遍，加入适当量（MOI=0.1）的 P1 代杆状病毒（加入量计算方法：转入病毒的量=MOI（pfu/cell）×细胞数量/病毒滴度（pfu/ml），滴度为 $1 \times 10^6 \sim 1 \times 10^7$ pfu/ml，MOI 一般取 0.05～0.1）。将病毒与细胞孵育于 27℃培养箱中 1h。

4. 感染后观察 1h 后移去病毒液，并用 2ml PBS 冲洗细胞 3 遍后，加入含有 10%胎牛血清的细胞培养基 8～10ml，置于 27℃培养箱中培养 2～7 天（视杆状病毒的感染情况，决定收集时间），并随时在显微镜下观察致细胞病变效应。

5. 病毒收集 在病毒感染极晚期 5～7 天，在细胞核内出现大量病毒包涵体后，收集子代病毒即细胞感染上清于 15ml 离心管中，500g 离心 5min，去除细胞碎片，将上清收集于新的 15ml 离心管中，即为 P2 病毒，4℃，避光保存待用。

6. 观察结果 杆状病毒感染易感昆虫细胞后，在感染的极晚期会在细胞核内大量产生病毒包涵体，显微镜下可观察细胞变圆，核膨大，核内出现镜下可见的颗粒物质（图 8-1），由此可判断病毒感染成功。

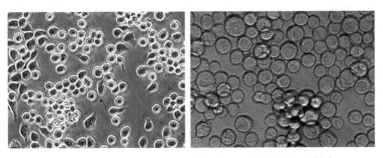

图 8-1　健康 *sf9* 细胞（A）和杆状病毒感染 *sf9* 细胞后细胞状态（B）

【注意事项】

1. 细胞传代时需注意全程无菌操作，防止其他微生物污染，必要时可在培养基中加入青链霉素。

2. 无血清培养基易使昆虫细胞造成粘连，传代时应轻拍培养瓶将细胞分散，但要注意摇晃力度，以免造成细胞损伤，影响细胞生长及感染实验的进行。

3. 病毒液也应注意防止细菌污染，感染实验前应使用 45μm 细菌滤器过滤病毒储存液。

【思考题】

1. 哪些病毒感染细胞后可根据 CPE 来判断病毒的感染情况？

2. 杆状病毒感染还可用何种方法来判定？

3. 杆状病毒的应用有哪些？

（白慧敏）

第二节　病毒血清学检测技术

　　病毒血清学检测是指利用抗体与其相应抗原的特异性反应检测病毒相关抗原及其抗体的血清学技术，是鉴定和诊断病毒感染性疾病最重要的方法之一。感染早期可进行病毒抗原检测，感染后期可针对病毒特异性抗体进行检测。病毒特异性抗原检测一般用于急性感染期，在出现症状的 10 天之内可检测到，感染一段时间后，人体会产生针对病毒的特异性抗体。最先出现的是 IgM 抗体，随后会出现 IgG 抗体。特异性 IgM 抗体一般在病毒感染后 7～14 天内产生，且感染清除后，IgM 在患者血中可持续数日至数周。因此，IgM 可用于辅助诊断早期病毒性感染。而 IgG 抗体一般在感染 10～14 天后方可检测到，并可终身存在。

　　目前常用的病毒血清学检测技术包括免疫荧光试验（immunofluorescence assay，IFA）、酶联免疫吸附试验（enzyme-linked immunosorbent assay，ELISA）、中和试验（neutralization test）、血凝抑制试验（hemagglutination inhibition test，HI）、补体结合试验（complement fixation test，CFT）等。此外，蛋白印迹、蛋白芯片、免疫 PCR（immuno PCR，Im-PCR）、免疫组化、免疫共沉淀等检测方法在临床和科研工作中也有较多应用，为病毒感染的实验室检测奠定了基础。本节将重点论述 IFA、ELISA、免疫 PCR 技术在病毒检测中的应用。

一、IFA技术

　　IFA 是一种在医学、生物学等领域中被广泛使用的技术，可对组织或细胞中的特异性抗原或抗体进行定位。其检测的基本原理是利用荧光素标记抗体或抗原，与组织或细胞中相应的抗原或抗体反应，形成抗原抗体复合物，复合物上沉着有荧光素，荧光素在激发光的照射下可发出荧光，借助荧光显微镜即可检测到组织或细胞中的荧光，从而实现对抗原或抗体的定位，同时利用定量技术还可以对抗原或抗体进行定量。荧光素既可标记抗体，也能标记抗原，但由于各种条件的限制，通常以标记抗体较为常见，也称为荧光抗体技术。IFA 可用于抗原的快速检测，并可直接应用于临床样本如鼻咽分泌物、组织培养液、活体组织等的检测。对于单个标本的检测，IFA 快速而方便，但需要熟练的操作技术人员，且不适合大规模进行。IFA 包括直接法、间接法、补体法等，应用较多的是直接法和间接法。直接 IFA 应用荧光标记抗体可检测细胞或组织中的抗原，而间接 IFA 既可检测抗原也可检测抗体。直接 IFA 常用来检测呼吸道分泌物中的呼吸道病毒抗原如呼吸道合胞病毒、流行性感冒病毒、副流感病毒 1～3 型等，而间接 IFA 可用于检测 EB 病毒、水痘-带状疱疹病毒等 IgG 或 IgM 抗体。

（一）IFA 技术的发现

　　IFA 技术始于 20 世纪 40 年代，1941 年 Coons 等提出并首次进行了免疫荧光技术，应用异氰酸荧光素（FIC）标记抗体检测到了小鼠感染组织中肺炎链球菌抗原。随后 Coons 等又合成了性质稳定的异硫氰酸荧光素（FITC），使免疫荧光技术迅速得到推广。

（二）IFA 的类型

　　1. 直接免疫荧光法　是最早建立的免疫荧光技术，也是最简单和最基本的一种检测技术，其基本原理为利用荧光素标记的特异性抗体直接检测未知的相应抗原（图 8-2），具有简单、快速、特异的优点，缺点是敏感性较差，且针对每一种抗原都需要用荧光素制备相应的特异性抗体，因此应用并不广泛。多种呼吸道病毒抗原的检测可采用此法。

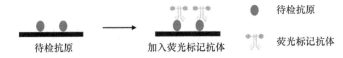

图 8-2 直接免疫荧光法原理示意图

2. 间接免疫荧光法 是应用最为广泛的免疫荧光技术，可利用荧光素标记的抗体检测未知的抗原或未知的抗体。如检测未知抗原，将未知抗原与已知未标记的抗体进行结合，再加入荧光素标记的第二抗体，即可对未知抗原进行检测；如检测未知抗体，则先将已知抗原与未知抗体结合，然后再加入标记的第二抗体（图 8-3）。该法的优点是所使用的第二抗体只需满足种属特异性，就可用于多种第一抗体的检测，从而实现各种未知抗原或抗体的检查。

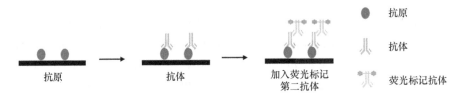

图 8-3 间接免疫荧光法原理示意图

二、ELISA检测技术

ELISA 是最常用的抗体或抗原检测方法，具有操作简单、灵敏度高、特异性强、实现高通量、易于自动化操作、结果客观等优点。其检测的基本原理是将抗原或抗体结合于固相载体表面，将待检样品（抗原或抗体）与固定的抗体或抗原结合形成复合物，再加入酶标记的抗原或抗体，固相载体酶量与待测物的量呈一定比例，再加入与酶反应的底物后显色，根据颜色的深浅可以判断样品中抗原或抗体的含量，进行定性或定量的分析。ELISA 常用来检测风疹病毒、麻疹病毒、腮腺炎病毒、HIV、甲型肝炎病毒和虫媒病毒（如西尼罗病毒、寨卡病毒、登革病毒或乙型脑炎病毒）的 IgG 或 IgM 抗体。尽管 ELISA 具有较高的敏感性和特异性，但一些病毒之间可能会发生交叉反应，为了准确鉴定病毒，通常还需要采用其他的方法进一步进行佐证。

（一）ELISA 检测技术的发现

1971 年瑞典科学家 Perlmann 和 Engvall 发表了关于 ELISA 检测技术的论文，研究者采用碱性磷酸酶标记，定量检测了家兔血液中的 IgG，使得抗原定位的酶标抗体技术成为测定液体中微量物质的一种新技术。目前 ELISA 已被广泛应用于多种病原微生物所引起的传染病、寄生虫病及非传染病等方面的诊断，国内外已有多种商品化、标准化的 ELISA 试剂盒。

（二）ELISA 的类型

ELISA 技术可用于测定抗原或抗体，分为多种不同的类型，用于临床和科研检测的 ELISA 主要有双抗体夹心法、间接法、捕获法、竞争法等。

1. 双抗体夹心法 是检测抗原最常用的 ELISA 类型，适用于检测分子中具有至少两个抗原决定簇的多价抗原，但不适用于测定半抗原或小分子单价抗原。工作的基本原理：将已知抗体连接到固相载体上，然后将含有抗原的待检标本加入，共同孵育后，抗原结合于包被抗体上，再加入酶标记的特异性抗体，酶标抗体连接到抗原上，形成固相抗体-抗原-酶标抗体免疫复合物，最后加入底物溶液进行显色，根据颜色反应来判定抗原含量（图 8-4）。在临床和科研检验中，此法适用于检测各种蛋白质等大分子抗原，如乙型肝炎病毒抗原 HBsAg 和 HBeAg、人甲型流感病毒抗原 HA、人单纯疱疹病毒抗原 1（HSV-Ag1）、人 EB 病毒衣壳蛋白抗原 VCA、寨卡病毒和登革病毒 NS1 蛋白等。

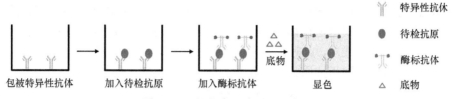

图 8-4 双抗体夹心法原理示意图

2. 间接法 是检测抗体常用的方法，其基本原理为将已知抗原与固相载体连接，加入含有抗体的待检标本，抗体结合于包被抗原上，再加入酶标记的抗抗体，形成固相抗原抗体复合物，固相免疫复合物中的抗体与酶标抗抗体结合，从而间接地标记上了酶。最后加入底物溶液，根据颜色反应来判定抗体的含量（图 8-5）。本法主要适用于对病原体抗体的检测，从而对传染病做出诊断，其优点是不标记酶的一抗能保留较高的免疫原性，酶标记的二抗可加强信号，只需要更换抗原，便可利用一种酶标二抗检测多种与抗原结合的不同抗体；其缺点在于发生交叉反应的概率较高。可用于检测多种病毒抗体，如人流感病毒抗体 IgG、乙脑病毒抗体 IgG/IgM、人 EB 病毒抗体 IgM、人水痘带状疱疹病毒抗体 IgM、人乳头状瘤病毒抗体 IgM 等。

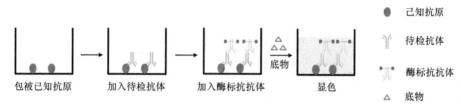

图 8-5 间接法原理示意图

3. 捕获法 又称反向间接法，可测定血清中某种特定的免疫球蛋白，目前主要用于 IgM 抗体的检测，常用于病毒性感染的早期诊断，如巨细胞病毒抗体 IgM、寨卡病毒抗体 IgM、登革病毒抗体 IgM、风疹病毒抗体 IgM、麻疹病毒抗体 IgM 等。血清中针对某些抗原的特异性 IgM 经常和特异性 IgG 同时存在，而 IgG 会干扰 IgM 的测定，因此测定 IgM 抗体多用捕获法，即先将所有血清 IgM 包括特异性 IgM 和非特异性 IgM 固定在固相上，在去除 IgG 后再测特异性 IgM。其基本原理是将抗人 IgM 抗体与固相载体连接，形成固相抗抗体，加入待检标本后，特异及非特异的 IgM 抗体都会被固相抗抗体捕获，之后加入能够与特异性 IgM 抗体结合的已知抗原，再加入能够与已知抗原相结合的酶标抗体，最后加入底物溶液，根据颜色的反应来判定特异性 IgM 的含量（图 8-6）。

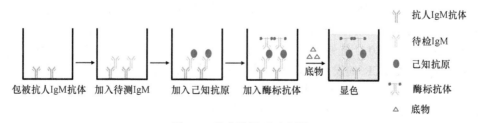

图 8-6 捕获法原理示意图

捕获法容易受到 RF（IgM 类）的干扰，与固相捕获抗体结合后，会造成假阳性结果的出现。为了增加检测的灵敏度，可在试剂中添加吸附剂，在检测前去除血清中的 RF。IgM 检测过程中，通常还需要对样本进行稀释，以减少干扰，提高灵敏度。

4. 竞争法 抗体的测定一般不使用竞争法。当抗原中杂质难以去除或不易得到足够纯度的抗原时，可采用这种模式测定抗体。如抗原纯度较高，则可直接包被固相；如抗原中含有干扰物质，直接包被则不易成功，此时可采用捕获抗体法，即先将抗原特异性抗体进行包被，然后再加入抗原，从而形成固相抗原。其基本检测原理为将已知抗原与固相载体连接，形成固相抗原，洗涤除去抗原中的杂质，加入待检抗体和一定量的酶标抗体，共同孵育后，待检抗体与酶标抗体竞争与固相抗原结合，由于固相抗原的数量有限，因此标本中抗体量越多，结合在固相上的酶标抗体就越少。最后加入底物溶液，根据颜色反应来判定抗体含量（图 8-7）。显色的强弱与待测样本中的抗体含量成反比，即阳性反应呈色浅于阴性反应。临床实验室中，乙型肝炎病毒核心抗体的检测常采用此法。

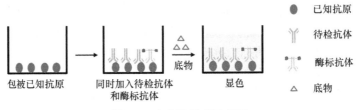

图 8-7 竞争法原理示意图

三、免疫 PCR 技术

免疫 PCR 可用于抗原和抗体的微量检测，该方法是将抗原抗体反应的特异性和 PCR 技术的高敏感性互相结合而建立起来的，它利用 PCR 高效的扩增能力来放大抗原抗体特异性反应的信号，大大提高了检测的灵敏度。目前已被用于检测细胞因子、肿瘤标志物、病毒抗原、细菌抗原、真菌毒素、寄生虫抗原等，也有少数用于抗体检测的报道。比如运用免疫 PCR 可检测乙型肝炎病毒表面抗原 HBsAg、轮状病毒抗原 VP6、HIV p24 抗原、诺如病毒衣壳蛋白等。免疫 PCR 技术结合了 ELISA 和 PCR 技术的优点，灵敏度高、准确性好，可检测吸附性较差的抗原，但容易产生假阳性。因此，实验过程中可通过对实验条件的优化，提高检测的特异性，包括封闭剂的选择、封闭时间、洗涤的时间与次数等。

（一）免疫 PCR 技术的发现

1992 年 Sano 等将牛血清白蛋白（bovine serum albumin，BSA）作为抗原包被于微孔板上，加入连接有链霉亲和素-蛋白 A 嵌合体的特异性单克隆抗体与抗原进行结合，其中嵌合体作为连接分子，其中的蛋白 A 可结合抗体的 Fc 片段，链霉亲和素可结合 DNA 上的生物素，然后再加入生物素化的线性 DNA，这样嵌合体就将线性 DNA 与抗原抗体复合物进行连接，接着对结合到微孔板的 DNA 进行 PCR 扩增，最后通过琼脂糖凝胶电泳进行分析。结果显示，可稳定而重复地检测出 580 个抗原分子（$9.6×10^{-22}$moles），与传统的 ELISA 法相比，灵敏度提高了近 10^5 倍。免疫 PCR 的发现使痕量检测成为可能，但该方法也存在一些问题，比如非特异性扩增容易造成假阳性、操作步骤烦琐、检测时间长等，限制了其应用。随着技术的不断进步与革新，该技术也将逐渐成熟，具有广阔的应用前景。

（二）免疫 PCR 的类型

1. 直接法 可检测未知的抗原，其检测的基本原理是将待测抗原与固相载体连接，加入生物素化的特异性抗体，形成抗原-生物素化抗体复合物，再通过抗生物素蛋白将抗原抗体复合物与生物素化的 DNA 连接，接着利用合适的引物对 DNA 进行 PCR 扩增，最后对 PCR 产物进行检测（图 8-8）。该法不适合临床标本以及难以吸附到固相载体上的抗原的检测。

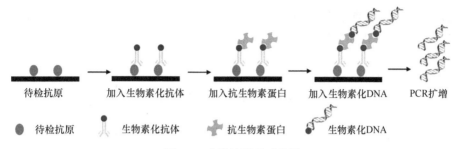

图 8-8　直接法原理示意图

2. 间接法　可用来检测抗原或抗体，其基本原理为将抗原与固相载体连接，加入未标记的第一抗体，共同孵育后，抗体结合于包被抗原上，再加入生物素化的抗抗体，通过抗生物素蛋白与生物素化的 DNA 连接，最后利用合适的引物通过 PCR 扩增进行检测（图 8-9）。该法理论上可实现对抗原和抗体的微量检测，但也不适合应用于临床。

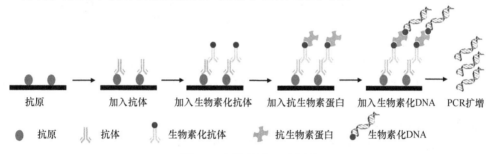

图 8-9　间接法原理示意图

3. 双抗体夹心法　是目前应用较多的免疫 PCR 法，其工作的基本原理是将已知的特异性抗体连接到固相载体上，然后加入待检抗原，共同孵育后，形成抗原抗体复合物，再加入生物素化的抗体，使生物素化的抗体也连接到抗原上，形成固相抗体-抗原-生物素化抗体免疫复合物，接着通过抗生物素蛋白与生物素化的 DNA 相连，最后利用适当的引物对指示 DNA 进行 PCR 扩增进行检测（图 8-10）。该法适用于难以直接吸附于固相载体的抗原的检测，用于多种病毒抗原的测定。

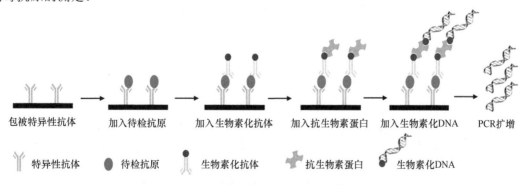

图 8-10　双抗体夹心法原理示意图

实验一　应用间接 IFA 检测病毒抗原

【实验目的】　通过学习免疫荧光技术的检测原理，掌握间接法操作步骤，以及免疫荧光技术的特点及应用。

【实验原理】　利用特异性的抗体与细胞中的抗原结合后，再加入荧光素标记的第二抗体，形成免疫复合物，在荧光显微镜下观察发出的荧光而进行检测。

【实验用品】

1. 材料　待测样品（含病毒的细胞）。

2. 器材　培养板、温箱、荧光显微镜、移液枪、枪头、湿盒、一次性乳胶手套、记号笔、计时器等。

3. 试剂　洗涤缓冲液（pH 7.4，0.15mol/L PBS）、固定液、封闭液、抗体稀释液、特异性抗体、荧光标记抗体等。

【实验方法】

1. 样品准备　将 L-多聚赖氨酸包被的细胞爬片置于培养板内，加入合适密度的待测细胞，制作细胞爬片。

2. 固定　加固定液进行固定，一般室温固定 20min（根据实验情况，可进行时间的调整）。

3. 洗涤　弃去液体，加洗涤缓冲液进行洗涤，洗涤的时间和次数可根据实验情况确定。

4. 通透　加通透剂对细胞进行通透处理，以保证抗体能够到达抗原部位。

5. 洗涤　重复步骤 3。

6. 封闭　弃去液体，加封闭液进行封闭，封闭的时间可根据实验情况确定。

7. 加第一抗体　加入已稀释的第一抗体（抗体稀释比例可通过预实验确定），温育的温度及时间也可根据实际情况调整。

8. 洗涤　重复步骤 3。

9. 加第二抗体　加入已稀释的荧光标记的第二抗体（抗体稀释比例可通过预实验确定），温育的温度及时间也可根据实际情况调整。

10. 洗涤　重复步骤 3。

11. 染核　加入 DAPI 染液进行染核。

12. 洗涤　重复步骤 3。

13. 封片　滴加防淬灭剂、封片。

14. 观察　荧光显微镜下观察结果并拍照。

15. 实验结果判断　用荧光显微镜观察标本的特异性荧光强度，一般（-）表示无荧光；（±）表示极弱的可疑荧光；（+）表示荧光较弱，但清晰可见；（++）表示荧光明亮；（+++）以上表示荧光闪亮。如果待检标本特异性荧光染色强度达到"++"以上，而各种对照组的荧光强度显示为（±）或（-），即可判定为阳性。

【注意事项】

1. 整个实验过程中勿使标本表面干燥。

2. 稀释、滴加荧光二抗及之后的洗涤过程中注意避光。

3. 若是细胞标本，要保证细胞的活性，否则容易发生非特异性荧光染色。

4. 为了排除某些非特异性荧光染色的干扰，实验时须设置好对照，包括阴性对照、阳性对照等。

5. 染色的温度和时间需要根据不同的标本及抗原而进行适当调整。

6. 运用荧光显微镜拍照时，要根据荧光抗体所标记的荧光素，选择合适的激发光源。

7. 荧光标本一般应立即置于荧光显微镜下观察，如遇特殊情况可放置在加盖湿盒内，4℃冰箱内避光保存，可保存数天或数周左右。

【思考题】

1. 实验过程中如何设置不同的对照组？

2. 如何减少免疫荧光染色过程中的非特异性荧光染色？

实验二　应用 ELISA 间接法检测病毒抗体

【实验目的】　通过学习 ELISA 间接法的检测原理，掌握 ELISA 间接法检测病毒抗体的实验操作步骤及注意事项。

【实验原理】　将已知的病毒抗原连接于固相载体，加入含有病毒抗体的待检血液标本，反应后再加入酶标记的第二抗体，最后加入底物进行显色，根据颜色反应来判定抗体含量。

【实验用品】

1. 材料　待测样品（含病毒抗体）、已知病毒抗原。

2. 器材　酶标仪、96 孔聚苯乙烯塑料板、移液枪、枪头、湿盒、一次性乳胶手套、记号笔、计时器等。

3. 试剂　包被缓冲液（pH 9.6 0.05mol/L 碳酸盐缓冲液）、洗涤缓冲液（pH 7.4，0.15mol/L PBS）、封闭液（含 1% BSA 的 PBS）、四甲基联苯胺（TMB）、显色液、终止液（2mol/L H_2SO_4）、标准品、HRP 标记抗体等。

【实验方法】

1. 编号　将样品按照对应的微孔进行编号，每次实验应设置阳性对照、阴性对照和空白对照（空白对照孔即用样品稀释液代替样品，其余各步骤与实验组操作相同）。

2. 包被　用包被缓冲液稀释特异性抗原至浓度为 1μg/ml（根据实验情况，可进行浓度的调整），加入 96 孔板，100μl/孔，置于湿盒中，4℃过夜。

3. 洗涤　弃去液体，甩干，每孔加 200μl 洗涤缓冲液，静置 30s（根据实验情况可调整洗涤时间），弃去液体，如此重复 5 次（根据实验情况可调整洗涤次数），拍干。

4. 封闭　弃去液体，甩干，加入封闭液，200μl/孔，置于湿盒中，37℃温育 1h。

5. 标准品稀释　配制标准品，用稀释液稀释成梯度浓度溶液，加入相应的标准孔内，50μl/孔，一般设置 8 个标准品孔。

6. 加样　分别在阴、阳性对照孔中加入阴性对照、阳性对照 50μl。用样品稀释液将待检血清样品按不同比例稀释，加入孔板中，50μl/孔，加样时将样品加于酶标板孔底部，尽量不要碰触孔壁，轻轻晃动混匀。

7. 温育　将 96 孔板置于湿盒中，37℃温育 1h（温育温度及时间可根据实际情况调整）。

8. 洗涤　重复步骤 3。

9. 加酶标抗体　用抗体稀释液按一定比例稀释酶标抗体，每孔加入 50μl，37℃温育 30min（温育温度及时间可根据实际情况调整）。

10. 洗涤　重复步骤 3。

11. 显色　每孔加入显色液 100μl，轻轻振荡混匀，37℃避光显色 15min（显色时间可根据实际情况调整）。

12. 终止　每孔加终止液 50μl，终止反应（此时溶液由蓝色立即转为黄色）。

13. 测定　将酶标板放入酶标仪中，450nm 波长下读取各孔的吸光度（A）。测定一般在加终止液后 15min 内进行。

14. 实验结果

（1）定性测定：定性结果的判断分别用"阳性""阴性"表示。实验孔（P）与对照孔（N）的比值（P∶N）大于 2.1 为阳性。

（2）定量测定：以标准物的浓度为横坐标，A 为纵坐标，绘制标准曲线，计算出标准曲线的直线回归方程式，将样品的 A 代入方程式，计算出样品浓度，再乘以稀释倍数即为样品抗体的实际浓度。

【注意事项】

1. 加样应加在孔板的底部，避免加在孔壁上部，不可溅出，避免产生气泡。

2. 洗涤应彻底，避免产生假阳性。

3. 温育时间应严格控制。

4. 温育常采用的温度有 43℃、37℃、室温和 4℃（冰箱温度）等。37℃是常用的保温温度，也是大多数抗原抗体结合的合适温度。

5. 加样品时注意更换枪头，以免发生交叉污染。

6. 底物应现配现用，同时注意避光。

【思考题】

1. 实验中哪些因素可能会对实验结果造成影响？

2. 试分析若包被抗原不纯对抗体检测结果会产生怎样的影响。

实验三　应用免疫 PCR 双抗体夹心法检测病毒抗原

【实验目的】　通过学习免疫 PCR 技术的检测原理及特点，掌握双抗体夹心法实验操作步骤及注意事项。

【实验原理】　将特异性捕获抗体包被于固相载体，加入待测病毒抗原与捕获抗体结合，再用生物素化的抗体结合待测抗原，通过抗生物素蛋白再与生物素化的 DNA 连接，将 DNA 标记物进行 PCR 扩增，最后通过检测 PCR 产物对抗原进行定性或定量分析。

【实验用品】

1. 材料　待测样品（含病毒抗原）。

2. 器材　移液枪、枪头、湿盒、一次性乳胶手套、记号笔、计时器等。

3. 试剂　包被缓冲液、洗涤缓冲液、封闭液、捕获抗体、生物素化抗体、生物素化 DNA、抗生物素蛋白、PCR 反应试剂等。

【实验方法】

1. 包被　用包被缓冲液稀释特异性捕获抗体，进行包被，抗体的包被浓度、温度和时间可根据实验条件确定。

2. 洗涤　弃去液体，加洗涤缓冲液进行洗涤，洗涤的时间和次数可根据实验条件确定。

3. 封闭　弃去液体，甩干，加入封闭液，封闭的温度和时间可根据实验条件确定。

4. 洗涤　重复步骤 2。

5. 加样　用样品稀释液将样品按不同比例稀释，加入反应体系中，同时设置阳性对照和阴性对照。作用的温度和时间可根据实验条件确定。

6. 洗涤　重复步骤 2。

7. 加抗体　用抗体稀释液按一定比例稀释生物素化抗体，加入反应体系中，作用的温度和时间可根据实验条件确定。

8. 洗涤　重复步骤2。

9. 加抗生物素蛋白　加入已按一定比例稀释好的抗生物素蛋白，作用的温度和时间可根据实验条件确定。

10. 洗涤　重复步骤2。

11. 加标记DNA　加入已稀释好的生物素化DNA，作用的温度和时间可根据实验条件确定。

12. 洗涤　重复步骤2。

13. 解离DNA　加入去离子水，95℃水浴5min，解离DNA。

14. PCR扩增　吸取一定量的上述DNA溶液，作为模板进行普通PCR或实时定量PCR分析鉴定。

15. 实验结果　进行琼脂糖凝胶电泳检测，根据电泳结果观察有无特异性PCR产物产生。或者通过实时定量PCR测定出DNA指示分子的量与检测标本中抗原的水平呈正相关，来推算样品中抗原的含量。

【注意事项】

1. 选择吸附力较好的固相吸附材料，保证包被物质能很好地结合到基质上。

2. 选择纯度较高的试剂，避免PCR产生非特异性扩增，对实验造成干扰。

3. 实验过程中充分封闭非特异性结合位点，可以避免假阳性的产生，因此要选择封闭效果好的封闭剂，常用的封闭剂有BSA、鲑鱼精DNA、脱脂奶粉、明胶、胎牛血清等。

4. 理论上DNA分子可以选择任何DNA，但尽量选择纯度高、异源的DNA分子，有助于提高实验结果的准确性，一般可选用质粒DNA或PCR产物等。

5. 适当地降低DNA指示分子的浓度，可减少非特异性扩增，提高特异性。

6. 洗涤过程也至关重要，充分洗涤可最大限度地消除非特异性吸附。

【思考题】

1. 实验过程中哪些因素可能会对实验结果造成影响？

2. 目前免疫PCR检测技术取得了哪些新进展？举例说明。

（赵利美）

第三节　免疫细胞检测技术

免疫细胞（immunocyte）是指参与免疫应答或与免疫应答相关的细胞，包括淋巴细胞、树突状细胞、单核巨噬细胞、粒细胞、肥大细胞等。免疫应答包括固有免疫（innate immunity）应答及适应性免疫（adaptive immunity）应答两部分。其中参与固有免疫应答的免疫细胞主要是巨噬细胞、中性粒细胞、NK细胞等，而T细胞和B细胞则主要参与适应性免疫应答。固有免疫和适应性免疫不是两套孤立的体系，固有免疫应答被激活后，主要通过树突状细胞呈递外源抗原多肽功能及分泌趋化因子和炎症细胞因子等方式启动随后的适应性免疫反应,同样适应性免疫也会通过分泌相应的细胞因子来增强固有免疫效应,两者相辅相成,共同发挥对入侵异物的防御杀伤功效。

鉴于免疫细胞在机体免疫应答中的重要性,通过检测免疫细胞来探究机体免疫功能以及进行针对某些临床疾病的辅助诊断和对治疗药物疗效观察、预后判断等方面的研究一直都是免疫学及相关学科的研究重点。

免疫细胞功能检测包括免疫细胞的分离及纯化、免疫细胞的增殖以及免疫细胞功能检测。

一、免疫细胞的分离及纯化

获取免疫细胞是开展许多免疫学实验的先决条件。除了定居在外周免疫器官，在外周血中也存在大量的成熟免疫细胞。相比外周免疫器官，从外周血中分离免疫细胞具有取材方便、细胞得率较高、操作方便等优点。通过外周血分离到的免疫细胞，依据细胞的理化性状以及细胞表面标志的差异可以进一步纯化获得不同免疫细胞亚群，如依据细胞属性和功能不同，通过黏附分离法、尼龙毛柱分离法、羰基铁分离法将黏附和非黏附或黏附力较小的免疫细胞亚群分离纯化；依据细胞表面标志分子与其特异性单克隆抗体结合原理，通过流式细胞术分离法和免疫磁珠法分离免疫细胞亚群。

（一）免疫细胞的分离

外周血单个核细胞（peripheral blood mononuclear cell，PBMC）是指外周血中具有单个核的细胞，包括淋巴细胞和单核细胞。分离外周血单个核细胞是获取免疫细胞及后续按类型纯化的前提。

外周血单个核细胞常用的分离方法主要有两种：Ficoll-Hypaque（聚蔗糖-泛影葡胺）密度梯度离心法和 Percoll（聚乙烯吡咯烷酮硅胶）分离法。

Ficoll-Hypaque 密度梯度离心法是一种单次密度梯度离心分离法。其主要成分是一种合成的蔗糖聚合物（聚蔗糖，商品名为 Ficoll），分子质量为 40kDa，具有高密度、低渗透压、无毒性的特点。高浓度的 Ficoll 溶液黏性高，易使细胞聚集，故通常使用 60g/L 的低浓度溶液，密度为 1.020，添加相对密度为 1.200 的泛影葡胺以增加密度。分离时先将分层液置试管底层，然后将肝素化全血以 D-Hanks 液或 PBS 作适当稀释后，轻轻叠加在分层液上面，使两者形成一个清晰的界面。水平式离心后，红细胞和粒细胞密度大于分层液，同时因红细胞遇到 Ficoll 而凝集成串钱状而沉积于管底。血小板则因密度小而悬浮于血浆中，唯有与分层液密度相当的单个核细胞密集在血浆层和分层液的界面中，呈白膜状，吸取该层细胞经洗涤离心重悬，便可获得外周血单个核细胞。本法分离单个核细胞纯度可达 95%，淋巴细胞占 90%～95%，细胞获得率可达 80%以上，其高低与室温有关，超过 25℃时会影响细胞获得率。

Percoll 分离法是一种连续密度梯度离心分离法。Percoll 是一种经聚乙烯吡咯烷酮处理的硅胶颗粒，对细胞无毒性。利用 Percoll 液经高速离心后形成一个连续密度梯度的原理，将密度不等的细胞分离纯化。低速离心后，上层为死细胞残片和血小板，底层为粒细胞和红细胞，中间有两层，中上层富含单个核细胞（75%），中下层富含淋巴细胞（98%）。相比 Ficoll-Hypaque 密度梯度离心法，该操作流程较长，手续较多。

（二）免疫细胞的纯化

免疫磁珠分选是一种高效简便的免疫细胞分离和纯化的方法。可在几分钟内从复杂的细胞混合物中分离出很高纯度的细胞。该方法可在外周血单个核细胞分离出的细胞中进一步分离纯化 T、B 细胞或其他单个核细胞，也可独立用于几乎所有的免疫细胞及其他细胞的分离和纯化。

该方法是基于抗原抗体特异性识别的原理，首先使用高度特异性单克隆抗体偶联的超级顺磁性的 MACS 微型磁珠对目的细胞进行特异性的磁性标记，接着把这些细胞加入一个放在强而稳定磁场中的分选柱中。分选柱里的基质在磁场的作用下形成一个高梯度磁场（可以使分选器的磁场增强 1000 倍，足以滞留仅标记有极少量微型磁珠的目的细胞）。在该磁场作用下，被磁性标记的细胞滞留在柱里而未被标记的细胞则流出。当分选柱移出磁场后，滞留柱内的磁性标记细胞就可以被洗脱出来。即通过施加或解除磁场来分离纯化标记和未标记的两个细胞组分。

MACS 微型磁珠由多聚糖和氧化铁组成，无毒性，对细胞无损伤。微珠直径约有 50nm，比细胞小 200 多倍，体积为细胞的百万分之一，光学显微镜下不可见。微型磁珠分离纯化后的细胞无须解离磁珠，可以直接进行后续实验：如流式细胞仪分析或分选（不影响细胞的光散射特性）、细胞培养、分子生物学研究、回输给人或者动物。

免疫磁珠分选法分为正选法和负选法：正选法即磁珠结合的细胞就是所要分离获得的细胞。负选法是磁珠结合不需要的细胞，游离于上清液的细胞为所需细胞。采用哪种方法要根据具体实验的需要进行选择。正选法适合富集低比例细胞，负选法适合于缺乏针对目的细胞的特异性抗体的情况（某些稀有标志）。对于非目的细胞也表达阳性选择目的细胞抗原的情况，可将两种方法结合使用，即先用负选法，再进行正选法，有助于获得高纯度的非常稀有的细胞。一般而言，负选法比正选法的磁珠用量大。

二、免疫细胞的增殖

通过免疫磁珠或流式细胞仪分选出的免疫细胞常需要增殖一定数量后再进行对其功能的检测，此外增殖也是检测免疫细胞活力的一种方式。T、B 细胞在体内外受到特异性抗原和非特异性有丝分裂原刺激后，可见细胞体积增大、胞质增加、出现空泡、染色质疏松等淋巴细胞母细胞回转现象。T、B 细胞增殖力或转化率高低可反映机体的特异性细胞免疫和体液免疫功能。

检测 T、B 细胞增殖的实验方法有 BrdU 检测法、CFSE 染色法、MTT 法以及 ^{3}H-TdR 掺入法等。BrdU 检测法是细胞增殖时将 BrdU（5-溴脱氧尿嘧啶核苷）代替胸腺嘧啶在 DNA 合成期（S 期）加入细胞，而后利用抗 BrdU 单克隆抗体，ICC 染色，显示增殖细胞来判断增殖细胞的种类及增殖速度。CFSE 染色法是将荧光染料 CFSE（一种可穿透细胞膜的荧光染料）加入细胞中，其能与胞内细胞骨架蛋白中的游离氨基反应，形成具有荧光的蛋白复合物，CFSE 染料随着细胞的分裂增殖可被子代细胞均匀继承，其含量的衰减与细胞分裂次数成正比，在 488nm 的激发光下，采用流式细胞仪检测分析，通过检测细胞荧光强度不断降低来进一步分析得出细胞分裂增殖的情况。MTT 法的检测原理为活细胞线粒体中的琥珀酸脱氢酶能使外源性 MTT 还原为水不溶性的蓝紫色结晶甲臜并沉积在细胞中，而死细胞无此功能。二甲基亚砜（DMSO）能溶解细胞中甲臜，用酶标仪在 490nm 或 570nm 波长处测定其光吸光度，在一定细胞数范围内，MTT 结晶溶解所致的吸光度与细胞数量成正比。^{3}H-TdR 掺入法是将被放射性标记的 ^{3}H-TdR 掺入处于 DNA 合成期的细胞内，^{3}H-TdR 掺入量的多少可客观反映细胞复制 DNA 能力的大小从而间接了解细胞增殖情况，用液体闪烁计数仪检测出 ^{3}H 放射活性即可反映 DNA 含量。

三、免疫细胞功能检测

增殖后的 T 细胞（CD4$^+$T 细胞和 CD8$^+$T 细胞）接受细胞因子信号后会分化为辅助 T 细胞（CD4$^+$T 细胞）和细胞毒性 T 细胞（CD8$^+$T 细胞），辅助 T 细胞主要发挥免疫调节作用，可通过检测分化后细胞分泌细胞因子量来检测各类辅助 T 细胞的功能。细胞毒性 T 细胞通过释放穿孔素和颗粒酶对靶细胞（病毒感染的细胞或肿瘤细胞）进行杀伤，可通过检测靶细胞的某些指标来推断细胞毒性 T 细胞的杀伤功效，也可以通过检测效应细胞分泌的颗粒酶来验证细胞毒性 T 细胞的功能。

增殖后的 B 细胞接受不同抗原刺激后，可转换重链恒定区，改变所产生抗体的类型。检测 B 细胞受抗原刺激后分泌各种类别抗体量的多少以及分泌相应类别抗体的 B 细胞数量是验证 B 细胞功能状态的最佳标准之一。

除了特异性免疫应答外，机体针对病菌还有非特异性免疫应答，其中巨噬细胞是机体非特异性免疫应答主要效应细胞。巨噬细胞是高度特化的吞噬细胞，是由血液中的单核细胞穿出血管后分化而成的。巨噬细胞位于全身的关键部位，具有循环能力，能够到达全身的不同位置，如脾脏、淋巴结、皮肤、肾脏、肝脏、脑、肺、腹膜等。作为吞噬细胞和网状内皮系统的主要成分，巨噬细胞与树突状细胞等细胞一起作为抗原呈递细胞，此外巨噬细胞的另一主要功能是清除血液传播的病原体、不溶性颗粒、活化的凝血因子，并清除血液中的老化红细胞、受损细胞和其他碎片。检测巨噬细胞向异物趋化迁移以及吞噬异物的功能在一定程度上体现了机体固有免疫应答的强弱。

实验一 外周血单个核细胞的分离

【实验目的】 通过学习分离单个核细胞的相关知识，掌握聚蔗糖-泛影葡胺密度梯度离心法分离人外周血单个核细胞的原理、方法。

【实验原理】 不同颗粒之间存在沉降系数差，在一定离心力作用下，颗粒各自以一定速度沉降，若在该溶液里加入少量大分子溶液，则溶液内比溶剂密度大的部分就产生大分子沉降，比溶剂密度小的部分就会上浮，最后在离心力和浮力平衡的位置，集聚形成大分子带状物。根据人外周血的单个核细胞相对密度 1.050～1.077 与其他血细胞（红细胞和多核白细胞的相对密度 1.080～1.110；血小板 1.030～1.035）不同的特点，采用密度 1.077g/L±0.001 g/L 的聚蔗糖和泛影葡胺混合液进行密度梯度离心，使不同密度的血细胞按照相应的密度梯度分布，从而将单个核细胞分离出来。

【实验用品】

1. 材料 人新鲜血液 2ml。

2. 器材 15ml 离心管、低温离心机、无菌滴管、吸管、血细胞计数器、显微镜及超净工作台等。

3. 试剂 无菌肝素液（无菌生理盐水配制的含 125～250U/ml 肝素抗凝液，4℃保存备用），淋巴细胞分层液（Ficoll-Hypaque，密度 1.077g/L±0.001g/L），D-Hanks 液或生理盐水或 PBS（pH 7.2～7.4，4℃避光保存备用），0.2%锥虫蓝染液等。

【实验方法】

1. 用肝素抗凝管无菌采集新鲜血液，每毫升血液加入 0.1ml 肝素液。

2. 用等体积的 D-Hanks 液或 PBS 稀释上述抗凝血。

3. 按分层液：稀释全血=1:2，将淋巴细胞分层液加入离心管，用滴管将稀释的血液样品沿管壁缓慢加入离心管的淋巴细胞分层液上面，注意勿扰乱两者之间的液相界面。

4. 配平后置于水平离心机中，室温，2000r/min，离心 20min。

5. 平稳取出离心管，从离心管底部到液面分为 4 层，依次是红细胞和粒细胞层、淋巴细胞分离液层、单个核细胞层（浑浊灰白色层）、血浆层。

6. 用毛细吸管轻轻插到单个核细胞层（浑浊灰白色层），沿管壁仔细吸出该层细胞，移入另一新的预先加入约 4 倍量 D-Hanks 液或生理盐水的离心管中。

7. 室温，1500r/min，离心 10min，弃上清，将管底细胞混匀，重复洗涤离心两次。

8. 最后一次弃上清后，用 D-Hanks 液将细胞重悬为 1ml 液体。用血细胞计数板计数后再调整细胞所需浓度。一般每毫升健康成人血可分离出 $1 \times 10^6 \sim 2 \times 10^6$ 个 PBMC。

9. 细胞活力鉴定：向细胞悬液试管中滴加 2～3 滴台锥虫染液并混匀，静置 3～5min，取一滴染色的细胞悬液滴加在一洁净玻片上，湿片镜检。

10. 观察结果：活细胞排斥染料不着色，染料可渗入死细胞内使其变成蓝色。故镜检视野下可见绝大多数无色、体积较小、折光率强的活细胞和少量的体积较大且无光泽的蓝色死细胞。活细胞比率应在 95% 以上。

【注意事项】

1. 为保持淋巴细胞的活性，采血后应该尽快分离细胞。如血液存放 2h 以上，离心时间要相应延长到 30min。

2. 在分离单个核细胞过程中，将稀释血液叠加于分离液上时，动作要轻，要使分离液与血液界面清晰，避免冲散分离液的液面而影响分离结果。

3. 实验所用的玻璃器皿应洁净。如制备的单个核细胞悬液用于后续细胞实验时，上述操作要在超净工作台中进行，避免污染。

4. 以小鼠为对象的研究可从眼眶取血或断头取血，抗凝，用等体积 PBS 稀释血液。

【思考题】 用等体积的 D-Hanks 液或 PBS 稀释血液的目的是什么？该步骤是否可以省略？

实验二 免疫磁珠分选细胞

【实验目的】 通过学习免疫磁珠分选细胞的相关知识，掌握免疫磁珠分选细胞的原理、方法。

【实验原理】 免疫磁珠法分选细胞是基于细胞表面抗原能与连接有磁珠的特异性单抗相结合，在外加磁场中，通过抗体与磁珠相连的细胞被吸附而滞留在磁场中，无该种表面抗原的细胞由于不能与连接着磁珠的特异性单抗结合而没有磁性，不在磁场中停留，从而使细胞得以分选。

【实验用品】

1. 材料 人外周血单个核细胞。

2. 器材 磁性细胞分选器、分选柱等。

3. 试剂 外周血单个核细胞分选所用的试剂和材料（同本章实验一）；$1 \times$ PBS（0.5%BSA、0.5mmol/L EDTA）；FITC 标记的 CD4 抗体；商品化鼠抗人 CD4 免疫磁珠（用 0.1%BSA 和 0.05% 叠氮钠稀释）等。

【实验方法】

1. 将之前收集的人外周血单个核细胞离心，重悬于 PBS（10^7 重悬于 80μl PBS）。

2. 加 PBS 稀释的抗 CD16/CD32 抗体工作液于离心后的人外周血单个核细胞中，4℃孵育 30min。

3. 加入鼠抗人 CD4 免疫磁珠，充分混匀细胞后，4℃避光孵育 30min。

4. 1000r/min 4℃离心 10min，弃上清，收集细胞。

5. 分选柱安放在分选器中，加入 $1 \times$ PBS 于加样池内润洗柱子。

6. 待分选柱中液体自然流干后，将离心后细胞轻柔加入分选柱加样池中，等待样品完全自然流出。

7. 将分选柱移出分选器磁场，搁置在 15ml 离心管上，加入 5ml 1×PBS 于加样池内，迅速一次性打出所有液体。

8. 用细胞完全培养基换洗分选出的细胞 1 次，待用。

9. 通过流式细胞仪鉴定其表型和阳性率。

10. 观察结果：收获 CD4$^+$细胞，纯度可以达到 80%～99%，得率在 60%～90%。

【注意事项】

1. 如果分离细胞用作培养，全过程在超净工作台中完成。

2. 免疫磁珠分离系统分离的细胞略低于流式细胞仪（FACS）的分选效率，但与 FACS 相比，MACS 设备简单，耗时短。MACS 也可用作 FACS 分选前的预分离，以减少 FACS 所用时间。另外连续两次过柱分选可进一步提高分选细胞纯度，通常可达 95%～99%。

3. 除分离柱外，试管也可用于分选；但分离柱由于提供了较大的接触面，在细胞分选上具有较多优点。磁场也可自制，用一般的磁铁即可做成简易磁场。

4. 阳性选择后，如需用第二种表面标志继续分离，可以用剪切酶剪切下与细胞结合的磁珠和一抗，再次进行下一轮分选。如需进行细胞功能分析，也可经培养 12～24h，使结合的磁珠脱落后进一步使用阳选的细胞做研究。

5. 待分选细胞中如有贴壁细胞，建议在分选前先贴壁培养去除，或者提高 EDTA 浓度。

6. 抗体包被磁珠对死细胞常有非特异性结合，因而分选前应去除死细胞。

7. 上分离柱前，充分振荡，混悬细胞，打散细胞团块。

8. 用分离柱分选，应用真空抽滤水，减少水中气泡，使分离柱不被气泡阻滞。

9. 细胞悬液加入分离柱中时，应将滴管伸至底壁后加入，避免将细胞悬液沿管壁流入，使管壁残流未分选细胞，以致后继洗柱过程中，因疏忽未被洗下，最后导致纯度不高。洗柱时，应在前次液体充分流尽后，再加洗液。

10. 分选细胞量应根据说明书控制，不超量；孵育时间和温度应按说明书进行，延长孵育时间、提高温度会增加非特异性结合。

【思考题】　实验中加入抗 CD16/CD32 抗体的目的是什么？是否可以省略？

实验三　T 细胞增殖实验

【实验目的】　通过学习 T 细胞增殖的相关知识，掌握 ^{3}H-TdR 掺入法检测 T 细胞增殖实验的原理及操作流程。

【实验原理】　胸腺嘧啶核苷（TdR）是 DNA 合成的前身物。人外周血 T 细胞在植物血凝素（PHA）刺激下发生母细胞转化而增殖，处于 S 期的细胞不断地摄取 TdR 用以合成 DNA。与此同时，^{3}H-TdR 也不断地被摄入细胞内而被放射性标记。通过液体闪烁计数测量方法，便可了解淋巴细胞增殖活动的情况，进而了解机体的细胞免疫功能。

【实验用品】

1. 材料　人外周血单个核细胞悬液或免疫磁珠分选的 T 细胞。

2. 器材　96 孔细胞培养板、吸管、离心管、CO$_2$ 培养箱、β 液体闪烁计数仪等。

3. 试剂　植物血凝素、10% FBS-RPMI 1640 完全培养基、^{3}H-TdR 工作液（将 1mci/ml 溶液以生理盐水稀释成 100μci/ml，于 4℃保存备用，临用时再用培养液稀释成 1μci/ml 溶液）等。

【实验方法】

1. 5ml 10% FBS-RPMI 1640 完全培养基重悬细胞，并计数。

2. 将细胞浓度调整为 5×10^6/ml，加入 96 孔细胞培养板，100μl/孔。

3. 每孔内加 PHA 液 100μl，同时设置加培养液的阴性对照，每组 3 个复孔。加样后，轻轻振荡混匀，置于 37℃ CO_2 培养箱内培养。

4. 培养 48～72h，每孔内加入 ^{3}H-TdR 工作液各 20μl。轻轻振荡混匀后置 37℃ CO_2 培养箱内继续培养 4h。

5. 终止培养时，用多头细胞收集器将细胞收集在 96 孔细胞培养板上，洗涤数次后置于烤箱内 50℃烘干（约 1h）。

6. 封闭板底，每孔加 25～50μl MicroScint-O cocktail（闪烁液）。β 液体闪烁计数仪测定每个样品的每分钟的脉冲数（cpm）。

7. 观察结果：以液体闪烁计数器测定 cpm，再按血样淋巴细胞计数结果，校正成每百万淋巴细胞的脉冲数（cpm/10^6 淋巴细胞）

【注意事项】

1. 丝裂原使用前应寻找最适的刺激剂量，如过量会影响转化率。

2. 闪烁液的容水量很低，所以在加入闪烁液之前必须烘干。虽加入一定量的醇类（如无水乙醇），可容纳少量的处理后所残留的水分，但也仍需烘至接近干燥的程度，否则将出现浑浊而无法测定。

3. 实验结果也可以刺激指数（SI）表示。

$$SI = \frac{刺激孔cpm - 本底cpm}{自发转化孔cpm - 本底cpm}$$

【思考题】 除了用 PHA，还有哪些材料可以刺激 T 细胞体外增殖？

实验四 CD4$^+$T 细胞功能检测

【实验目的】 通过学习 CD4$^+$T 细胞分化为 Th1、Th2、Th17 和 Treg 细胞的原理，掌握 CD4$^+$T 细胞功能检测的方法。

【实验原理】 不同的细胞因子可诱导 CD4$^+$T 细胞分化为 Th1、Th2、Th17 和 Treg 细胞。IFN-γ、IL-12 和抗 IL-4 抗体能诱导 CD4$^+$T 细胞向 Th1 细胞分化。IL-4、抗 IFN-γ 抗体和抗 IL-12 抗体能诱导 CD4$^+$T 细胞向 Th2 细胞分化。IL-6、TGF-β、抗 IFN-γ 抗体和抗 IL-4 抗体能诱导 CD4$^+$T 细胞向 Th17 细胞分化。IL-2 和 TGF-β 能诱导 CD4$^+$T 细胞向 Treg 细胞分化。通过检测分化后细胞分泌出的细胞因子数量即可证明各效应细胞的功能。

【实验用品】

1. 材料 CD4$^+$T 细胞。

2. 器材 96 孔细胞培养板、移液器、冰箱、CO_2 培养箱等。

3. 试剂 抗 CD3 和抗 CD28 抗体、重组人 IL-4（rh IL-4）、重组人 IL-12（rh IL-12）、抗 IL-4 抗体、抗 IFN-γ 抗体、抗 IL-12 抗体、重组人 IL-6、重组人 TGF-β、重组人 IL-2、10% FBS-RPMI 1640 完全培养基等。

【实验方法】

1. 诱导分化前一天，用终浓度为 5μg/ml 抗 CD3 抗体包被 96 孔细胞培养板，4℃过夜。

2. 用 10% FBS-RPMI 1640 完全培养基调整磁珠分选得到的 CD4$^+$T 细胞浓度为 2×10^6/ml，在 96 孔细胞培养板中加入 50μl 细胞，每组 3 个复孔。

3. 每孔加入终浓度为 2μg/ml 的抗 CD3 抗体。

4. 诱导 Th1 细胞时，加入终浓度为 10ng/ml 的 IL-12 和 10μg/ml 的抗 IL-4 抗体。

5. 诱导 Th2 细胞时，加入终浓度为 10ng/ml 的 IL-4、10μg/ml 的抗 IFN-γ 抗体和 10μg/ml 的抗 IL-12 抗体。

6. 诱导 Th17 细胞时，加入终浓度为 2ng/ml 的 TGF-β、10ng/ml 的 IL-6、20μg/ml 的抗 IFN-γ 抗体和 10μg/ml 的抗 IL-4 抗体。

7. 诱导 Treg 细胞时，加入终浓度为 40ng/ml 的 IL-2 和 5ng/ml 的 TGF-β。

8. 用 10% FBS-RPMI 1640 完全培养基将每孔的体积补至 200μl，置于 37℃ CO_2 培养箱内培养 4 天。

9. 收集分化的 Th1、Th2、Th17 和 Treg 细胞。以相同的诱导方式对细胞再刺激，活化 24h 后收集上清，ELISA 检测上清中 Th1、Th2、Th17 和 Treg 型的细胞因子。

10. 观察结果：检测到 Th1、Th2、Th17 和 Treg 型的细胞因子的含量。

【注意事项】 本实验中各种细胞因子与阻断性抗体起决定作用，因此应确保各种细胞因子与抗体的良好活性，应注意保存在-20℃或-80℃，避免反复冻融。

【思考题】 实验中加入抗 CD3 和抗 CD28 抗体的作用是什么？

实验五　CD8+T 细胞功能检测

【实验目的】 通过学习抗 TCR 抗体介导的 CTL 活性酯酶分析法的原理，掌握 CD8+ T 细胞功能检测的方法。

【实验原理】 应用抗 TCR 抗体模拟特异性靶细胞的作用，诱导 CTL 细胞内颗粒丝氨酸酯酶释放，加入 DTNB 缓冲液（底物为 BLT），通过紫外-可见分光光度计检测酶促底物吸光度，进而计算 CTL 细胞的杀伤功能。

【实验用品】

1. 材料 CD8+T 细胞、EB 病毒转化的 B 淋巴母细胞。

2. 器材 水浴锅、离心机、24 孔和 96 孔细胞培养板、CO_2 培养箱、紫外-可见分光光度计等。

3. 试剂 10% FBS-RPMI 1640 完全培养基、丝裂霉素 C、重组人 IL-2、抗 TCR 单抗、BLT 底物溶液[临用前配制：500μl 20mmol/L N-α-苯氧羰基-L-赖氨酸硫代苯甲酯（BLT）储存液，500μl 22mmol/L 的 5,5 二硫对硝基苯甲酸（DTNB）储存液，500μl 1% Triton X-100，48.5ml PBS。其中各成分的最终浓度分别是 BLT 0.20mmol/L，DTNB 0.22mmol/L，Triton X-100 为 0.01%]、0.1mol/L 苯甲烷磺酰氟化物（PMSF）的二甲基亚砜溶液等。

【实验方法】

1. 取 EB 病毒转化的 B 淋巴母细胞，加入丝裂霉素 C，最终浓度为 30μg/ml，于 37℃ 水浴中作用 30min，1000r/min 离心 10min，弃上清，沉淀细胞用 PRMI 1640 完全培养基洗涤 3 次并计数。

2. 取磁珠分离的 $2×10^6$ 个 CD8+T 细胞于 24 孔细胞培养板中，加入 $5×10^4$ 个经丝裂霉素 C 处理的自身（与效应细胞同一个体来源）EB 病毒转化的 B 淋巴母细胞作为刺激细胞，混匀，用 10% FBS-RPMI 1640 完全培养基补总体积至 2ml。

3. 静置于培养箱中；4 天后半量换液，继续培养 3 天。

4. 离心收集细胞，取 $1×10^6$ 个效应细胞，加入 $2×10^5$ 个刺激细胞，第三天加入重组人 IL-2，使终浓度为 30U/ml；每三天半量换液一次并维持相同重组人 IL-2 浓度。

5. 每周按相同程序刺激效应细胞一次，3～4 次后，效应细胞即为特异性 CTL，可用于杀伤实验。

6. 将抗 TCR 抗体 50μl（5μg/ml，抗体刺激孔）及缓冲液 50μl（未处理或背景孔）加入 96 孔细胞培养板，室温放置 30min 以上。

7. 弃去孔中液体，并用 50～100μl 10% FBS-RPMI 1640 完全培养基洗孔，弃去孔中的全部液体，加入 50μl CTL（10^5 个），补加入 50μl 10% FBS-RPMI 1640 完全培养基；并设颗粒酶总释放对照孔（50μl CTL+40μl 10% FBS-RPMI 1640 完全培养基+10μl 1%Triton X-100）和背景孔（50μl CTL+50μl 10% FBS-RPMI 1640 完全培养基），各孔最终体积为 100μl；均设三复孔。

8. 37℃，5%CO_2 培养箱培养 4h。

9. 培养板 4℃ 1000r/min 离心 5min，吸取 50μl 培养上清液转入试管中，加入 950μl 新鲜配制的 BLT 底物应用液，37℃水浴 20min。

10. 将上述处理的试管一起置冰浴中，并立即加入 0.1mol/L 的 PMSF 10μl，补加 1.0ml PBS 使终浓度达 0.05mol/L（PMSF 是一种丝氨酸酯酶抑制剂）。

11. 紫外-可见分光光度计上测定 412nm 波长下的吸光度。

12. 观察结果：按下式计算抗体诱导的颗粒酯酶分泌百分率，式中"E"为抗体刺激的 CTL 细胞上清液平均吸光度；"B"表示背景或未处理的 CTL 细胞孔平均吸光度；"T"表示酶总释放量（即用 Triton X-100 处理的 CTL 细胞上清）。其中代表酶自发释放的"B"值一般应该是"T"值的 5%～10%以下。

$$颗粒酯酶分泌百分率（\%）=100×（E-B）/（T-B）$$

【注意事项】

1. 包被培养板的抗 TCR 抗体量是本实验的关键因素，应先将 TCR 单抗做系列稀释后包被培养板，以选择最大应答的最适抗体浓度。

2. 酶分析过程（板离心、上清液收集等）和酶活性检测应在 1h 内完成。

【思考题】　除了抗 TCR 抗体，还有哪些材料可诱导 $CD8^+T$ 细胞活化？

实验六　B 细胞功能检测

【实验目的】　通过学习检测不同类别抗体和抗体分泌细胞的原理，掌握 B 细胞功能检测的实验方法。

【实验原理】　抗原联合不同细胞因子诱导刺激可引发 B 细胞重链恒定区转换，产生各种类型的抗体，通过 ELISA 实验可检测各类抗体的含量。在 ELISA 基础上发展的酶联免疫斑点实验（ELISPOT）可检测抗体分泌细胞的数量，即在单细胞水平上检测分泌抗体的细胞频率。

【实验用品】

1. 材料　人外周血单个核细胞或磁珠纯化 B 细胞。

2. 器材　水浴锅、离心机、细胞培养板、CO_2 培养箱、紫外-可见分光光度计等。

3. 试剂　10% FBS-RPMI 1640 完全培养基、LPS、重组 IL-4、抗 CD40 抗体、重组 TGF-β、抗各类人免疫球蛋白抗体（IgM、IgG、IgE、IgA）、ELISPOT 检测试剂盒、70%乙醇、PBS、脱脂奶粉、Tween-20、BSA 等。

【实验方法】

1. 分离人外周血单个核细胞或磁珠纯化 B 细胞。

2. 用 10% FBS-RPMI 1640 完全培养基调整细胞浓度为 $2×10^5$/ml，取 200μl 加入细胞培养

板，分别选择 LPS（40μg/ml），诱导 IgM 类抗体；LPS（40μg/ml）+重组 IL-4（5～20ng/ml），诱导 IgE 类抗体；LPS（40μg/ml）+抗 CD40 抗体（10μg/ml），诱导 IgG 类抗体；LPS（40μg/ml）+重组 TGF-β（2ng/ml），诱导 IgA 类抗体，每个条件 3 个复孔，37℃ CO_2 培养箱内培养 2～7 天，收集每孔上清。

3. ELISA 法检测抗体（具体操作参见本章第二节病毒血清学检测技术）。

4. 用 70%乙醇浸润 96 孔细胞培养板中的 PVDF 膜 30s，倒去乙醇，用 100μl PBS 洗涤 3 次。

5. 将 100μl 捕获抗体加入 10ml PBS 中，混合，每孔加 100μl，盖上板盖，4℃过夜。

6. 倒去液体，轻轻在纸上拍干，100μl PBS 洗涤 3 次，禁用洗板机。

7. 每孔加入 100μl 2%脱脂奶粉溶液（或者 BSA），盖上板盖，室温封闭 2h。

8. 每孔加入 100μl B 细胞悬浮液（含适量的 B 细胞和相应浓度的刺激剂）。B 细胞可预先在体外接受刺激。盖上板盖，37℃ CO_2 培养箱中孵育一定的时间（15～20h）。这期间不要晃动或移动孔板。

9. 用含 0.1% Tween-20 的 PBS 孵育 10min，去除细胞和未结合的细胞因子，然后用含 0.1% Tween-20 的 PBS 洗涤 3 次。禁用洗板机。

10. 加入碱性磷酸酶标记的检测抗体（用含 1%BSA 的 PBS 稀释），室温孵育 1～2h。

11. 倒去液体，用 100μl 洗涤缓冲液洗 3 次。在吸水纸上拍打，吸干残留的洗涤缓冲液。每孔加入 100μl BCIP/NBT，室温下反应 5～15min，完全显色。

12. 用蒸馏水充分洗涤 PVDF 膜，吸水纸上轻拍，使膜干燥。保存时，将板倒置以免残留的液体流回膜上。一旦膜干燥后，用 ELISOPT 计数分析软件读取点数。

13. 观察结果：通过 ELISA 和 ELISPOT 实验可以获得 B 细胞分泌抗体量及分泌抗体的细胞数。

【注意事项】

1. 本实验中的 B 细胞数量需要优化，最好进行倍比稀释以确定合适的细胞数量，通常所用细胞数量为（1～2）×10^5/孔。

2. 为了防止边缘影响，最好在 96 孔细胞培养板外面包裹锡箔膜，包裹直到显色结束再弃去。

3. 加样细胞和试剂时加样枪头千万不能碰触孔底的 PVDF 膜，以防损坏 PVDF 膜。

4. 实验结束后，不要在高于 37℃的温度下干燥，否则 PVDF 膜可能会破裂。

5. PVDF 膜干燥后进行读数前，4℃避光过夜，可使斑点边缘锐化，更易分辨。

【思考题】

试分析下列情况的原因：

1. 待测孔中斑点数过多但阳性对照孔斑点数很少。

2. 待测孔中斑点数比预计要少而阳性对照孔斑点数正常。

实验七　巨噬细胞功能检测

【实验目的】　通过学习小鼠腹腔巨噬细胞趋化运动及吞噬异物的原理，掌握细胞趋化运动及吞噬作用的基本过程及相关检测方法。

【实验原理】

1. Transwell 实验是分析细胞迁移/侵袭能力常用的方法。其原理是用一层聚碳酸酯膜将小室隔开，将细胞种在上室内，趋化因子添加到下室。由于膜有通透性，下室趋化因子可以影响上室内的细胞，细胞通过形变穿过膜而运动到趋化因子浓度更高的小室外部并贴在外侧，通过对小室外部的细胞进行染色计数来判断细胞的迁移与侵袭能力的强弱。

2. 巨噬细胞具有吞噬大颗粒异物的特性，通常选用鸡红细胞作为吞噬颗粒，将其注入小鼠腹腔中，腹腔中巨噬细胞则将鸡红细胞吞入。取小鼠腹腔液涂片、染色后可见鸡红细胞被吞噬的现象，计数 100 个吞噬细胞中吞噬鸡红细胞的细胞数可判断其吞噬功能。

【实验用品】

1. 材料　小鼠（体重 18～22g）。

2. 器材　Transwell 小室、显微镜、解剖盘、剪刀、镊子、载玻片、盖玻片、注射器、吸管等。

3. 试剂　趋化因子、生理盐水、Alsever 溶液［葡萄糖 2.05g、柠檬酸三钠（$Na_3C_6H_5O_7 \cdot 2H_2O$）0.89g、氯化钠 0.42g，溶解后加蒸馏水至 100ml，用柠檬酸（$C_6H_8O_7 \cdot H_2O$）调 pH 至 7.2，超滤除菌，保存于 4℃冰箱备用］、瑞特染液、2%鸡红细胞悬液[用已灭菌的注射器，自健康鸡的翼下静脉采血 1ml，置于 5 倍体积的 Alsever 溶液中。4℃条件下可保存 1 周。使用时用灭菌的生理盐水洗涤 3 遍（2000r/min，每次 5min），然后用生理盐水配成 2%的浓度]、6%可溶性淀粉肉汤、PBS、甲醇、蛋清甘油等。

【实验方法】

1. 巨噬细胞迁移试验

（1）趋化因子（酵母多糖活化的血清）制备：取酵母多糖加到新鲜血清中，浓度为 2mg/ml，37℃水浴 30min，3000r/min 离心 30min。上清液 56℃ 30min 加热处理，即为趋化因子，–20℃保存。使用前 37℃预温 15min。

（2）处死小鼠，剪开腹部毛皮层，腹腔注入 3ml PBS，轻揉 5min，移液器吸取腹腔内液体于离心管中，1500r/min，10min，重悬细胞后置于 37℃ CO_2 培养箱中孵育 1h，培养液洗 3 遍去除悬浮细胞，贴壁细胞即为巨噬细胞，用 PBS 调整为（2～3）×10^5/ml。

（3）将趋化因子液 20μl 加入趋化小室的下室。将滤膜光泽的一面朝向趋化因子盖在孔上，同时剪去滤膜左上方一小角。

（4）盖上趋化小室的上室部分，用固定器夹紧。

（5）上室注入 50μl 腹腔巨噬细胞悬液。操作时避免产生气泡，因气泡会妨碍细胞的移动。

（6）各孔注入巨噬细胞悬液后，用载玻片覆盖全部孔。在 37℃ CO_2 培养箱中孵育 90min 诱导细胞趋化运动。

（7）取出多孔趋化小室；松开固定器，将小室上、下倒置放在预先准备好的纸垫上，取下滤膜。将事先切下一角的滤膜一边用大夹子固定，另一侧用小夹子夹好。

（8）将无光泽面朝下（朝向巨噬细胞的滤膜面）浸入生理盐水盘内，将大夹子一边的滤膜从液体中轻轻拉起（与容器成 30°），即可将未移动的巨噬细胞从滤膜上洗脱下来。

（9）将滤膜光泽面朝上，贴在事先涂有蛋清甘油（甘油与蛋清等量混合）的载玻片上，冷风吹干滤膜后，用甲醇固定，进行瑞特染色。

（10）观察结果：用 400 倍高倍镜任意计数 10 个视野内的移动细胞的总数，其结果为××个细胞/10HPF（高倍视野），每个样品至少重复计数 3 次。

2. 巨噬细胞吞噬试验

（1）实验前 3 天，于小鼠腹腔内注射 6%可溶性淀粉肉汤 1ml（连续注射 3 天效果较好）。

（2）实验当天于小鼠腹腔内注射 1ml 2%鸡红细胞悬液，并轻揉腹部。

（3）注射后 30min，将小鼠处死，剪开腹腔，把内脏推向一侧，用吸管吸取腹腔液，滴在载玻片上，推成涂片，自然干燥。

（4）瑞特染色：瑞特染液数滴覆盖涂片，染色 1min，再加等量 PBS 与染液混合，染 10～15min，注意勿使染液干燥。用蒸馏水冲洗玻片一端，漂走染料，自然干燥，显微镜下观察。

（5）观察结果：镜下可见吞噬细胞细胞核呈蓝色，被吞噬的鸡红细胞胞质呈红色，而核则染成蓝色（鸡红细胞有细胞核）。计数 100 个吞噬细胞，计算吞噬比和吞噬指数。吞噬比＝（吞噬鸡红细胞的巨噬细胞数/100 个巨噬细胞数）×100%；吞噬指数＝（100 个巨噬细胞中吞噬鸡红细胞数/100 个巨噬细胞数）×100%。

【注意事项】

1. Transwell 小室的滤膜带有微孔，孔径大小从 0.1μm 到 12.0μm 不等，细胞一般不会通过小于 3.0μm 的滤膜孔径，肿瘤细胞的迁移常用 8.0μm 滤膜，巨噬细胞可用 5.0μm 滤膜。

2. 小鼠腹腔注射时注意不要刺伤内脏，吸取腹腔液时注意避开肠管。

3. 如小鼠腹腔液过少时，可注入适量的生理盐水，吸出腹腔液为淡黄色则证明收获巨噬细胞较多，无色说明收获巨噬细胞较少。

4. 被吞噬的鸡红细胞时间过长可被消化，时间过短则尚未被吞噬，因此必须掌握好时间。

5. 涂片要轻，避免推破巨噬细胞。

【思考题】

1. 如做肿瘤细胞的迁移实验，与巨噬细胞迁移实验有哪些不同？

2. 实验中注射 6%可溶性淀粉肉汤的目的是什么？如果没有此材料是否可用其他材料替代？

（刘锦龙　初　明）

第四节　抗体制备技术

抗体（antibody，Ab）是机体 B 细胞受抗原刺激后所产生的特异性球蛋白，亦称为免疫球蛋白。机体初次接触抗原后，激发机体产生的特异性抗体亲和力低、持续时间短；而当同一抗原再次刺激机体后，则能产生高亲和力、高效价、持续时间长的抗体。由于抗体能与相应的抗原发生特异性结合反应，因此特异性抗体是免疫学实验中常用的试剂，不仅对于抗原的分析鉴定和检测很重要，且广泛应用于临床疾病的诊断、治疗和预防。在免疫学检测中应用的主要抗体是多克隆抗体和单克隆抗体，多克隆抗体常用免疫动物的方法获得，而单克隆抗体则采用杂交瘤技术制备。本节内容主要介绍两种抗体的制备方法。

一、多克隆抗体与单克隆抗体的基本概念

克隆：指无性繁殖细胞系，是由单一的祖先细胞繁殖分裂而形成的基因型完全相同的一簇细胞纯系。

多克隆抗体（polyclonal antibody，pAb）：用含多种抗原决定簇的抗原免疫动物机体，可刺激机体多个 B 细胞克隆产生针对多种抗原表位的不同抗体。

单克隆抗体（monoclonal antibody，mAb）：是由单一 B 细胞克隆产生的高度均一、仅针对某一特定抗原表位的抗体。其高度均一、特异性强、效价高、少或无交叉反应。

二、多克隆抗体与单克隆抗体的制备

为了研究抗体的理化性质、分子结构与功能，以及将抗体应用于临床，均需要人工制备抗

体。抗体的生产制备历史和工艺决定了抗体生产的质量和类型。本节介绍应用传统方法免疫动物获得抗体和应用杂交瘤技术制备抗体两种抗体生产制备工艺。

（一）应用传统方法免疫动物制备多克隆抗体

获得多克隆抗体的主要途径是动物免疫血清，随着医学的不断发展，免疫血清的应用日益广泛，虽然多有商品供应，但部分诊断用血清及科研用血清常需要自行制备，因此制备高纯度、高效价的免疫血清是实验室工作的基本技术之一。将获得的抗原注射至大鼠、小鼠、兔和绵羊等动物体内，刺激机体 B 细胞分化为浆细胞，合成、分泌抗体，再通过收集动物血清，分离纯化而获得抗体，所获得的免疫血清实际上是含有多种抗体的混合物。由于早期免疫原制备、纯化技术限制，通过传统方法免疫动物制备的抗体多为多克隆抗体。此种方法制备抗体成本低廉，且制备速度较快，但易产生批次间差异，易发生交叉反应，因而在特异性、一致性方面有很大的局限。

（二）应用杂交瘤技术制备单克隆抗体

1975 年，英国科学家 Milstein 和 Kohler 将绵羊红细胞免疫的小鼠脾细胞与体外培养的小鼠骨髓瘤细胞进行融合，形成杂交融合细胞，杂交细胞既具有瘤细胞易于在体外无限繁殖能力，又具有抗体形成细胞的合成和分泌特异性抗体能力，通过克隆化的培养可获得纯的细胞，可产生单克隆抗体。杂交瘤技术是方法学上的一个重大突破，开创了大量生产具有专一特异性的单克隆抗体的新纪元，为此，1984 年 Milstein 和 Kohler 被授予诺贝尔生理学或医学奖。杂交瘤技术诞生了第一代单克隆抗体，这种抗体特异性高，易于大量生产，不易产生批次间差异。

三、多克隆抗体与单克隆抗体的应用

抗体在科学研究和医疗实践中应用甚为广泛，不同的应用对抗体的要求不一样，多克隆抗体和单克隆抗体都有特定的功能，了解抗体的特性对选择最合适的抗体至关重要。

（一）多克隆抗体的应用

多克隆抗体含有针对目标抗原不同表位的多种抗体，相对于单克隆抗体而言，在以下应用中具有显著性优点：由于靶蛋白抗原上的多个表位能够结合不止一个抗体分子，多克隆抗体的亲和性更高，有助于放大低水平的靶蛋白信号；多克隆抗体可识别多个表位，可在免疫沉淀（IP）和染色质免疫沉淀（ChIP）实验中获得更好的结果；多克隆抗体对抗原中的微小变化包容性更强，可检测具有可能的遗传多态性、糖基化或构象变化的靶蛋白；可识别出与免疫原具有高度同源性的蛋白质，也可用于筛查非免疫原物种的靶蛋白；多克隆抗体通常是检测变性蛋白质的首选，适用于石蜡包埋组织切片染色和免疫印迹法；多表位通常可提升检测的稳定性。在临床上，多克隆抗体主要用于病原微生物的检测、疾病的诊断和治疗，如作为蛋白类免疫抑制剂用于移植反应和自身免疫病的治疗，作为中和抗体用于狂犬病等传染性疾病和细菌外毒素等引起的中毒性疾病的治疗。

（二）单克隆抗体的应用

单克隆抗体可识别抗原上的单个表位，具有特异性强、效价高、结构单一等特点，已广泛应用于生物医学领域。单克隆抗体适用于检测特定抗原；可用于组织切片和细胞染色，其不易与其他蛋白质发生交叉反应，因此产生的背景信号更少；单克隆抗体的同质性高，在相同的实验条件下，实验结果的重现性非常高；由于具有高特异性，在亲和纯化实验中能够从复杂生物混合物中高效分离及纯化特定分子抗原；单克隆抗体可用于分析抗原的细微结构及检验抗原抗体未知的结构关系；单克隆抗体可单独或与其他药物偶联用于治疗疾病，目前，在治疗肿瘤、感染性疾病、免疫性疾病等方面已有广泛的应用，如 PD-1/PD-L1 抗体药物作为肿瘤免疫治疗的代表药物，在黑色素瘤、肾细胞癌、非小细胞肺癌、霍奇金淋巴瘤等治疗中取得了巨大的成功。

四、抗体的纯化与保存

抗血清是成分复杂的混合物，除含有特异性抗体外，还存在非特异性抗体和其他血清成分，为了获取成分单一的抗体或将抗体用于特定的用途，通常需要经纯化后进行研究和检测。抗体作为蛋白质试剂，保存条件非常重要，只要条件得当，大部分抗体活性都可以维持数月甚至数年。

（一）抗体的纯化

基于抗体的来源、用途和纯度要求的不同，选择合适可行的纯化方法非常必要。一般应综合考虑抗体的产量和纯度，尽可能用较少的纯化步骤获得较高纯度的目的蛋白。但通常情况下，没有一种方法能满足所有纯化的目的，所以必须结合抗体本身的特点，选择合适的一种或几种方法纯化特定的抗体。纯化抗体的方法主要有盐析法、离子交换层析法、亲和层析法等。

1. 盐析法　是粗分离蛋白质的重要方法之一，可用于从大量粗制剂中浓缩和部分纯化蛋白质。高浓度的盐离子在蛋白质溶液中可与蛋白质竞争水分子，从而破坏蛋白质表面的水化膜，降低其溶解度，使之从溶液中沉淀出来。各种蛋白质的溶解度不同，因而可利用不同浓度的盐溶液来沉淀不同的蛋白质。盐析所需的最小盐量称为盐析浓度。但盐析后的蛋白质中仍含有一些杂蛋白，所以盐析产生的制品为粗分离产品，需要进一步纯化。硫酸铵因其溶解度大，温度系数小和不易使蛋白质变性而应用最广泛，其盐析法可使蛋白质的纯度提高约 5 倍，且可除去 DNA 和 RNA 等。

2. 离子交换层析法　是以离子交换剂为固定相，依据流动相中的组分离子与交换剂上的平衡离子进行可逆交换时结合力大小的差别而进行分离的一种层析方法。常用的离子交换剂有离子交换纤维素、离子交换葡聚糖和离子交换树脂。离子交换层析法中，基质是由带有电荷的树脂或纤维素组成。带有负电荷的称为阴离子交换基质；带有正电荷的称阳离子交换基质。离子交换层析同样可以用于蛋白质的分离纯化。由于蛋白质也有等电点，当蛋白质处于不同的 pH 条件下，其带电状况也不同。阴离子交换基质结合带有负电荷的蛋白质，所以这类蛋白质被留在柱子上，然后通过提高洗脱液中的盐浓度等措施，将吸附在柱子上的蛋白质洗脱下来。

3. 亲和层析法　是利用抗体与固定在胶基质上的特定配体的特异、可逆结合将抗体与溶液中其他物质分开，是获得纯净抗体较理想的方法。亲和配体若是与某种抗体同种型结合的蛋白 A 和蛋白 G，得到的抗体即为某种同种型抗体，如 IgG、IgM 和 IgA；若亲和配体为特定抗原，得到的抗体即为抗原特异性抗体。因此亲和层析法是蛋白质分离纯化最有效的方法之一。另外，如果配体与蛋白质的亲和能力很强，也可同时进行样品的浓缩。

（二）抗体的保存

抗体的保存方法一般会直接影响抗体的活性和使用效果。抗体须存放在适当的温度，最适合用于长期保存抗体的温度是 -20℃ 和 -80℃，而对于短期保存的抗体，可以暂时存放于 4℃ 的冰箱。抗体溶液不应反复冻融，否则容易导致凝集，抗体的凝集会影响抗体的抗原结合位点的空间结构，或产生不溶物而使抗体活性丧失。抗体溶液可加入 50% 的甘油存放于 -20℃，甘油可将凝固点降低至低于 -20℃，以避免反复冻融，但不建议加入甘油的抗体保存于 -80℃，因为该温度已经超过了抗体溶液的凝固点。蛋白质在高浓度时不易降解，有些抗体会加入 BSA 作为稳定剂进行保存，同时加入蛋白质也可减少抗体由于管壁吸附造成的损失，但是抗体用于标记时，则不能加入稳定剂，因为稳定剂会和抗体共同竞争结合标记物。微生物污染也是造成抗体降解的常见因素，可将 0.02%的叠氮钠加入抗体制品中防止细菌或真菌等微生物的污染，但叠氮钠可阻断细胞色素电子传递系统，对有机体会引起毒性损伤，限制了抗体在许多生物学方面的应用。叠氮钠还会干扰含有氨基基团的偶联，在抗体偶联反应中，叠氮钠可用透析或凝胶过滤的方法去除。如果抗体是用于体内实验，不可使用叠氮钠，此时抗体溶液应滤过除菌。

实验一　兔抗人全血清的多克隆抗体制备

【实验目的】

1. 明确多克隆抗体制备的原理，熟知人全血清免疫原、佐剂的制备及多克隆抗体制备的过程，了解其在临床上的应用。

2. 通过学习多克隆抗体的制备方法，使学生认识多克隆抗体制备在临床应用中的重要性，为从事抗体制备工作奠定基础。

3. 培养学生创新精神和实践能力，提高学生分析问题与解决问题的能力。

【实验原理】　根据抗原的特性，通过多种方法分离获取高纯度的免疫原。将抗原物质经适当的途径，按照预先制订的免疫程序免疫动物，经过一定时间，抗原可刺激机体内相应的 B 细胞，使其增殖、分化形成浆细胞，分泌特异性抗体并释放入血，当血中抗体达到一定效价时采血，分离血清，即可获得多克隆抗体。由于抗原分子表面存在不同的抗原表位，能被不同特异性的 B 细胞克隆所识别，因此由某一抗原刺激机体后产生的抗体，实际上为针对该抗原分子表面不同表位的抗体混合物（即多克隆抗体）。

【实验用品】

1. **材料**　健康家兔，体重 2～3kg。

2. **器材**　台式离心机、冰箱、天平、烧杯、量筒、乳钵、吸管、注射器、试管等。

3. **试剂**　混合人血清、生理盐水、羊毛脂、液体石蜡、卡介苗（BCG）、2.5%碘伏、75%乙醇、PBS 等。

【实验方法】

1. **人全血清免疫原的制备**　选取健康志愿者，静脉采血 5ml，置试管中于室温下使血液自然凝固，离心取上清（血清）约 2.5ml。将至少 2～3 人的血清混合，即为人全血清。

2. **佐剂的制备**

（1）弗氏不完全佐剂（FIA）的制备：称取羊毛脂 2g，放入无菌乳钵内，再吸取液体石蜡 4ml，加入放有羊毛脂的乳钵中，沿一个方向边滴加边研磨混匀。

（2）弗氏完全佐剂（FCA）的制备：在上述的弗氏不完全佐剂中再逐滴加入卡介苗 1ml，沿一个方向边滴加边研磨，使菌体完全分散乳化。

3. **人全血清与佐剂的混合物**　将人全血清 2ml 用生理盐水作 1∶2 稀释。取稀释好的人全血清与弗氏完全佐剂按 1∶1 的比例混合，制成"油包水"状态。

具体方法：①研磨法，即取弗氏完全佐剂置于无菌研钵中，然后逐滴加入稀释好的人全血清，边加边沿一个方向研磨直到形成均一性的乳化物，用无菌滴管取一滴于冷水面上，不散开为达到"油包水"状态，为合格的佐剂抗原的混合物。如果很快分散成云雾状或小颗粒，则为不合格，需继续研磨。②注射器法，即用两个注射器对接，使佐剂与抗原往返推拉，直至乳化。

另外，也可将佐剂置于磁力搅拌器上，边搅拌，边滴加抗原并继续搅拌，使其完全乳化。

4. 免疫方法 家兔分 4 次进行免疫，每次间隔 2～3 周。于家兔背部及腹股沟，皮下多点注射，一般注射 5～7 个皮下点。第一次免疫，取上述抗原（1ml/家兔）用 PBS 作 1∶2 稀释后，加等体积 FCA 充分乳化，于家兔背部及腹股沟，皮下多点注射。第二次免疫，2 周后再以相同抗原加等体积 FIA 乳化后，注入家兔背部或腹股沟皮下多点加强免疫。第三次免疫和第四次免疫同第二次。每次免疫后 7～14 天抽取少许静脉血，分离血清，以备检测免疫效果。抗原注射以前需要收集一些正常血清，以备检测抗体时作为阴性对照。于第 4 次免疫后 5～7 天采血，分离血清，检测抗体效价。

5. 免疫效价的检测 于家兔耳静脉取血 1～2ml，分离血清。用环状沉淀实验测定抗体效价达 1∶5000 以上（稀释抗原），或用双向免疫扩散实验测定抗体效价达 1∶16 以上（稀释抗体），即可从心脏或颈动脉放血，或静脉采血，分离血清，进行抗体的纯化及检测。

6. 抗体的保存 免疫血清经 56℃ 30min 加热灭活后，加入适当的防腐剂，适量分装，做好标记，置于–20℃以下低温冰箱保存。

【注意事项】

1. 免疫血清制备过程应注意无菌操作。

2. 人全血清抗原应该选择多人混合新鲜血清，以避免个体差异性，并保持血清中各成分的活性。

3. 可溶性抗原加入佐剂混合研磨时应充分乳化，乳化过程比较费时、费力，但如果乳化不充分，会影响免疫的效果。

4. 再次注射免疫原时，要防止过敏反应发生。

5. 动物免疫时应采用多点注射以提高免疫效果。

【思考题】

1. 佐剂是什么？其作用机制如何？

2. 多克隆抗体的制备流程是什么？

实验二　鼠抗人 CD52 单克隆抗体制备

【实验目的】 通过学习单克隆抗体制备的原理，掌握单克隆抗体制备的方法，并使学生认识单克隆抗体制备在临床应用中的重要性。

【实验原理】 单克隆抗体是通常采用杂交瘤技术来制备，杂交瘤细胞是由一个经抗原激活后的 B 细胞与一个骨髓瘤细胞融合而成。骨髓瘤细胞在体外培养能大量无限增殖，但不能分泌特异性抗体；而抗原免疫的 B 细胞能产生特异性抗体，但在体外不能无限增殖。将 CD52 抗原免疫的脾细胞与骨髓瘤细胞融合后形成的杂交瘤细胞，继承了两个亲代细胞的特性，既具有骨髓瘤细胞能无限增殖的特性，又具有免疫 B 细胞合成和分泌特异性抗体的能力。经含有次黄嘌呤（H）、氨基蝶呤（A）和胸腺嘧啶核苷（T）的 HAT 培养基选择性培养，未融合的脾细胞因不能在体外长期存活而死亡，未融合的骨髓瘤细胞合成 DNA 的主要途径被培养基中的氨基蝶呤阻断，又因缺乏次黄嘌呤鸟嘌呤磷酸核糖基转移酶（HGPRT），不能利用培养基中的次黄嘌呤完成 DNA 的合成过程而死亡。只有融合的杂交瘤细胞因从脾细胞获得了次黄嘌呤鸟嘌呤磷酸核糖基转移酶，因而能在 HAT 选择培养基中存活和增殖。通过检测特异性抗体，可筛选出能产生特异性单克隆抗体的杂交瘤细胞，在体内或体外培养，即可无限制地大量制备单克隆抗体。

【实验用品】

1. 材料 BALB/c 小鼠、骨髓瘤细胞系 NS1、SP2/0 等、表达于 HuT 78 细胞系的 CD52 抗原，或 CD52 抗原等。

2. 器材 超净工作台、CO_2 培养箱、倒置显微镜、低温离心机、低温冰箱、液氮罐、弯头滴管、无菌注射器、无菌剪刀、无菌镊子、96 孔细胞培养板、200 目不锈钢筛网、一次性塑料培养板及培养瓶、冻存管、酶标板、解剖板等。

3. 试剂 RPMI 1640 培养基、胎牛血清、HAT 选择培养液、细胞冻存液、细胞性抗原、弗氏不完全佐剂（FIA）、弗氏完全佐剂（FCA）、75%乙醇、聚乙二醇（PEG）等。

【实验方法】

1. 免疫 BALB/c 小鼠 用人 T 细胞白血病细胞 HuT 78 或 CD52 抗原进行动物免疫，方法分别如下：

（1）细胞性抗原

1）初次免疫：用含 20% FBS 的 RPMI 1640 培养基培养 HuT 78 细胞，将细胞于无血清培养基中清洗 3 次，小鼠腹腔内接种 $1 \times 10^7/0.5ml$ 的细胞。

2）第二次免疫：初次免疫 2～3 周后，小鼠腹腔内接种 $1 \times 10^7/0.5ml$ 的细胞。

3）加强免疫：3 周后，小鼠腹腔内或尾静脉内接种 $1 \times 10^7/0.5ml$ 的细胞。3 天后，取脾细胞与骨髓瘤细胞进行细胞融合。

（2）可溶性抗原

1）初次免疫：取 3～4 只健康、雌性 6～8 周龄的 Balb/c 小鼠，将 20μg 抗原加弗氏完全佐剂经充分乳化后皮下多点注射，0.2ml/只。

2）第二次免疫：初次免疫 3 周后，剂量同上，加弗氏不完全佐剂皮下或腹腔内注射，0.2ml/只。

3）第三次免疫：3 周后，免疫方法及剂量同第二次免疫。

4）1 周后，小鼠眼眶采血测其效价，检测免疫效果。

5）加强免疫：2～3 周后，20μg 抗原，不加佐剂，腹腔内、尾静脉内或脾内注射。3 天后取脾细胞与骨髓瘤细胞进行细胞融合。

2. 细胞融合前准备

（1）饲养细胞制备：在体外培养时，细胞的生长依赖适当的细胞密度，因此在细胞融合筛选、克隆化培养时，还需要加入饲养细胞。常用的饲养细胞有腹腔巨噬细胞、胸腺细胞和脾脏细胞。其中以小鼠腹腔巨噬细胞的来源及制备较为方便，且有吞噬清除死亡细胞及其碎片的作用，其制备方法如下：

1）6～10 周龄 BALB/c 小鼠脱颈处死，浸泡于 75%乙醇中 3～5min。置超净工作台内小鼠解剖板上，用无菌剪刀剪开皮肤，暴露腹膜，用无菌注射器注入 6～8ml RPMI 1640 培养基反复冲洗，吸出冲洗液放入 10ml 离心管，1000r/min 离心 8min。

2）用 20%胎牛血清的培养液混悬，调整细胞浓度为 $1 \times 10^5/ml$。

3）将上述细胞悬液加入 96 孔细胞培养板，100μl/孔，放入 37℃、5% CO_2 培养箱培养。

（2）骨髓瘤细胞制备：常用骨髓瘤细胞系有 NS1、SP2/0、P3-X63-Ag8.653。取处于对数生长期、活细胞计数高于 95%的骨髓瘤细胞进行细胞融合。制备方法如下：

1）在融合前两周开始复苏骨髓瘤细胞，用含 10%～20%胎牛血清的 RPMI 1640 培养基进行培养。细胞的最大密度不得超过 $10^6/ml$，以保证进行细胞融合时细胞处于对数生长期。

2）收集骨髓瘤细胞至 50ml 离心管中，1000r/min 离心 8min，细胞沉淀用 20ml RPMI 1640

培养基冲洗 2 次，悬浮细胞用锥虫蓝染色计数。

（3）脾细胞悬液制备

1）取最后一次加强免疫 3 天后 BALB/c 小鼠，摘除眼球采血作为阳性血清对照。

2）小鼠脱颈处死，浸泡于 70%乙醇溶液中 3～5min，随后放入超净工作台内的解剖板上，剪开皮肤和腹膜，暴露脾脏，用无菌镊子提起脾脏，沿根部剪下，并剔除覆着的结缔组织和脂肪，用 RPMI 1640 培养基冲洗 1 次。

3）将脾脏放入培养皿中的不锈钢筛网中（预先加入 15ml RPMI 1640 培养基），用剪刀将脾脏剪成小块后，用玻璃注射器内芯研磨、挤压脾脏，使成单个脾细胞。

4）将脾细胞悬液移入 50ml 离心管，1000r/min 离心 8min。细胞沉淀用 20ml RPMI 1640 培养基冲洗 2 次，悬浮细胞用锥虫蓝染色计数。一般免疫后脾脏体积约是正常鼠脾脏体积的 2 倍，脾细胞数约为 $2×10^8$。

3. 细胞融合

（1）取对数生长期的骨髓瘤细胞和免疫脾细胞悬液，将骨髓瘤细胞与脾细胞按 1∶5 或 1∶10 的比例混合于 50ml 离心管中，用不完全培养基补充至 30ml，充分混匀，1000r/min 离心 5～10min，弃上清，用滴管吸净残留液体，以免影响 PEG 的浓度。轻轻弹击离心管底，使细胞沉淀略加松动。

（2）将含有混合细胞的离心管置于 37℃水浴中，用 1ml 吸管在 1min 左右（最佳时间为 45s）加入 1ml 预热至 40℃的 50% PEG，边加边轻轻摇动。

（3）用 10ml 吸管在 90s 内加 20～30ml 预热至 37℃的不完全培养基，静置 10min，1000r/min 离心 6min，弃掉上清。

（4）加入少量 HAT 选择培养液将细胞小心吹散开，移入培养皿中。根据所用 96 孔细胞培养板的数量按 10ml/板补加 HAT 选择培养液。

（5）将融合细胞加入含有饲养细胞的 96 孔细胞培养板，每孔 100μl，放入 37℃、5% CO_2 培养箱培养。

4. HAT 选择杂交瘤细胞　骨髓瘤细胞缺乏 HGPRT，对氨基蝶呤敏感，在 HAT 选择培养液中不能生长。免疫脾细胞虽然有 HGPRT，但不能在体外无限繁殖。只有杂交瘤细胞，才能在 HAT 选择培养液中无限繁殖。

细胞融合后的第 6 天每孔换出 100μl HAT 培养液，第 10 天后补加 HT 培养基 100μl，第 14 天后可用普通完全培养基。随时观察杂交瘤细胞生长情况，待其长至孔底面积 1/10 以上时吸出上清供抗体检测。

5. 抗体的检测筛选　一般杂交瘤细胞在融合后 2 周左右即可筛选，即将分泌所需抗体的杂交瘤从众多的孔中选出来，通常也称为抗体检测。经初筛得到的阳性克隆细胞转移到 24 孔细胞培养板培养，然后经过再次筛选鉴定上清后如果还是所需要的阳性克隆，则进行亚克隆并冻存，为后续的实验做准备。杂交瘤上清的筛选方法很多，如 ELISA、FACS、RIA 和 IFA 等，通常根据所研究的抗原和实验室的条件而定。本实验主要采用间接 ELISA 技术来筛选杂交瘤细胞，方法如下：

（1）抗原包被：预包被 ELISA 板，将 1mg/ml CD52 抗原用抗原包被缓冲液稀释成 1μg/ml，每孔加入 65μl，4℃过夜或 37℃孵育 2h。

（2）洗板：弃去孔中包被缓冲液，0.05% Tween-20-PBS（PBST）洗板 3 次，每次 3min。

（3）封闭：用含 1% BSA 的 PBS 封闭 ELISA 板，200μl/孔，37℃，孵育 1h，弃去孔液。

（4）加样：每孔加 50～100μl 待检杂交瘤细胞培养上清，同时设立阳性（1∶1000 稀释鼠血清）、阴性对照和空白对照，室温 2h。

（5）洗板：弃上清，PBST 洗板 3 次，每次 3min。

（6）加酶标二抗：每孔加入 100μl 酶标二抗，室温放置 45min。

（7）洗板：弃上清，PBST 洗板 4 次，每次 3min。

（8）加底物液显色：将底物 A 与底物 B 等体积混合，加入 ELISA 板，100μl/孔，37℃，避光孵育 15~20min。

（9）终止：加终止液 2mol/L H_2SO_4 终止反应，100μl/孔，酶标仪 450nm 检测吸光度。

若样本检测孔大于规定的阴性对照吸光度的 2.1 倍，即为阳性结果。将阳性杂交瘤细胞转移至 24 孔细胞培养板中扩大培养，ELISA 检测培养上清，仍为阳性者转移至培养瓶中进一步扩大培养，冻存原代细胞并进一步作亚克隆。

6. 杂交瘤的克隆化 从原始孔中得到的阳性杂交瘤细胞，可能来源于 2 个或多个杂交瘤细胞，为了获得完全同质的单克隆抗体，必须对杂交瘤细胞进行克隆化。此外，杂交瘤细胞培养的初期是不稳定的，有的细胞丢失部分染色体，可能丧失产生抗体的能力，为除去这部分细胞，也需要克隆化（又称亚克隆）。克隆化的方法很多，如有限稀释法、软琼脂法和 FACS 分离法等。本实验采用有限稀释法：

（1）饲养细胞制备方法同前。

（2）准备筛选检测为阳性的细胞克隆，用 HT 培养液配制成细胞悬液。取样进行锥虫蓝染色计数。

（3）在平皿中用 15ml HT 培养液调整细胞浓度至 20 个/ml，每孔加 100μl 细胞悬液，加满一块 96 孔细胞培养板；平皿中再补加 HT 培养液，调整细胞浓度至 10 个/ml，每孔加 100μl，加满另一块 96 孔细胞培养板。

（4）放入 37℃ 5% CO_2 饱和湿度的培养箱中培养。

（5）培养 4~5 天后，在倒置显微镜上可见到小的细胞克隆。

（6）第 10 天挑选已经长到合适大小的单个集落生长的孔，用间接 ELISA 检测培养上清。

将阳性孔杂交瘤细胞转移至 24 孔细胞培养板中扩大培养，ELISA 检测杂交瘤培养上清，将检测仍为阳性者转移至培养瓶中进一步扩大培养，冻存杂交瘤细胞，并留取培养上清。一般需经过 2~3 次亚克隆，直至由同一株细胞获得的克隆阳性率≥98%。

7. 杂交瘤细胞的冻存 每次克隆化得到的亚克隆细胞都十分宝贵，需及时冻存原始孔的杂交瘤细胞，因为细胞在培养过程中随时可能发生污染、抗体分泌能力的丧失等。杂交瘤细胞的冻存方法与其他细胞系的冻存方法一样，原则上每支安瓿应含细胞数 1×10^6 以上。每次冻存前均留取足量培养上清，用于对所分泌单克隆抗体进行特异性鉴定。其冻存方法为：

（1）将杂交瘤细胞收集离心，重悬于预冷的冻存液中，浓度为 $10^6 \sim 10^7$/ml，分装于冻存管内，每管 1ml，冻存管上标明细胞名称、冻存日期等。

（2）冻存时从室温可立即降到 0℃，再降温时一般按每分钟降温 2~3℃，待降至 -70℃ 时可放入液氮中；或细胞管降至 0℃ 后放 -70℃ 超低温冰箱，次日转移入 -196℃ 液氮罐长期保存。

8. 单克隆抗体的大量生产 利用杂交瘤细胞大量制备单克隆抗体主要有两种方法，一种是体外培养法，另外一种是动物体内生产法。

（1）体外培养法：体外大量培养杂交瘤细胞，一定时间后，收集培养上清液，离心去除细胞及其碎片，即可获得所需要的单克隆抗体。但此方法产量低，一般培养液含量为 10~60μg/ml，如果用于大量生产，费用较高。

（2）动物体内生产法：BALB/c 小鼠先腹腔注射 0.5ml 降植烷或液体石蜡，1～2 周后腹腔注射 1×10^6 个杂交瘤细胞，杂交瘤在小鼠腹腔内生长，7～10 天后可产生腹水，用注射器或滴管收集腹水，能反复收集数次，可得到大量的单抗。一般一只小鼠可获得 1～10ml 腹水，腹水中单克隆抗体含量可达 5～20mg/ml。该法操作简便、经济且抗体浓度很高。但腹水中常混有小鼠的各种杂蛋白（包括 Ig），因此得到的腹水抗体要提纯后才可使用。

9. 单克隆抗体的鉴定

（1）单抗的特异性鉴定：可以采用免疫荧光法、ELISA 法、间接血凝和免疫印迹技术等，同时还需做免疫阻断实验等。

（2）McAb 的 Ig 类与亚类的鉴定：一般在用酶标或荧光素标记的第二抗体进行筛选时，已经基本上确定了抗体的 Ig 类型。如果用的是酶标或荧光素标记的兔抗鼠 IgG 或 IgM，则检测出来的抗体一般是 IgG 类或 IgM 类。至于亚类，则需要用标准抗亚类血清系统作双向免疫扩散或夹心 ELISA 来确定 McAb 的亚类。

（3）单抗的效价测定：可采用凝集反应、ELISA 或放射免疫测定。不同的测定方法效价不同，采用凝集反应腹水效价可达 5.0×10^4，而采用 ELISA 检查腹水效价可达 1.0×10^6。

（4）McAb 识别抗原表位的鉴定：用竞争结合实验测定 McAb 所识别的抗原位点，确定 McAb 识别的表位是否相同。

（5）McAb 亲和力的鉴定：用 ELISA 或 RIA 竞争结合实验来确定 McAb 与相应抗原结合的亲和力。

10. 观察结果 经过基础免疫和最后一次加强免疫，3 天后按常规的 PEG 杂交瘤融合技术，将脾细胞与骨髓瘤细胞按比例融合，融合细胞经 HAT 培养基选择培养。融合后第 5 天开始观察细胞生长情况，当单个杂交瘤集落生长至 1/10 孔底面积以上时，检测抗体分泌情况对杂交瘤细胞进行初筛。筛选采用间接 ELISA 方法，使用 CD52 包被酶标板筛选上清。最终通过检测，筛选出一直保持稳定分泌单克隆抗体的细胞克隆。经克隆化培养和收集培养上清后做进一步的鉴定实验。

【注意事项】

1. 手洗孔板时一定要将孔注满，停留 10s 后弃尽，最后再拍干净。

2. 未用完的孔板要带干燥剂放入自封袋封好，随盒存放。

3. 取放孔板时不要剧烈抖动，以免孔间交叉污染出现错误结果。

4. 防止细菌、支原体和真菌等病原体的污染，一旦发现有霉菌污染应及早将污染板弃掉，以免污染整个培养环境。

【思考题】

1. 利用 HAT 选择培养基筛选杂交瘤细胞的基本原理是什么？

2. 什么是单克隆抗体？单克隆抗体和多克隆抗体的优缺点有哪些？

实验三　IgG 的纯化与保存

【实验目的】 通过学习亲和层析法纯化 IgG 的原理，掌握亲和层析法纯化 IgG 的操作方法，使学生认识亲和层析法在临床和生物实验室应用的重要性。

【实验原理】 蛋白 A 亲和层析法是一种非常有效的分离纯化抗体的方法。蛋白 A 是来源于金黄色葡萄球菌的细胞壁表面蛋白，其结构稳定，不耐酸碱，分子内部不存在二硫键，拥有 5 个高度同源的区域，可与 IgG 分子的 Fc 段特异性结合，广泛用于抗体的检测和纯化。将蛋白 A 预先固定于层析柱上，然后将含有目标抗体的溶液过柱，其中易与蛋白 A 结合的抗体被截留在柱上（非共价可逆结合），其他物质则流出，再经洗脱液洗脱即可获得目标抗体。

【实验用品】

1. 材料 未经纯化的自制兔抗血清。

2. 器材 蛋白 A 柱、泵、离心机、离心管、pH 试纸、过滤器、紫外-可见分光光度计等。

3. 试剂 TBS 缓冲溶液：6.06g Tris（50mmol/L）、8.78g NaCl（150mmol/L）、0.5g 叠氮化钠（0.05%）溶于 1L 蒸馏水中，并用 HCl 调节 pH 至 7.4。中和缓冲溶液：121.2g Tris（1mol/L）、87.8g NaCl（1.5mol/L）、0.37g EDTA（1mmol/L）、5g 叠氮化钠（0.5%）溶于 1L 蒸馏水中，并用 HCl 调节 pH 至 8.0。洗脱缓冲液（pH 2.7）：将 3.75g 甘氨酸（50mmol/L）溶解于 1L 蒸馏水中，用 HCl 调节 pH 至 2.7。洗脱缓冲液（pH 1.9）：将 3.75g 甘氨酸（50mmol/L）溶解于 1L 蒸馏水中，用 HCl 调节 pH 至 1.9。蛋白 A 琼脂糖凝胶 CL-4B 填料等。

【实验方法】

1. 亲和层析柱的准备 通常准备 5ml 或 10ml 蛋白 A 琼脂糖凝胶 CL-4B 填料，在真空瓶中将等体积的填料和 TBS 缓冲溶液混合，搅拌。抽真空约 15min 以去除填料中的气泡。将蛋白 A 琼脂糖凝胶 CL-4B 填料缓慢加入玻璃柱中，利用泵控制填充速度为 1~2ml/min，避免柱干，利用 10 倍于柱体积预冷的 TBS 缓冲溶液平衡层析柱。

2. 抗血清的准备 将抗血清放入冰水或 4℃冰箱中缓慢解冻以避免蛋白质的聚集。若出现聚集可于 37℃预热溶解。加入固体叠氮化钠至浓度为 0.05%，于 4℃下以 15 000r/min 离心 5min，移出抗血清再用过滤器除去多余的脂。

3. 亲和层析 将抗血清用 TBS 缓冲液以 1∶5 的比例稀释，再过滤。以 0.5ml/min 的速度将抗血清上柱，为保证抗血清与填料的结合，需连续上柱 2 次并保留上样的流出液。用 TBS 缓冲液清洗柱子至 $A_{280nm} < 0.008$ 后加 pH 2.7 洗脱缓冲液，以 0.5ml/min 的速度洗脱至所有蛋白都流下来。用加有 100μl 中和缓冲溶液的 1.5ml EP 管分管收集洗脱液，混匀后用 pH 试纸检测洗脱液的 pH，如果 pH<7 可利用中和缓冲液调至约 pH 7.4，以防止抗体的变性。在柱中加入 10ml pH 1.9 洗脱缓冲液，按上述方法收集洗脱液至 $A_{280nm} < 0.008$。

4. 蛋白质的含量测定 利用紫外-可见分光光度计测定各管中蛋白质的含量。

5. 蛋白质的保存 若蛋白质浓度低于 0.5mg/ml 可加入 10%甘油以便保存。为方便使用，可将纯化的抗体分为小包装后在 2~8℃保存。多数抗体于-20℃可保存数年。抗体工作液在 4℃下保存至少 6 个月内稳定。

6. 观察结果 利用 SDS-PAGE 检查洗脱获得的蛋白纯度，并利用免疫电泳技术检查纯化后抗体的滴度。

【注意事项】

1. 在纯化过程中，预冷的 TBS 缓冲溶液可减少蛋白质的非特异性结合和微生物的代谢。

2. 叠氮钠有毒，应戴手套并小心操作。

3. 用亲和层析法纯化抗体时需要对结合和洗脱条件进行优化，便于更多地获得高纯度的抗体。

【思考题】

1. 简述亲和层析法纯化抗体的原理。

2. 简述 TBS 缓冲液的配制方法。

（刘　友）

第九章　医学组学实验技术

随着科学研究的发展，基因组学、转录组学、蛋白质组学和代谢组学等组学技术已经成为分子和细胞生物学研究不可或缺的辅助工具。目前，组学技术已广泛应用于细胞、组织、器官及生物体的研究，从 DNA 到 RNA 再到蛋白质和代谢物等多个层面，由表入里地探索生命的活动规律及疾病进程，发现了多种生物标志物、生理病理机制及信号通路，为疾病的诊断及治疗提供了多个靶点。

基因组学对一个生物体所有基因进行集体表征和量化，并研究它们之间的相互关系及对生物体的影响，是多组学的根基。转录组学在整体水平上研究细胞中基因转录及转录调控规律，是连接基因组学与蛋白质组学的纽带。蛋白质组学探究生物样品的蛋白组成、表达水平与修饰状态，在整体水平上分析蛋白质的组成和调控。代谢组学对氨基酸、脂肪酸、碳水化合物或其他代谢产物进行鉴定和定量，辅助蛋白质组学得到更加全面的生物信息学分析图谱。本章将主要介绍基因组学、转录组学、蛋白质组学和代谢组学的关键技术与方法，以及在医学及其他生命科学研究中的应用。

第一节　基　因　组　学

基因组学（genomics）是研究基因组（genome）的科学。从现代信息学角度，基因组是指一个生物体所有遗传信息的总和。现阶段的基因组有两项核心技术：序列测定（sequencing）即测序、基因组信息学（genome informatics）。包括 DNA、RNA、甲基化组等测序，并借助计算机和相关软件结合表型进行分析。

一、基因组学的关键技术与方法

测序是一个技术体系，包括测序仪和很多其他关键技术。DNA 测序是具有划时代意义的 DNA 分析技术，RNA 测序是 DNA 测序的延伸与发展，差别在于样本及提取制备与序列分析的具体方法不同。

■（一）DNA 测序（DNA-seq）

1. 点测序　是指针对一个核苷酸（碱基）或一个小区域 DNA 的测序。点测序的关键是 DNA 扩增，通常采用 PCR 扩增或质粒克隆技术。

（1）PCR 扩增：是点测序模板制备的主要方法。如果反应的产物除特异的扩增产物外可见其他杂带，需以琼脂糖电泳、商品化的纯化柱或磁珠去除掺入的单核苷酸、残余试剂等，进行 PCR 产物的纯化。

（2）质粒克隆：以质粒为载体的 DNA 克隆技术是点测序模板制备的辅助方法。经典的质粒克隆技术具备以下优点：①"精准"鉴定点突变：如果同一个基因组中的靶区域有碱基变异，使用 PCR 产物作为模板会在变异位置产生一个不同碱基重叠形成的"杂峰"，可将 PCR 产物克隆，挑选若干个单菌落分别测序；②单倍型分析：可鉴定几个相邻的 SNP 来自父源或母源的同一条染色体或同一染色体区域。

2. 靶区域测序　是指对一个较大的区域或几个不同的基因组区域同时进行测序。DNA 捕获是靶区域测序制备模板的主要方法。DNA 捕获的一般程序：①选择与实验目的相关基因组区域（靶区域）的序列，设计各个靶区域的捕获探针群，在芯片上合成探针簇；②将靶基因组 DNA 打断并用琼脂制备凝胶筛选 200～250bp 的被捕获片段（靶片段）；③将靶片段与捕获芯片杂交、洗涤、洗脱、纯化，加测序接头制备测序文库；④上机测序与序列分析。

3. 全外显子组测序（whole exome sequencing，WES） 需设计覆盖整个外显子组包括所有外显子的捕获系统，测序效率与芯片设计有关。WES 对单基因病致病基因的全基因组筛选非常有效，而测序和分析成本较全基因组测序低很多。

4. 全基因组测序（whole genome sequencing，WGS） 可得到一个物种的全部遗传信息，包括编码基因和基因组中所有非编码序列所含的信息。其要点是将基因组 DNA 随机打断，再将所有片段的序列整体组装成整个基因组的序列。

5. 单细胞测序 是 DNA、RNA 测序及微量测序技术的综合。关键是单个细胞基因组 DNA 的高覆盖率均一扩增，目前常用的技术有多重置换扩增、简并寡核苷酸引物聚合酶链反应、多重退火环状扩增循环技术。

6. META 测序 属于微量测序，是多种微生物（有时也包括宿主）基因组的混合测序和综合分析。

7. Indexing 技术 是大规模平行高通量测序技术（massively parallel high-throughput，MPH）的重要策略和组成部分。

（二）RNA 测序（RNA-seq）

RNA 测序是研究转录组、基因表达谱、ncRNA 等 RNA 分子的重要技术。

1. 数字化表达谱 数字化表达谱主要检测蛋白质编码基因转录本的表达水平，即基因转录本拷贝数的定量分析，并非转录本自身序列完整性等信息的分析。主要有 RNA 印迹法、qPCR、EST 及芯片技术。

2. 全转录组测序分析 全转录组测序分析主要是鉴定转录本（包括蛋白质编码基因与非编码序列）的数目和不同结构，特别是可变剪切和基因融合的产物。包括已有基因组参考序列的转录组分析、无基因组参考序列的转录组分析。

3. 单细胞的转录组或表达谱分析 测定单个细胞内所有基因的表达量，可测定除了 mRNA 分子外，其他 ncRNA 及 miRNA 的含量以及单个细胞完整的表达谱。

（三）其他重要技术

除了与测序直接相关的技术，全基因组关联分析、基因组编辑和各种芯片技术在基因组学研究中也非常重要。

1. 全基因组关联分析（genome wide association study，GWAS） 是基于巨大样本和统计学工具、研究多基因性状与生殖细胞变异的技术。GWAS 基本原理是评估一个多态性遗传标记（如 SNP）在两个不同群体中的等位基因分布频率的差异，即通过比较遍及全基因组 SNP 的等位基因频率在病例组与对照组之间的差异，来定位与特定疾病或性状相关的易感基因或易感位点，同时还要考虑不同标记的基因组位置间的关系与权重。

2. 基因组编辑 主要有 CRISPR、转录激活因子样效应物核酸酶（transcription activator like effector nucleases，TALEN）与锌指核酸酶（zinc finger nuclease，ZFN）。其中 CRISPR/Cas 是最常用、最经济、最高效的技术。CRISPR 是基因组中自然存在的、成簇的、规律间隔的短回文重复序列，CRISPR/Cas 的基本原理是核酸酶在基因组的特定序列处通过切割产生特定的 DNA 双链断裂，之后利用同源重组、非同源末端连接及其他细胞内自身修复生物学机制，对靶 DNA 序列的插入、删除、替换等多种遗传修饰。

3. 芯片技术　是基因组学研究中应用最为广泛的技术之一，包括基因表达芯片、SNP 芯片、比较基因组杂交芯片、突变检测芯片、捕获芯片、测序芯片等。

二、基因组学的应用

基因组学及核心技术已从实验室的基础研究和技术开发，走向生命科学多个领域。例如：外显子测序和全外显子测序用于单基因性状及遗传病的研究；全基因组测序用于动植物的复杂性状和人类癌症等常见复杂疾病的研究；单细胞测序和分析用于癌症及诸多其他复杂疾病的异质性研究；META 基因组测序用于生态微生物组，特别是病原基因组研究；微量 DNA 测序用于无创检测、法医学鉴定和古 DNA 研究。

（李冯锐）

第二节　转录组学

转录组学（transcriptomics）是研究转录组（transcriptome）的科学。转录组学概念具有狭义、广义之分。狭义转录组是指生命单元（通常是一种细胞）中可直接参与翻译蛋白质的 mRNA 的总和；而广义转录组是指所有按基因信息单元转录和加工的 RNA 分子（包括编码和非编码 RNA 功能单元），或是一个特定细胞所有转录本的总和。

一、转录组学的关键技术与方法

与基因组学相似，转录组学的关键技术和方法也是基于基因芯片和测序技术。主要的实验技术包括两个方面，其一是基于基因芯片的实验技术方法，其二是基于测序技术的实验技术方法。

（一）基于基因芯片的实验技术方法

基因芯片（又称生物芯片、DNA 芯片）是 20 世纪 80 年代中期发明基于杂交技术的转录组数据收集和分析的方法。基因芯片的核心是将大量 DNA 片段或者是寡聚核苷酸固定在支撑物表面（硅片、玻片、塑料片等）。提取实验样品特定组织或细胞的 mRNA，进行扩增和荧光标记，之后与基因芯片进行杂交，在激光的顺序激发下，荧光信号根据实际情况呈现不同的荧光发射谱征。最后利用计算机进行比较和检测，判断阴、阳性，得到基因表达的信息，即基因表达谱。通过探针固相原位合成技术和照相平版印刷技术的有机结合以及激光共聚焦显微技术的引入，可合成、固定高密度的数以万计的分子探针，并借助激光共聚焦显微扫描技术可以对杂交信号进行实时、灵敏、准确的检测和分析，借此基因芯片技术迅速发展并商品化，被广泛应用于表达谱分析、不同基因型细胞的表型分析、基因诊断及药物设计等诸多领域。

（二）基于测序技术的实验技术方法

自从明确 DNA 是遗传物质的载体以来，DNA 测序技术逐渐发展成为生物学研究的核心技术之一（在其他章节已有介绍）。mRNA 测序技术是依托于 DNA 测序技术衍生的技术手段。所谓的 mRNA 测序（mRNA sequencing，mRNA-seq）是指应用高通量测序技术对 mRNA 反转录生成的 cDNA 进行测序，从而获得来自不同基因的 mRNA 片段序列。mRNA-seq 技术与基因组测序技术的主要差别在于构建 RNA 测序文库之前要把 mRNA 反转录为 cDNA 片段。因此 mRNA-seq 技术的关键是将 mRNA 反转录为 cDNA，之后进行扩增，构建测序文库。当然除了 mRNA 之外其他类型的 RNA 也可以通过高通量测序技术进行测序，统称为 RNA 测序（RNA sequencing，RNA-seq）。研究者不仅通过 RNA-seq 技术检测实验样品的全部基因转录情况，而且可以利用其检测多种细胞在各个发育阶段的基因表达情况，从而进行基因功能及细胞信号转导方向的研究，对临床诊断和药物研发具有十分重要的意义。RNA-seq 技术还被运用于研究可变剪接、转录后调控、基因融合和突变及 SNP 位点等不同方向，并且挖掘未知和稀有转录本可以帮助转录组研究变得更全面、更深层次。

在这里将着重介绍三种来源于 DNA 测序的转录组学技术，包括表达序列标签（expressed sequence tag，EST）技术、大规模平行测序（massively parallel sequencing，MPS）技术、基因表达系列分析（serial analysis of gene expression，SAGE）技术。

1. EST 技术　成熟的真核生物 mRNA 由四个主要部分组成，包括 5′非翻译区（untranslated region，UTR）、开放阅读框（open reading frame，ORF）、3′-UTR 和 3′端的 poly（A）（20～200bp）尾巴。以成熟的真核生物 mRNA 的特定结构为理论基础，发展起来 EST 技术。

EST 技术路线：①提取样本中的总 RNA，纯化得到 mRNA；②对应 3′端的 poly（A）尾巴，用 oligo（dT）为引物，在反转录酶的作用下得到 cDNA；③将 cDNA 放入合适的载体建立 cDNA 文库；④在 cDNA 文库中随机挑取克隆进行 5′或 3′端测序，最终得到长度为 240～480bp 的 EST 序列，然后对所得 EST 数据运用生物信息学方法及软件进行注释和分析。由于 EST 来源于特定环境下特定组织或细胞的总 mRNA。因此可以根据每个基因在相应组织或细胞中出现的 EST 相对数量来说明该组织或细胞中的基因表达水平。

2. MPS 技术　MPS 是一个开放的平台，通过计算每个基因产生的单个 mRNA 分子的数量来分析样本中的基因表达水平。其核心技术由 Mega Clone、MPS 和生物信息分析 3 部分组成，具有高通量、高特异性和高敏感性的特点。

MPS 技术路线：①建立标签库；②将标签连接在微珠上；③酶切连接反应；④测序、生物信息学分析。通过 MPS 技术可以检测转录组的信息，每一标签序列在样品中的频率（拷贝数）就代表了与该标签序列对应的基因表达水平。所测定的基因表达水平以计算 mRNA 拷贝数为基础，是一个数字表达系统。

3. SAGE 技术　SAGE 技术是一种旨在获得基因表达的直接和定量测量的实验技术。SAGE 技术可以应用于研究几乎任何种类的生命活动的转录组分析。它可以在整体水平对细胞或组织中的大量转录本同时进行定量分析。SAGE 技术已成功应用于转录组研究及不同样本间差异表达基因的鉴定。

SAGE 技术路线：①建立 SAGE 文库；②已经建立的文库进行测序；③标签序列提取。通过分析 SAGE 文库中大量基因转录本序列的标签（tag，10～4bp）出现的频率，可以预测该标签所代表唯一基因的表达量。SAGE 技术广泛应用于病理状态下细胞转录组的变化，寻找新的细胞信号转导通路等领域。

（三）转录组学整体实验方法和数据处理

1. 转录组样本采集　通过实验造模、临床样本收集等方式采集待测序样本，运用相应判定标准确定样本正确性之后，进行转录组测序。

2. 测序分析　收集的待测样本随机选取进行不同的转录组测序分析，测序必须包含足够的样本量和重复次数以保障测序结果的正确性。主要程序：①样本中 Toltal RNA 的提取；②构建 cDNA 文库；③RNA-seq。

3. 差异化表达分析　对于测序原始数据进行处理，去除 5′端和 3′端的接头碱基片段，同时去掉低质量序列，污染序列，≤20bp 尾端序列，最终得到 trimmed data。将处理组和对照组或参考基因进行对比，同时使用 StringTie 软件与开放资源库中的已知转录组进行对比得出转录丰度，如 NCBI GEO 转录组文库。使用 R 语言 Ballgown 包进行差异分析。不同组别中的表达差异用差异表达倍数（flod change，FC）表示。将具有表达差异的 mRNA、miRNA、circRNA 等 RNA 作为接下来研究的目的基因。

4. 差异表达基因的基因映射和通路富集　基因本体（gene ontology，GO）分析，是对于现阶段已知的所有基因功能进行注释映射的本体数据库。按照对于基因注释的关注重点区别本数据库主要分为细胞组分（cellular component）、分子功能（molecular function）、生物过程（biological process）三个部分。

京都基因与基因组百科全书（Kyoto Encyclopedia of Genes and Genomes，KEGG）是一个整合了基因组信息、化学信息和系统功能信息的数据库，本数据库的功能是从分子层面解析生理病理过程，KEGG 分析将差异表达基因映射到具体通路上，找到影响表型的细胞信号转导网络。

利用 DAVID 数据库进行 GO 分析的功能富集和 KEGG 通路分析。并通过 R 语言或者 python 语言将分析结果可视化。对于 circRNA、miRNA 等小分子 RNA 来说，主要通过调节 mRNA 稳定性调节中心法则，可以通过对差异表达的 mRNA 进行通路富集和 KEGG 通路分析对相关小分子 RNA 进行分析。

5. 转录组分析结果的验证　通过动物实验验证转录组分析结果，通过 RNA 印迹法、qRT-PCR 等技术验证转录水平调控结果；通过蛋白质印迹法、ELISA 等技术检测蛋白表达含量；通过基因敲除或者过表达株系验证关键基因功能和信号转导过程。

二、转录组学的应用

转录组学的应用方向在于通过转录组分析可以得到未经处理或者经过处理的样本基因表达信息，由此推测特定基因的功能、作用机制及其上下游关系；通过分析基因表达谱的分子标签，可以辨别细胞表型归属；通过建立转录组差异表达谱，可以预测患者的生存期及对药物的反应等。在临床医学领域，转录组学已经在出生缺陷疾病、恶性肿瘤、心血管疾病、代谢疾病、血液疾病、免疫疾病、生殖疾病等方面有了广泛的应用。

（邹　博）

第三节　蛋白质组学

蛋白质组学是研究细胞、组织乃至一种生物所表达的全部蛋白质，包括蛋白质的组成、结构、性质、表达水平、翻译后修饰、蛋白与蛋白之间的相互作用等。

它补充了其他组学技术，如基因组学和转录组学，是研究细胞活动及其对内外刺激的整体动态反应。

一、蛋白质组学的关键技术与方法

目前蛋白质组学技术的发展已经成为现代生物技术的重要支撑，并将引领生物技术取得关键性的突破。目前质谱法（mass spectrometry，MS）被广泛应用于蛋白质组学，并结合生物信息学分析可以从整体角度更好地理解疾病的蛋白分子模式，筛选出与疾病相关的特异性蛋白，可对疾病的诊断、治疗进行更有针对性和个体化的指导。为更好地了解蛋白质组学，将对蛋白质组学的技术流程与常用方法作简要介绍,其中包括蛋白质组学的样品制备、蛋白质分离纯化、基于质谱的蛋白质组学鉴定分析技术及一些新兴的蛋白质组学技术(图9-1)。

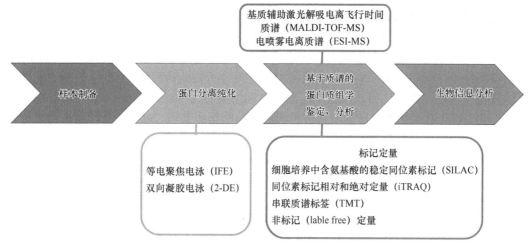

图 9-1　蛋白质组学技术流程及常用方法

（一）蛋白质组学的样品制备

样品的制备是蛋白质组学研究中最基本的步骤,可以显著影响实验结果。因此,选择合适的实验模型和样品制备方法对于结果的可靠性至关重要。通常可采用细胞或组织中的全蛋白质组分进行蛋白质组分析,也可以进行样品预分级,即采用各种方法将细胞或组织中的全体蛋白质分成几部分,分别进行蛋白质组研究。

样品预分级主要是根据蛋白质溶解性和蛋白质在细胞中不同的定位进行分级,如专门分离出细胞核、线粒体或高尔基体等细胞器的蛋白质成分。样品预分级不仅可以提高低丰度蛋白质检测的灵敏度和降低其上样量,还可以针对某一细胞器的蛋白质组进行研究。

（二）蛋白质组学的样品分离纯化

利用蛋白质的等电点和分子量的差异,通过凝胶电泳的方法可将蛋白质区分开,以下是几种常用的蛋白质分离技术:

1. 等电聚焦电泳　等电聚焦电泳(isoelectric focusing electrophoresis,IFE)是利用具有pH梯度的介质分离不同等电点的蛋白质的电泳技术。等电聚焦电泳依据蛋白质分子的静电荷或等电点进行分离,蛋白质分子在偏离其等电点的pH条件下带有电荷,在含有载体两性电解质形成的一个连续而稳定的线性pH梯度中进行电泳,当蛋白质迁移至其等电点位置时,其静电荷数为零,在电场中不再移动,据此将蛋白质分离。

2. 双向凝胶电泳(two-dimensional gelelectrophoresis,2-DE)　是一种有效、可靠的基于蛋白质质量和电荷分离蛋白质的方法,原理:第一向基于蛋白质的等电点不同用等电聚焦分离;第二向则按分子量的不同用十二烷基硫酸钠-聚丙烯酰胺凝胶电泳(SDS-PAGE)分离,把复杂蛋白混合物中的蛋白质在二维平面上分开。双向凝胶电泳在蛋白质组分离技术中起到关键作用。如何提高双向凝胶电泳的分离容量、灵敏度和分辨率以及对蛋白质差异表达的准确检测是目前双向凝胶电泳技术发展的关键问题。近年来经过多方面改进使其已成为研究蛋白质组的最有实用价值的核心方法。由于双向凝胶电泳技术在蛋白质组与医学研究中所处的重要位置,它可用于蛋白质转录及转录后修饰、蛋白质组的比较和蛋白质间的相互作用、细胞分化凋亡等许多方面的研究。

（三）基于质谱的蛋白质组学鉴定分析

1. 质谱在蛋白质组学中的应用　质谱是蛋白质组学研究中最常用的工具。质谱在蛋白质组学中的应用包括蛋白质的鉴定、翻译后修饰、定量、亚细胞定位和相互作用。由于质谱具有高分辨率、高灵敏度、高通量的特点，使其在蛋白质组学研究中发挥着越来越重要的作用。

质谱测量是在气相中进行的，它们通常测量电离分析物的荷质比（m/z）。其基本原理是酶切后的蛋白样本经过离子化后，根据不同离子之间的荷质比（m/z）的差异来分离并确定分子量。对于经过双向电泳分离的目标蛋白质用胰蛋白酶酶解成肽段，对这些肽段用质谱进行鉴定与分析，再利用软件对数据进行解析，从而得到蛋白的相关信息。目前常用的质谱包括两种：基质辅助激光解吸电离飞行时间质谱（matrix-assisted laser desorption ionization-time of flight mass spectrometry，MALDI-TOF-MS）和电喷雾电离质谱（electrospray ionization mass spectrometry，ESI-MS）。

（1）MALDI-TOF-MS 的电离方式是 Karas 和 Hillenkamp 于 20 世纪 80 年代后期提出。MALDI 的基本原理是将分析物分散在基质分子中并形成晶体，当用激光（337nm 的氮激光）照射晶体时，基质分子吸收激光能量，样品解吸附，基质-样品之间发生电荷转移使样品分子电离，它从固相标本中产生离子，并在飞行管中测定其分子量，MALDI-TOF-MS 一般用于肽质量指纹图谱，快速（每次分析只需 3～5min），灵敏（达到 fmol 水平），可以精确测量肽段质量，但是如果在分析前不修饰肽段，MALDI-TOF-MS 不能给出肽片段的序列。

（2）ESI-MS 是利用高电场使质谱进样端的毛细管柱流出的液滴带电，在 N_2 气流的作用下，最终使液滴呈非常细小的喷雾状，并以带单电荷或多电荷的离子形式进入质量分析器。

2. 定量分析　质谱的蛋白质定量分析技术近年来得到了很大的发展。一种方法是基于同位素标记的氨基酸或肽，可以根据它们的质量差异被质谱仪识别。常用的同位素标记方法有细胞培养中含氨基酸的稳定同位素标记（stable isotope labeling with amino acids in cell culture，SILAC）、同位素标记相对和绝对定量（isobaric tags for relative and absolute quantitation，iTRAQ）和串联质谱标签（tandem mass tags，TMT）等。可选择 PD、Maxquant 软件对上述标记的数据进行定量解析。另一种方法是非标记定量，包括两种不同的策略：①测量和比较来自蛋白质的肽的信号强度；②计数和比较特定蛋白质的识别肽谱的数目。蛋白质的定性研究常用的软件有 PD、PEAKS、非标记定量软件可选择 Maxquant、PD 或 PEAKS 等。

目前质谱在疾病的标志物筛选中发挥着越来越重要的作用，如肿瘤靶蛋白的筛选。同时质谱在分析蛋白质的性质方面也发挥着出色的功能，如对氨基酸的序列、质量、翻译后修饰的分析。

3. 生物信息分析　生物信息学已经成为当代生物学、医药学的重要组成部分，用于海量生物信息资源的收集、存储、处理、搜索、共享、服务、研究和开发。由数据库、计算机网络和应用软件三大部分组成（常用数据库及生物信息分析服务平台见本章附）。

将搜库后的信息进行大数据的分析，是蛋白质组学的关键环节之一，可以通过分析得到差异表达的蛋白和肽段信息，对得到的信息进行聚类研究，对实验的后续进展产生重要的影响，同时也为实验者提供相应的研究思路。

在信息聚类分析研究中，最常用的是基因本体论（gene ontology，GO），它是一种整合性的分类系统，到目前为止，数据库中有三大独立的聚类：生物过程（biological process，BP）、分子功能（molecular function，MF）、细胞组分（cellular component，CC）。这三个聚类下面又可以独立出不同的亚层次，层层向下构成一个聚类的树形分支结构。一个基因/蛋白质在注解的过程中，首先是考虑其在细胞内所构成的组分和元件，其次就是该组分/元件在分子水平上所行使的功能，最后呈现出该分子所直接参与的生物过程。

（四）新兴的蛋白质组学技术

蛋白质芯片也被称为蛋白质微阵列，是一类新兴的蛋白质组学技术，能够从少量样本中进行高通量检测。蛋白质芯片可分为三类：分析蛋白芯片、功能蛋白芯片和反相蛋白芯片。

1. 分析蛋白芯片 最具代表性的分析蛋白芯片是抗体芯片。抗体捕获后，通过直接的蛋白质标记来检测蛋白质。这些通常用于测量蛋白质的表达水平和结合亲和力。通过抗体芯片对样本进行高通量蛋白质组分析，以检测细胞组织样本中的差异表达蛋白。

2. 功能蛋白芯片 功能蛋白芯片通过纯化的蛋白质构建，可以研究蛋白质-DNA、蛋白质-RNA 和蛋白质-蛋白质、蛋白质-药物、蛋白质-脂质、酶-底物关系等各种相互作用。功能蛋白芯片表征了数千种蛋白质的功能及蛋白质与蛋白质之间的相互作用。

3. 反相蛋白芯片 反相蛋白芯片是从不同细胞状态获得的细胞裂解物排列在硝化纤维素载玻片上，用针对目标蛋白的抗体进行探测。然后，用荧光、化学发光和比色法检测抗体。为了进行蛋白质定量，参考肽被打印在载玻片上。这些芯片用于确定在某种疾病中发生改变或功能障碍的蛋白。采用反相蛋白芯片对样本进行磷酸化状态和蛋白表达的分析具有很高的可重复性和可靠性，故通过反相蛋白芯片方法对样本中的磷酸化蛋白和其他相关蛋白进行定量分析，可用于监测细胞凋亡、DNA 损伤、细胞周期控制和信号通路的研究。

二、蛋白质组学的应用

通过蛋白质组学技术可以大规模、高通量、系统性地分析和鉴定组织或细胞中的所有蛋白质分子并研究其生物学功能，因此蛋白质组学技术在医学领域中应用非常广泛，例如：病原微生物的蛋白质组学研究可确定病原体的致病毒力，检测各种诊断标志物、筛选候选疫苗；蛋白质组学在药物研发中可应用于药物靶点的发现、筛选、优化、评价、认定等；疾病的蛋白质组研究，可用于探索致病机制，对不同信号反应的表达模式的改变以及不同疾病中功能蛋白通路的解释，由此可见蛋白质组学对疾病诊断、预后和监测疾病发展至关重要（图 9-2）。

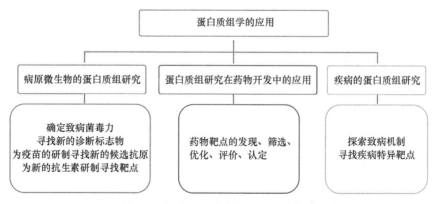

图 9-2 蛋白质组学在医学领域的应用

近些年，蛋白质组学技术取得突飞猛进的发展，组学相关技术的快速、敏感，扩大了蛋白质组覆盖率，然而每种技术方法都有不足之处，但随着科学技术的不断发展，基因组研究的不断拓展，新技术方法的不断突破，蛋白质组研究数据的不断积累和生物信息学技术的不断完善，蛋白质组学将会有更广阔的应用前景。

（刘　佳）

第四节　代 谢 组 学

随着核酸测序技术的迭代更新，基因组学、转录组学、蛋白质组学等组学技术得到了深入的发展。在这些典型的生物大分子组学发展之后，研究生物体系（细胞、组织、生物体）中所有的代谢产物及其变化的学科，代谢组学同样得到了人们的重视。代谢组学研究的对象一般为分子量小于 1000Da 的代谢中间体或终产物。小分子的产生和代谢可以更直观地反映生物体系的状态。因此可以说代谢组学是基因组学和蛋白质组学的延伸。

代谢组学包含两大主流领域，即 metabolomics 和 metabonomics，本质上都是代谢物（谱）的研究。一般认为，metabolomics 是通过考察生物体系受刺激或干扰后（如将某个特定的基因变异或环境变化）代谢产物的变化，研究生物体系代谢途径的一种技术。metabonomics 是生物体对病理生理刺激或基因修饰产生的代谢物质的质和量动态变化的研究。

一、代谢组学的关键技术与方法

代谢组学研究一般包括样品的采集与制备、化合物的分离和鉴定、数据的分析与可视化等步骤（图 9-3）。

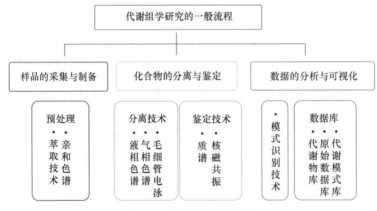

图 9-3　代谢组学研究流程

（一）样品的采集与制备

样品的采集与制备是代谢组学研究的初始步骤，代谢组学研究要求严格的实验设计。首先需要采集足够数量的代表性样本以减少生物样品个体差异对分析结果的影响。在研究人类样本时，还需考虑饮食、性别、年龄、昼夜和地域等诸多因素的影响。根据实验目的，样品的预处理可能会涉及固相萃取、液相萃取或亲和色谱等技术。

（二）化合物的分离与鉴定

完成样本的采集与预处理后，样品中的代谢产物需通过合适的方法进行分离和测定。代谢组学分析方法要求具备高灵敏度、高通量和无偏向性的特点，与原有的其他组学技术只分析特定类型的化合物不同，代谢组学分析对象的大小、数量、官能团、挥发性、带电性、电迁移率、极性以及其他物理化学参数的差异很大。

质谱法（mass spectrometry，MS）是利用电场和磁场将运动的离子按荷质比（m/z）分离并进行检测的方法。基于 MS 的代谢组学通常联合色谱进行色谱分离。核磁共振（nuclear magnetic resonance，NMR）技术是一种利用不同原子核吸收辐射产生不同共振频率，将这些共振频率转化为分子化学和结构信息的光谱技术。施加入磁场的靶向原子核不同，产生的代谢组学数据也不同。氢是最常见的靶向原子核（^{1}H-NMR）。

（三）数据的分析与可视化

代谢组学得到的是大量、多维的信息。为了充分挖掘所获得数据中的潜在信息，对数据的分析需要应用一系列的化学计量学方法。大多数情况是要从检测到的代谢产物信息中进行两类（如基因突变前后的响应）或多类（如杂交后各不同表型间）的判别分类。

代谢组学数据库的开发对于归纳总结这些大数据、提高数据的使用率、进行深层次的交叉分析，以及揭示隐藏在大数据背后的生物学机制都有重要意义。目前，代谢组学研究中涉及的数据库大致可划分为三类：存储代谢物和代谢途径相关信息的代谢物库、存储原始检测数据的原始数据库及存储各表型代谢特征的代谢模式库（常用数据库及生物信息分析服务平台见本章附）。

二、代谢组学的应用

（一）代谢组学的应用方向

1. 定量代谢组学（quantitative metabolomics） 定量代谢组学是在机体受到外界刺激后，对体内所有代谢物进行鉴定，并测定代谢物的量及其量的变化。它的主要目标是为药物开发、药效筛选、疾病预防和诊断、药理研究等提供更加精准、可靠的量化指标。

2. 靶向代谢组学（targeted metabolomics） 靶向代谢组学主要是相对于传统的全谱（无偏好、非靶向）代谢组学而言，靶向代谢组学通常针对某一类具有特定化学性质或者相似生理功能的代谢物，选择特异性的样本前处理方法和仪器平台，从而更加精确地监控这类代谢物的变化，如脂质组学。

3. 药物代谢组学（pharmacometabolomics） 药物代谢组学是在系统生物学背景下，代谢组学与药学紧密交叉、有机结合催生的一门新兴学科。

4. 中医方证代谢组学（chinmedomics） 中医方证代谢组学是指将中药血清药物化学和代谢组学有机结合，在解决证候生物标志物的基础上，建立方剂药效生物评价体系，进而发现与临床疗效直接相关的药效物质基础，阐明作用机制的方法学体系。

（二）代谢组学研究的层次

根据研究对象和目的不同，生物体系的代谢产物分析分为四个层次。其中前两层为靶向代谢组学，后两层为非靶向代谢组学范围。严格意义上，只有第三层才是真正的代谢组学研究，在具体实验中，会设法解析所有可见峰，设法分析尽可能多的代谢组分。

1. 代谢物靶标分析（metabolite target analysis） 是对某个或某几个特定组分进行分析。在这个层次中，需要采取一定的预处理技术，除掉干扰物，以提高检测的灵敏度。

2. 代谢轮廓分析（metabolite profiling analysis） 是对少数预设的一些代谢产物进行定量分析。如对某一类结构、性质相近的化合物（如氨基酸），某一代谢途径所有中间物或多条代谢途径的标志性组分，均可进行代谢轮廓分析。

3. 代谢组学（metabolomics） 是限定条件下特定生物样品中所有内源性代谢组分的定性和定量。代谢组学涉及的数据量非常大，因此需要有对其数据进行解析的化学计量学技术。

4. 代谢指纹分析（metabolic fingerprinting analysis） 不具体鉴定单一组分，而是通过比较代谢物指纹图谱的差异对样品进行快速分类。

（三）药物研发与疗效评价

药物研发领域，尤其是西方的药物研发主要沿用靶向研发策略，致使 90%的药物仅对部分患者有效，其他患者不但未从治疗中受益，反而要承担药物所带来的副作用。鉴定出有效的具有生理和临床意义的标志物，可以用于廉价、快捷筛选出药物对其有效或有毒的特定人群。

阿司匹林具有显著的抗血小板聚集作用，被广泛地应用于冠心病等心血管疾病的预防。研究者通过药物代谢组学指导药物基因组学的策略进行研究。利用代谢组学研究发现了 18 种差异代谢物，并进一步锁定到嘌呤代谢。进而研究其基因组发现了 9 个单核苷酸多态性与这种阿司匹林抵抗现象直接相关。

（四）代谢组学与中医药现代化

中医药学是我国医学科学的特色，也是中华优秀传统文化的重要组成部分。部分中药的研究水平欠缺、作用的物质基础研究不足、作用机制缺乏科学研究、药材资源数量和质量的制约因素多，认识中药毒性和不良反应还存在误区。中药复方作用机制具有多成分、多层次、多靶点、多代谢途径的特点。采用代谢组学手段研究中药复方，有助于阐明中药复方治病的作用机制。

（韩晓敏）

第五节 表观遗传组学

表观遗传学是指在非 DNA 序列变化情况下，相关性状的遗传信息通过 DNA 甲基化、染色质构象改变等途径保存并传递给子代的机制的学科，是传统遗传学的重要补充。表观遗传主要包含 DNA/RNA 甲基化、组蛋白修饰、核小体定位、非编码 RNA 和染色质三维结构等研究内容。随着高通量测序技术的发展，研究者们逐渐能够从全基因组水平扫描表观遗传修饰的变化情况，从而积累更多精准而丰富的认识，这种在基因组水平上对表观遗传修饰的研究即为表观基因组学。

一、表观遗传组学的关键技术与方法

与基因组学相似，表观遗传组学的关键技术和方法也是基于测序技术。主要的实验技术包括 DNA 甲基化分析技术、染色质免疫沉淀测序技术、开放染色质测序和 3D 染色质捕获技术等。

（一）DNA 甲基化分析技术

DNA 甲基化指的是 5-甲基胞嘧啶在 DNA 甲基转移酶的作用下将甲基基团添加到 5′C 位置上，以调节基因的转录表达及染色质的稳定性。DNA 去甲基化指的是从 DNA 碱基上去除甲基基团，这一过程对维持细胞的正常新陈代谢十分重要。随着高通量测序技术的发展，亚硫酸氢盐测序法可以检测细胞或组织中全部染色体 DNA 上甲基化情况，成为分析基因组单碱基水平的 DNA 甲基化状态的常用技术。亚硫酸氢盐测序的特点是使用亚硫酸氢盐处理 DNA，将胞嘧啶残基（C）转化为尿嘧啶（U），而甲基化的胞嘧啶残基保持不变，再进行测序。因此，亚硫酸氢盐处理导致 DNA 序列发生特定变化，产生了有关 DNA 片段甲基化状态的单核苷酸分辨率信息。

（二）染色质免疫沉淀测序技术

染色质免疫沉淀（ChIP）技术是一种在全基因组范围内检测 DNA 与蛋白质体内相互作用的标准技术。染色质免疫沉淀测序（ChIP-seq）技术通过 ChIP 将与目的蛋白结合的 DNA 片段特异性地富集、纯化和构建文库；然后高通量测序富集的 DNA 片段，在全基因组水平探究蛋白结合靶 DNA 序列。ChIP-seq 通常从 DNA-蛋白质复合物的交联开始，然后将样品片段化并用核酸外切酶修剪未结合的寡核苷酸，利用蛋白特异性抗体免疫沉淀 DNA-蛋白复合物，提取 DNA 进行高通量测序，从而获得蛋白质结合位点的高分辨率序列。

（三）开放染色质测序

染色质重塑将部分致密的染色质变得松散，成为开放染色质。染色质的开放性变化通常是不同的应激反应、抗逆反应或者发育阶段过渡发生时非常早期的细胞学事件。染色质结构研究可以为癌症的早期诊断和治疗提供有效的上游信息。开放染色质测序的方法主要有酶处理测序和染色质转座酶可及性测序（assay for transposase-accessible chromatin using sequencing，ATAC-seq）两种。

1. 酶处理测序　DNase-seq 是指使用限制性内切酶（DNase）对样品进行片段化处理。染色质致密区域的 DNA 链和开放区域内缠绕在核小体上的 DNA 被保护起来，限制性内切酶无法接近这些区域，只能切割开放区域内核小体间的 DNA 序列，这些被 DNase 切割的位点被称为 DNase 超敏感位点。DNase-seq 可以用来推测核小体可能的位置和染色质开放性的变化。

MNase-seq 是使用限制性外切酶切割不受保护的区域，而不切割核小体上缠绕的 DNA 序列。结合 ChIP-seq，MNase-seq 可以探测和核小体相关的调控因子。

2. 染色质转座酶可及性测序　ATAC-seq 是 DNase-seq 和 MNase-seq 更高级的替代方法，对表观基因组的分析更快捷、更灵敏。ATAC-seq 通过 Tn5 转座酶突变体探测识别开放的染色质并将测序接头插入基因组的开放区域。不具备切割能力的 Tn5 转座酶能够完整地将整个开放区域的序列直接捕获下来，所以 ATAC-seq 被广泛应用到开放染色体的测序中。目前的研究多在 ATAC-seq 的基础上结合其他测序手段（如 ChIP-seq 或 RNA-seq），进行多组学分析。

（四）染色质构象捕获技术

染色体构象捕获（chromosome conformation capture，3C）技术用于研究细胞内染色质间的互作（图 9-4）。基于 3C 技术的染色体构象捕获技术，如环状染色体构象捕获（circular chromosome conformation capture，4C）技术、3C 碳拷贝（3C-carbon copy，5C）技术和全基因组水平染色体构象捕获（Hi-C）技术等，能被用来研究染色质长距离的互作。3C 方法证明了调控元件与它们所调节的基因在空间上接近的重要性。该技术能够以高分辨率以及高通量测序分析细胞核内的三维立体结构，为进一步研究模型生物和人类中染色体的遗传和表观遗传学提供了有效的技术支持。

二、表观遗传组学的应用

（一）表观遗传组学与癌症

表观遗传特征中的异常改变通常是可逆的。研究者们利用表观修饰的可逆性，开发出了一些表观遗传学药物，如 DNA 甲基转移酶抑制剂、组蛋白脱乙酰化酶抑制剂等。表观遗传特征还被应用于癌症诊断当中。相比于 SNP，DNA 甲基化标志物具有数量更多、信号更强、肿瘤定位等优势。相关研究表明，肿瘤细胞中的 DNA 甲基化水平通常会发生显著变化，因此，可以对血浆中少量游离的甲基化 DNA 进行分析，实现癌症的早期筛查，并区分癌症类型，在一定程度上揭示患者预后和生存信息。由此可见，以表观基因组修饰为靶标的新型诊治方法和药物将成为临床治疗癌症的新方向。

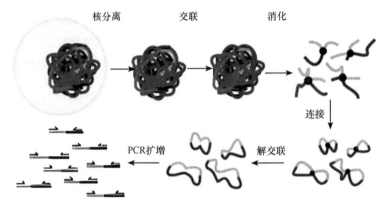

图 9-4　3C 技术基本原理

（二）表观遗传组学与精神疾病

精神疾病是一类遗传因素与环境因素共同作用所导致的疾病，而表观遗传学相当于沟通环境因素与遗传因素之间的桥梁，大量的证据表明精神疾病与表观遗传相关，如抑郁症。相关研究已证明长期的组蛋白乙酰化、组蛋白甲基化和 DNA 甲基化影响着模式动物的压力形成和抑郁状态。抑郁症自杀患者前额叶及海马区中酪氨酸激酶基因启动子区的甲基化水平显著增加，γ-氨基丁酸受体 α 基因的甲基化水平高，而抗抑郁药物并不能导致此基因发生变化。

（三）表观遗传组学与心血管疾病

表观遗传修饰对心血管疾病致病发挥着十分重要的作用。例如，甲基化位点和组蛋白修饰的变化可以导致心脏细胞和平滑肌细胞失调，从而导致心脏肌肉和动脉硬化。此外，非编码 RNA 也可以通过多种途径来影响心血管疾病的发生。多个研究表明，DNA 甲基化位点的变化可以作为心血管疾病的预测指标。此外，组蛋白修饰和非编码 RNA 等表观遗传学变化也可以作为诊断心血管疾病的新型指标。

（栾兆进）

第六节　多组学数据整合研究

多组学数据整合分析是将基因组、转录组、蛋白质组、表观遗传组、代谢组等不同生物分子层次的批量数据进行归一化处理、比较分析和相关性分析等建立不同层次分子间的数据关系，并结合 GO 功能分析、代谢通路富集、分子互作等生物功能分析，系统全面地解析生物分子功能和调控机制，有利于系统科学地揭示现象背后的分子机制，实现从"因"和"果"两个方面探究生物学问题，实现不同组学间的相互验证，有利于系统性地研究疾病的发病机制并确认疾病靶点，实现疾病早期诊断，从而实现个体化治疗和用药指导。多组学联合分析架构如图 9-5 所示，在进行多组学数据分析时，重要的是要了解所有这些不同数据类型是如何相关的。

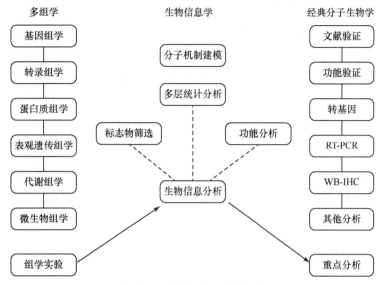

图 9-5 多组学联合分析架构

一、多组学联合分析模式

（一）多组学整合分析 O2PLS 模型

O2PLS 模型是用于两个数据组间的整合分析，像系统生物学组学间的关联、分子调控机制与表型间的关联等各种大数据组的内在联系都可以通过此模型进行整合分析。该模型一方面可反映不同数据组间的整体关联，另一方面可直接体现不同变量在模型中的权重。

（二）转录组学与基因组学关联分析

基因组测序技术是在 DNA 层面筛选出遗传变异信息，会对研究对象的表型进行系统的定性研究。转录组测序是在 RNA 层面分析差异表达的基因及关键基因富集到的信号通路。转录组学与基因组学关联分析可以同时聚焦基因组的变异信息与转录组差异表达信息。目前，在生物学领域和疾病领域中已广泛使用这种研究策略。

（三）转录组学与蛋白质组学关联分析

转录组学与蛋白质组学关联分析通过对相同样本来源的转录组和蛋白质组数据进行整合，鉴定到某一个蛋白且其在转录组水平有表达信息时，则认为基因和蛋白被关联，随后在表达量关联分析及关联结果的功能注释和富集分析方面进行细致解析。充分利用转录组和蛋白质组研究的差异性和互补性，对基因的表达水平进行全方位的分析，以探究从基因到蛋白的全景图，发掘常规单个组学未能发现的新结果。

（四）转录组学与代谢组学关联分析

转录组学和代谢组学关联分析整体可以分为三部分，基于 KEGG 通路的 kegg 注释和富集分析、基于两组学的建模关联分析和基于相关性的关联分析。这种分析可以系统全面地解析生物分子的功能及其调控机制，最终了解生物变化大趋势与方向，同时，筛选出重点的代谢通路、基因或者代谢产物。

（五）蛋白质组学与代谢组学关联分析

蛋白质组学和代谢组学关联分析一方面通过 KEGG 代谢通路分析将蛋白质组和代谢组数

据联合起来，找到同一生物进程（KEGG Pathway）中发生显著性变化的蛋白质和代谢物，找到影响这一进程的关键蛋白和代谢物，再结合富集分析、KEGG 通路标色等实现关联结果的可视化。另一方面通过差异表达蛋白和代谢物的表达量数据联合分析，找出具有同步变化规律的差异蛋白和代谢物，再结合相关系数矩阵热图、相关性分析聚类热图、相关系数调控网络图进行个性化的分析。

二、多组学整合分析的应用

多组学数据整合不仅为基础研究及临床应用提供全面的参考数据，还能加深人们对生物现象及疾病发生发展的全面认知。目前，多组学大数据整合分析在疾病研究领域不断获得突破，一方面对多组学数据的关联分析，可确定疾病发病前的早期分子特征，在某些情况下，有助于及早检测出疾病。另一方面，多组学数据多层次、多维度地解析疾病发生发展的机制，可指导临床预后判别以及个性化医疗。

（栾兆进）

附：常用数据库及生物信息分析服务平台

1. 转录组实验结果数据库

GEO：https://www.ncbi.nlm.nih.gov/geo/

KEGG 分析：https://www.genome.jp/kegg/

2. 常用疾病基因数据库

OMIM：https://omim.org/

DisGeNET：http://www.disgenet.org/

GeneCards：https://www.genecards.org/

3. 基因或代谢物的 GO 分析和通路分析数据库

Metascape 数据库：https://metascape.org/gp/index.html#/main/step1

DAVID 数据库：https://david.ncifcrf.gov/

4. 蛋白质序列数据库

GenBank：https://www.ncbi.nlm.nih.gov/genbank/

RefSeq：https://www.ncbi.nlm.nih.gov/refseq/

UniProt：http://www.uniprot.org/

SwissProt：http://kr.expasy.org/sprot/

5. 蛋白质功能分析数据库

PANTHER：http://www.pantherdb.org/

STRING：https://cn.string-db.org/

6. 代谢组学原始数据平台

代谢组学工作平台：http://www.metabolomicsworkbench.org/

MetaboLights：http://www.ebi.ac.uk/metabolights/

波尔多代谢谱库：http://services.cbib.u-bordeaux.fr/MERYB/index.php

7. 代谢组学相关代谢物库

HMDB 数据库：http://www.hmdb.ca/

METLIN 数据库：https://metlin.scripps.edu/landing_page.php?pgcontent=mainPage

小分子途径数据库：http://smpdb.ca/

参 考 文 献

贲长恩, 李叔庚, 2001. 组织化学[M]. 北京: 人民卫生出版社.

蔡勇, 阿依木古丽·阿不都热依木, 2018. 现代组织学技术[M]. 北京: 科学出版社.

曹雪涛, 2018. 医学免疫学[M]. 7 版. 北京: 人民卫生出版社.

邓端英, 胡德华, 刘雁书, 2015. 我国医学期刊论文的伦理学评价[J]. 中国科技期刊研究, 26(5): 513-519.

丁明孝, 梁凤霞, 洪健, 等, 2021. 生命科学中的电子显微镜技术[M]. 北京: 高等教育出版社.

东秀珠, 蔡妙英, 2001. 常见细菌系统鉴定手册[M]. 北京: 科学出版社.

杜莉莉, 郑前进, 姜喜迪, 等, 2021. 基于海因里希事故致因理论的高校实验室安全管理[J]. 实验技术与管理,
  38(8): 257-260, 264.

冯建跃, 金海萍, 阮俊, 等, 2015. 高校实验室安全检查指标体系的研究[J]. 实验技术与管理, 32(2): 1-10.

胡巧红, 2019. 生物药剂学与药物动力学实验[M]. 北京: 科学出版社.

贾伟, 詹启敏, 2017. 代谢组学与精准医学[M]. 上海: 上海交通大学出版社.

李才, 2008. 人类疾病动物模型的复制[M]. 北京: 人民卫生出版社.

栗兴, 张美旭, 高峰, 等, 2021. "双一流"背景下实验室实体化建设与管理[J]. 实验研究与探索, 40(3): 243-246.

梁英杰, 凌启波, 张威, 2011. 临床病理学技术[M]. 北京: 人民卫生出版社.

刘玉琴, 2021. 组织和细胞培养技术[M]. 4 版. 北京: 人民卫生出版社.

柳忠辉, 吴雄文, 2020. 医学免疫学实验技术[M]. 北京: 人民卫生出版社.

陆鑫, 2018. 浅谈高等学校实验技术队伍建设现状及对策[J]. 科技创新导报, 15(22): 159-160.

苗明三, 1997. 实验动物和动物实验技术[M]. 北京: 中国中医药出版社.

聂永胜, 杨立峰, 林美琼, 等, 2019. 动物实验中常用麻醉药应用[J]. 畜牧兽医科技信息, (4): 34-35.

秦川, 2007. 常见人类疾病动物模型的制备方法[M]. 北京: 北京大学医学出版社.

秦锋, 黄强, 袁久洪, 2017. 高校实验室安全事件的原因浅析与管理对策[J]. 实验研究与探索, 36(3): 302-306.

石瑞丽, 薛永志, 张坤, 等, 2016. 医学机能实验学[M]. 北京: 科学出版社.

苏燕, 席海燕, 2018. 医学生物化学与分子生物学实验双语教程[M]. 北京: 人民卫生出版社.

隋建峰, 李红丽, 2020. 医学科研方法教程[M]. 北京: 科学出版社.

孙敬方, 2001. 动物实验方法学[M]. 北京: 人民卫生出版社.

孙振球, 徐勇勇, 2016. 医学统计学[M]. 北京: 人民卫生出版社.

田卫东, 赵兴明, 2020. 生物信息学与功能基因组学[M]. 北京: 化学工业出版社.

王少, 2020. 中外科技伦理法规政策比较研究[J] 兰州学刊, (7): 24-33.

王树恩, 陈士俊, 2005. 科学技术论与科学技术创新方法论[M]. 天津: 南开大学出版社.

魏群, 2015. 分子生物学实验指导[M]. 3 版. 北京: 高等教育出版社.

温浩, 侯月梅, 2012. 人类疾病动物模型研究和实验动物管理[M]. 北京: 科学出版社.

伍欣星, 李晖, 赵旻, 2009. 现代医学分子生物学双语精编[M]. 北京: 科学出版社.

解军, 候筱宇, 2020. 生物化学[M]. 2 版. 北京: 高等教育出版社.

许国旺, 2008. 代谢组学方法与应用[M]. 北京: 科学出版社.

杨焕明, 2021. 基因组学[M]. 北京: 科学出版社.

杨勇骥, 汤莹, 叶煕婷, 等, 2012. 医学生物电子显微镜技术[M]. 上海: 第二军医大学出版社.

周春燕, 药立波, 2018. 生物化学与分子生物学[M]. 9 版. 北京: 人民卫生出版社.

D. J. 格拉斯, 2008. 生命科学实验设计指南[M]. 丛羽生, 等译. 北京: 科学出版社.

G. C. 霍华德, M. R. 凯瑟, 2020. 抗体制备与使用实验指南[M]. 张建民, 章静波, 陈实平, 等译. 北京: 科学出版社.

M. R. 格林, J. 萨姆布鲁克, 2020. 分子克隆实验指南[M]. 贺福初, 主译. 北京: 科学出版社.

Hidalgo CO, 2022. Immunohistochemistry in historical perspective: Knowing the past to understand the present[J]. Methods Mol Biol, 2422: 17-31.

Mortazavi A, Williams BA, McCue K, et al, 2008. Mapping and quantifying mammalian transcriptomes by RNA-Seq [J]. Nat Methods, 5(7): 621-628.

Richman DD, Whitley RJ, Hayden FG, 2002. Clinical Virology [M]. 2nd. Washington: American Society for Microbiology Press.

Schmidt DR, Patel R, Kirsch DG, et al, 2021. Metabolomics in cancer research and emerging applications in clinical oncology[J]. CA Cancer J Clin, 71(4): 333-358.

Svitlana R, Katalin B, Miroslav N, et al, 2021. Quantitative mass spectrometry-based proteomics: An overview [J]. Methods Mol Biol, 2228: 85-116.